慢性胃炎
中西医诊疗

杜艳茹　王彦刚　柴天川　主编

中国中医药出版社
·北京·

图书在版编目（CIP）数据

慢性胃炎中西医诊疗/杜艳茹，王彦刚，柴天川主编．—北京：中国中医药
出版社，2019.3

ISBN 978 - 7 - 5132 - 5451 - 9

Ⅰ．①慢…　Ⅱ．①杜…②王…③柴…　Ⅲ．①慢性病—胃炎—中西医结合疗法
Ⅳ．①R573.305

中国版本图书馆 CIP 数据核字（2018）第 301920 号

中国中医药出版社出版

北京市朝阳区北三环东路 28 号易亨大厦 16 层
邮政编码　100013
传真　010 - 64405750
廊坊市晶艺印务有限公司印刷
各地新华书店经销

开本 787 × 1092　1/16　印张 16.5　字数 308 千字
2019 年 3 月第 1 版　2019 年 3 月第 1 次印刷
书号　ISBN 978 - 7 - 5132 - 5451 - 9

定价　59.00 元
网址　www.cptcm.com

社 长 热 线　010 - 64405720
购 书 热 线　010 - 89535836
维 权 打 假　010 - 64405753

微信服务号　zgzyycbs

微商城网址　https://kdt.im/LIdUGr
官 方 微 博　http://e.weibo.com/cptcm
天猫旗舰店网址　https://zgzyycbs.tmall.com

《慢性胃炎中西医诊疗》
编委会名单

主　编

杜艳茹　王彦刚　柴天川

副主编

刘　宇　孟　元　王　雨　王悦芬

王　健　赵　灿　裴艳涛

编　委

王　杰　王晓梅　田雪娇　吕静静

任玉青　孙润雪　杨天笑　周平平

周盼盼　郝新宇　姜　茜　袁宗洋

黄　松　章　蒙　集川原　焦艳竹

狄紫蕊　任雪童

前　言

　　慢性胃炎是临床常见的消化系统疾病，其发病率在各种胃病中居首位。慢性胃炎因其病程较长、缠绵难愈、反复发作的特点，成为危害人们健康的主要慢性疾病之一。随着经济和医学的不断发展，中、西医近年来对慢性胃炎开展了深入的临床和实验研究，取得了丰硕成果。为向临床医生提供更多的中、西医诊治慢性胃炎的最新进展，提高其诊治疾病的能力和水平，作者经过多方面的学习，编撰此书。

　　本书共分十三章，基本详尽地介绍了慢性胃炎中西医诊疗相关的内容。第一至第三章阐述了慢性胃炎概述、中医学对脾胃的认识和西医学对胃的认识；第四章分别详述了慢性胃炎的中医、西医和中西医结合研究的病因及发病机制；第五至第六章介绍了慢性胃炎的常见症状和并发症；第七章为慢性胃炎常用检查，如胃镜检查、十二指肠镜检查、超声内镜检查、共聚焦内镜检查、幽门螺杆菌检查、胃液检查、胃功能检查和X线检查等；第八章为慢性胃炎常用药物，包括常用中药、药对、方剂、自制中成药及西药等；第九至第十章详述了慢性胃炎的常见类型及特殊类型，每一类型均包括中西医的疾病认识、病因及发病机制、临床表现、诊断和治疗；第十一章为慢性胃炎的保健调理，包括起居调摄、饮食调理、情志调理、运动保健和其他调养方法；第十二章为慢性胃炎研究进展；第十三章为作者根据多年临床经验甄选出的典型病例，旨在更形象深入地为读者提供理论之外的心得体会。

　　本书在编写过程中力求内容全面、层次清晰，期盼其具有巨大的临床实用价值，为工作在临床第一线的广大医师朋友们提供更好的指导和帮助。

　　本书读者对象为脾胃科医生，包括县级医院、乡镇医院及社区医疗服务中心的医务人员；另外还包括广大研究生、进修生、医学院校学生等，可作为其工作和学习的工具书及辅助参考资料。

　　由于时间仓促，专业水平有限，书中不免存在不妥之处和纰漏，敬请读者和同仁提出宝贵意见，以便今后修订完善。

编　者

2018 年 7 月

目　录

第一章　慢性胃炎概述

一、中医学对慢性胃炎的认识

1. 病名

慢性胃炎，中医学中并无此病名，而对该病却极为重视，并且不单纯地视之为胃病，而认为是脾胃的"纳与化""升与降""燥与湿"3个方面关系失常，导致发生多种症状，而据其临床表现，可将其归属于中医学"胃脘痛""胃痞""嘈杂""痞胀""呕吐"等范畴，其中"胃脘痛"最常见。

胃脘痛是指以心窝部以下，脐以上的胃脘部疼痛为主症，或伴有脘胀、纳呆、泛酸、嘈杂、恶心、呕吐等症的一种疾病。《灵枢·邪气脏腑病形》有"胃病者，腹膜胀，胃脘当心而痛，上支两胁，膈咽不通，食饮不下，取之三里也"等描述，阐明了本病的主要病变部位、临床表现及治法，同时《黄帝内经》还进一步指明了胃痛的发生与脾及肝气横逆犯胃有关。

2. 历代医家对本病病因病机及治疗上的认识

有关于胃脘痛的记载最早见于《黄帝内经》，如《素问·六元正纪大论》谓："木郁之发……故民病胃脘当心而痛，上支两胁，膈咽不通，饮食不下。"《素问·五常政大论》中云："少阳司天，火气下临……心痛胃脘痛。"对其病因和病机的认识，《素问·至真要大论》云："厥阴司天，风淫所胜……民病胃脘当心而痛。"指出胃脘痛与木气偏盛，肝胃失和有关。故《黄帝内经》中对胃脘痛病因病机及治疗的认识之论述为后世医学研究胃脘痛奠定了基础。

汉代张仲景有许多治疗胃脘痛的经典方，如附子粳米汤、芍药甘草汤、吴茱萸汤、大小建中汤等，且在《金匮要略·水气病脉证并治》中云："气分，心下坚，大如盘，边如旋杯，水饮所作，桂枝去芍药加麻辛附子汤主之。"提出了水饮停胃导致的胃脘痛的病因病机及治疗方法。

在唐宋以前，胃脘痛多与心痛相混淆而称。如唐代孙思邈在《备急千金要方·心腹痛》中云："九痛丸，治九种心痛……一虫心痛，二疰心痛，三风心痛，四悸心痛，五食心痛，六饮心痛，七冷心痛，八热心痛，九来去心痛。"以上九种心痛大部分实际上指的是胃脘痛。宋代医籍中也有许多关于九心痛的记载，都延承了《备急千金要方》的思想，如严用和的《济生方·心腹痛门·心痛论治》中"夫心痛之病，医经所载凡有九种……其名虽不同，而其所致皆因外感六淫，内伤七情，或饮啖生冷果实之类，使邪气搏于正气，邪正交击，气道闭塞，郁于中焦，造成心痛"，也是将心痛与胃脘痛相混而称。

元朝的朱丹溪始认为九种心痛实为胃脘痛的第一人，他在《丹溪心法·心脾痛》中明确指出了"心痛，即胃脘痛"，且较细致地将胃脘痛分作寒、热、气、湿、痰积、死血、虚、虫八类。李东垣则在《兰室秘藏·卷二》中首次将胃脘痛列为一个独立病证来论证，对胃脘痛的病机治则治法进行了阐述，并拟定了用于治疗胃脘痛的神圣复气汤、草豆蔻丸、麻黄豆蔻丸3方。

明朝以后的医家不但已将胃脘痛与心痛区别开来当作一个独立的病证，而且对其病因病机及辨证论治的论述都大有发挥，认为"胃脘痛"早期多由外邪、饮食、情志所伤，为实邪；后期常以脾虚、肾虚等虚证为主。实则邪扰胃腑，虚则胃失所养，并常出现由实转虚，因虚致实等虚实错杂之证。但无论病因病机如何，其共同之处在于最终导致胃气失和，气机不利，胃失濡养，不通则痛。如张介宾在《景岳全书·心腹痛》中对胃脘痛病因的论述"胃脘痛证，多由因食，因寒、因气不顺者……因虫、因火、因痰、因血者……惟食滞，寒气滞者最多"，认为胃脘痛与气的关系最为密切，无论是食停或者寒留均可引起胃脘气滞，在治疗上应以理气为主。

清代的医家继承了明代医家对胃脘痛病因病机与"气"密切相关的思想，更是对该病的辨证治疗有了更进一步的拓展。如清代高士宗在《医学真传·心腹痛》中曰："所痛之部，有气血阴阳之不同，若概以行气消导为治，漫云通则不痛。夫通则不痛，理也。但通之之法，各有不同。调气以和血，通也；下逆者使之上行，中结者使之旁达，亦通也；虚者助之使通，寒者温之使通，无非通之之法也，若必以下泄为通，则妄矣。"指出胃脘痛在治疗上应以"通则不痛"为治疗大法，但不能拘于"通下"之法，而应以病因的角度分别采用散寒、消食、理气、泻热、化瘀、除湿、养阴、温阳等治法配合适当的辛香理气之品共奏"通则不痛"之功。叶天士在《临证指南医案·胃脘痛》中对该病的辨证论治颇有独到之处，如他说"初病在经，久病入络，以经主气，络主血，则知其治气活血之当然……辛香理气，辛柔和血之法，实为对待必然之理"，"夫通则不痛，痛字需究气血阴阳，便是看诊要旨也"，"胃痛久而屡发，必有凝痰聚淤"。他还提出了胃脘痛初起病在气分，与气滞关系密切，久病则入血分，治疗上要辨明在气分还是血分，应有理气活血之偏重的观点，先倡胃脘痛"久病入络"之说。另外，针对胃脘痛不同证型的治疗，有不少医家提出了自己独特的见解，如顾靖远在《顾氏医镜·胃脘痛》中主张对肝脾不和者以芍药甘草汤加减，伴气滞者加四磨饮，血瘀者加失笑散，食滞者加保和丸，热证用黄芩汤或竹叶石膏汤等等。高鼓峰则在《医宗己任编》中提出了用逍遥散加生地黄、牡丹皮、山栀，或疏肝益肾汤加柴胡、白芍、当归治疗阴虚胃脘痛伴燥热口渴等症状的观点。

二、西医学对慢性胃炎的认识

慢性胃炎（chronic gastritis）系指各种不同原因所引起的胃黏膜慢性炎性病变。其病理变化多局限于胃黏膜层，病变实质主要是胃黏膜上皮经常遭受各种致病因子的反复侵袭，胃黏膜发生再生改造，最后可导致不可逆的固有腺体萎缩，甚至消失，并可伴有肠上皮化生的癌前组织学病变。本病是一种常见病、多发病，占门诊接受胃镜检查患者的80%~90%，其发病率居各种胃病之首。本病男性多于女性，50岁以上者发病率可达50%，且随年龄的增长发病率呈上升趋势。慢性胃炎具有病程较长、缠绵难愈、反复发作的特点，临床表现又不规则，且无典型症状，尤其是慢性萎缩性胃炎伴大肠型化生、不典型增生，被认为与胃癌有一定关系。在我国，胃癌是常见的恶性肿瘤之一，严重威胁着人们的健康。

人们对慢性胃炎的认识经历了一个漫长的过程。1728年，Stahl首先提出了慢性胃炎的诊断，但对其诊断始终存在分歧。1830年，Cruveilhier发现溃疡病之后，对于上腹部疼痛的患者，常诊断为溃疡病或胃神经官能症而不诊断为胃炎。1936年，Shindler根据胃镜下所见结合手术时全层胃黏膜活组织检查的发现，首先将慢性胃炎分为慢性非萎缩性胃炎、慢性萎缩性胃炎、慢性肥厚性胃炎3种。1949年，Wood用盲目胃黏膜活检法做了大量工作，将慢性胃炎分为慢性非萎缩性胃炎、慢性萎缩性胃炎、胃的萎缩3种类型。1972年，Whitehead等提出：把慢性非萎缩性胃炎和慢性萎缩性胃炎区别开来；确定病变部位是胃窦或胃体；注明肠上皮化生、胃炎活动性和萎缩程度。1973年，Stricknand等主张以病变部位结合壁细胞抗体阳性检测结果作为依据，将慢性萎缩性胃炎分为A型和B型。1982年，我国慢性胃炎学术会议将其分为慢性非萎缩性胃炎和慢性萎缩性胃炎。1983年，澳大利亚学者Warren和Marshall首次从胃黏膜组织中分离出幽门螺杆菌，并提出该菌可能是慢性胃炎的病原菌。1990年，在第九届世界胃肠病学术大会上，Misiewicz等提出了"悉尼系统"——一种新的胃炎分类法，把病因、相关病原、组织学及内镜均纳入诊断；"悉尼系统"及1994年的"新悉尼系统"，使胃炎的分类及诊断更为完整全面。

慢性胃炎病因学尚未完全阐明，主要病因有幽门螺杆菌感染、免疫因素、十二指肠液及胆汁反流，某些因素之间可能还有相加或协同损害作用。

大多数慢性胃炎患者无明显症状，或有程度不同的消化不良的症状，如进餐后加重的上腹不适、饱胀、无规律的腹痛、反酸、嗳气、烧灼感、食欲减退、恶心、呕吐等。少数伴有胃黏膜糜烂者可有上消化道出血的表现，一般为少量出血，患者可伴有体重减轻、贫血等。慢性胃炎大多数无明显体征，有时可有上腹部轻压痛。

由于慢性胃炎非常多见，特别是慢性萎缩性胃炎治疗比较困难，且易发生癌变，因而备受重视，中医、西医近年来开展了深入的临床和实验研究，取得了丰硕成果，总结了许多有成效的中西医治疗方法，在内服外治、针灸推拿、养生食疗等方面积累了丰富的经验，形成了比较系统的辨证论治体系，而现代医学检测手段不断进步，广大医务工作者通过中西医结合，辨证与辨病结合方法治疗本病，进一步促进了临床疗效的提高。特别是对于慢性胃炎的辨证分型、立法选方诸方面，国内中医、中西医结合界提出了颇有临床指导意义的分型标准、治疗方案、疗效标准，为本病的治疗提供了指导依据。

第二章　中医学对脾胃的认识

第一节　脾胃的生理病理

一、脾的生理病理

（一）脾的生理特性

1. 脾宜升则健

升，有升浮向上之意。人体五脏的气机各有升降，心肺在上，在上者其气宜降；肝肾在下，在下者其气宜升；脾胃居中，脾气宜升，胃气宜降，为气机上下升降之枢纽。五脏之气机升降相互为用，相互制约，维持人体气机升降出入的整体协调。脾气主升，是指脾之气的运动特点是以上升为主。脾气健旺则运化水谷精微的功能正常，脾能升清，则气血生化有源。所以说"脾宜升则健"。

2. 脾喜燥恶湿

脾胃在五行中属土，但按阴阳学说来分类，脾为阴土，胃为阳土，脾为太阴湿土之脏，胃为阳明燥土之腑，脾喜燥恶湿，胃喜润恶燥。脾主运化水湿，以调节体内水液代谢的平衡。脾虚不运则最易生湿，而湿邪过多又最易困脾。如《临证指南医案》说："湿喜归脾者，与其同气相感故也。"故称脾"喜燥恶湿"。燥代表着脾主运化水液正常，人体内没有多余水液停积的生理状态；而湿则反映着脾运化水液功能失常，水湿停聚于内的病理状态。

3. 脾之气与长夏相应

长夏，即农历六月，相当于"夏三月"的最后一月。中医学认为，五脏与自然界四时阴阳相通应。脾为太阴湿土之脏，而长夏之气以湿为主，为土气所化，与人体脾土之气相通，故脾气应于长夏。长夏之季，天阳下迫，地气上蒸，湿为热蒸，则酝酿生化。故春生夏长，秋收冬藏，皆以长夏之化为中心。四时若无长夏之化，则草木虽繁茂而果实不成，秋既无收，冬亦无藏。人体若无脾土生化之功，则虽饮食日进，而气血不化，四脏皆失滋养。但长夏之湿虽主生化，而湿之太过，反困其脾，导致运化失常。故至夏秋之交，脾弱者易为湿伤，诸多湿病亦由此而起，长夏季节用药，往往可加入藿香、佩兰等芳香醒脾燥湿之品。

（二）脾的生理病理特点

1. 主运化

"运"即运输、转输，《内经》中也用"散""传"等字。"化"是变化，包括对饮食的消化，使之变成精微物质，以及将这些精微物质逐渐地转化为人体的气血津液。脾主运化，包括运化水谷和运化水液两个方面。

（1）运化水谷：水谷，泛指各种饮食物。运化水谷，指脾对饮食物的消化、吸收、布散、转化等作用，即对饮食物的消化吸收、对精微物质的转运输布及将其转化为气血津液等一系列生命过程。人体必须依赖于脾的运化，才能把饮食水谷转化成可以被人体利用的精微物质。同样，亦要靠脾的转输，才能将这些精微物质输送到各脏腑组织器官，使其发挥正常的生理功能。如《素问·经脉别论》所说"食气入胃，散精于肝……浊气归心，淫精于脉……饮入于胃，游溢精气，上输于脾；脾气散精，上归于肺"等，说明饮食物中营养物质的吸收，全赖于脾的转输才能布达于全身。而脾的这种生理功能，也是《素问·厥论》所说的："脾主为胃行其津液者也。"

中医学认为，脾的运化水谷的功能，全赖于脾气，只有在脾气强健的情况下，水谷精微才得以正常的消化吸收，为化生精、气、血、津液提供足够的养料，从而使人体脏腑、经络、四肢百骸，以及皮毛筋肉等得到充分的营养，以维持正常的生理功能。若脾气虚损，运化水谷的功能减退，则机体的消化吸收功能失常，则可出现腹胀、便溏、食欲不振，甚则面黄肌瘦、倦怠乏力等病变。还可因气血生化不足、正气虚损而变生他病。如《脾胃论·脾胃盛衰论》所说："百病皆有脾胃衰而生也。"

由于人出生后，全赖于脾胃运化的水谷精微以化生气血来维持生命活动，所以中医有"脾胃为后天之本""气血生化之源"之说。如《医宗必读·肾为先天之本脾为后天之本》说："一有此身，必资谷气。谷入于胃，洒陈于六腑而气至，和调于五脏而血生，而人资之以为生者，故曰后天之本在脾。"

（2）运化水液：指脾对水液的吸收、转输和布散功能，是脾主运化的重要组成部分。脾运化水液的功能包括两个方面：一是摄入到人体内的水液，需经过脾的运化转输，气化成津液，通过心肺而到达周身脏腑组织器官，发挥其濡养、滋润作用；二是代谢后的水液及某些废物，亦要经过脾转输而至肺、肾，通过肺、肾的气化作用，化为汗、尿等排出体外，以维持人体水液代谢的协调平衡。由于脾位于人体中焦，故在水液代谢中起着重要的枢纽作用。因此，只有脾气强健，则运化水液的功能才能正常发挥，方能防止水液在体内不正常的停滞，亦就防止了湿、痰、饮等病理产物的产生。如果脾气虚，运化水液功能减退，则水液代谢障碍，多余的水液停滞于局部,即可产生痰饮、湿浊水肿等病变。由于很多水湿停聚的病变均为脾的功能失常而引起,故《素问·至真要大论》说:"诸湿肿满,皆属于脾。"这就是脾生湿、脾为生痰之源和脾虚水肿的发病机制。

2. 主统血

统是统摄、控制的意思。脾主统血包括两个方面:一是脾气固摄血液,令其在脉管内运行,而不逸出脉外;二是指脾通过运化水谷精微化生血液的功能。中医学认为,血液的正常运行除了靠心气的推动,也赖于脾气的统摄。脾的统血功能为血液的运行提供了控制力和约束力,使血液循经而行而不致溢出脉外,防止其出血以维持正常的血液循环。《难经·四十二难》说:"脾……主裹血。"亦即脾气有裹护血液,防止外逸的意思。又如沈自南《金匮要略注·卷十二》亦说:"五脏六腑之血,全赖脾之统摄。"脾气健旺,生血充盈;脾气强健,血液才得以正常运行而不逸出脉外。若脾气虚损,统血功能失常,中医称之为脾不统血,临床可见尿血、便血、崩漏、肌肤发斑等。脾不统血的出血特点是既有脾气不足之证,也有生血不旺之机,出血与血虚并见。多发生在人体下半部,颜色浅淡,可伴有脾气虚的其他症状,如倦怠乏力、面色无华等,中医往往采用"补脾摄血"的方药来治疗。

3. 主升清

升,即上升;清,指清阳,为轻清的精微物质。脾主升清,是指脾气具有把轻清的精微物质上输于头目、心、肺及维持人体脏器位置恒定的生理功能。

脾主升清的功能主要体现于以下两个方面:一是将精微上输心肺头目。脾主升清可将精微上输于头目心肺,以滋养清窍,并通过心肺的作用化生气血,以营养周身。故《临证指南医案》说:"脾宜升则健。"如果因某种原因导致脾不升清,则清窍失于水谷精微的滋养,可见面色无华、头目眩晕;清阳不升,水谷并走大肠,则可见腹胀、泄泻等症,故《素问·阴阳应象大论》说:"清气在下,则生飧泄。"二是维持内脏位置的相对恒定。即脾气的上升作用,还可以对内脏起升托作用,使其恒定在相应位置。这是因为人体内脏位置的恒定需要筋肉的牵拉和固定,而这些筋肉需赖脾运化的水谷精微的充养才能强健有力。如果脾气虚损,不能升清反而下陷,即脾的升托作用减退,导致内脏下垂,如胃下垂、肾下垂、子宫脱垂、直肠脱垂等,中医学称之为"中气下陷证"。

二、胃的生理病理

(一) 胃的生理特性

胃喜润恶燥,是指胃当保持充足的津液以利饮食物的受纳和腐熟。胃的受纳腐熟,不仅依赖胃气的推动和蒸化,亦需胃中津液的濡润。胃中津液充足,则能维持其受纳腐熟的功能和通降下行的特性。胃为阳土，喜润而恶燥，故其病易成燥热之害，可致胃中津液每多受损。

（二）胃的生理病理特点

1. 主受纳、腐熟水谷

胃主受纳水谷，是指胃气具有接受和容纳饮食水谷的作用。饮食入口，经过食管（咽）进入胃中，在胃气的通降作用下，由胃接受和容纳，暂存于其中，故胃有"太仓""水谷之海"之称。胃主腐熟水谷，是指胃气将饮食物初步消化，并形成食糜的作用。精微物质被吸收，并由脾气转输而营养全身，未被消化的食糜则下传于小肠作进一步消化。机体精气血津液的化生，都依赖于饮食物中的营养物质，故胃又有"水谷气血之海"之称。因此，胃气的受纳腐熟功能对于人体的生命活动十分重要。胃气受纳腐熟水谷功能的强弱，可以通过食欲和饮食多少反映出来。

胃气的受纳、腐熟水谷功能，必须与脾气的运化功能相互配合、纳运协调才能将水谷化为精微，进而化生精气血津液，供养全身。《素问·平人气象论》说："人以水谷为本。"《素问·玉机真脏论》也说："五脏者皆禀气于胃，胃者五脏之本也。"说明胃气之盛衰有无，关系到人体的生命活动及其存亡。故李东垣在《脾胃论·脾胃虚实传变论》中说："元气之充足，皆由脾胃之气无所伤，而后能滋养元气。若胃气之本弱，饮食自倍，则脾胃之气既伤，而元气亦不能充，而诸病之所由生也。"

2. 主通降

胃主通降，是指胃有通利下降的生理功能及特性。胃气的通降作用，主要体现于饮食物消化和糟粕的排泄：饮食物入胃，经胃气的腐熟作用而形成食糜，通过泌别清浊，其清者经脾的运化输布周身，浊者下降到大肠，形成糟粕排除到体外。藏象学说也以脾胃之气的升降运动来概括整个消化系统的生理功能。脾宜升则健，胃宜降则和，脾升胃降协调，共同促进饮食物的消化吸收。

胃主通降、功能失常，中医称为胃失和降及胃气上逆。所以，胃失和降，则出现纳呆脘闷，胃脘胀满或疼痛、大便秘结等症。若胃气不降反而上逆，则出现恶心、呕吐、呃逆、嗳气等胃气上逆之候。胃失和降，不仅影响六腑的通降，还会影响全身气机的升降，从而出现各种病理变化。如《素问·逆调论》即有"胃不和则卧不安"之论。

第二节　脾胃与其他脏腑的联系

一、脾与胃

脾与胃为表里，同居脘腹中焦，共主消化吸收，关系至为密切。其主要的生理关系有三个方面，即通过脾胃的纳运、升降、燥湿相反相成的作用来完成化生水谷精微，充养全身的功用。

1. 纳运协调

脾胃的纳运关系甚为密切，胃之受纳腐熟水谷，为脾之运化水谷精微奠定基础；脾之运化输布，是适应胃之继续纳食的需要。两者密切配合，共同完成对饮食水谷的消化吸收，化生气血，濡养四肢百骸。所以《诸病源候论》说："胃为腑，主盛水谷；脾为脏，主消水谷。若脾胃温和，则能消化。"《景岳全书》云："胃司受纳，脾司运化，一纳一运，生化精气。"

2. 升降相因

脾气主升，胃气主降，是脾胃纳运功能的活动形式，对机体气机升降有重要影响，为气机上下升降之枢纽。《临证指南医案》云："纳食主胃，运化主脾，脾宜升则健，胃宜降则和。"饮食物入于胃，经其腐熟作用后，下行至小肠，经小肠泌别清浊。清者经脾气升发，输布于心肺布散全身，浊者下注于大肠或膀胱而排出体外。脾气上升而胃气下降，两者相反相成，密切相关，互为因果。共同完成了对饮食的消化、吸收、输布、排泄的过程。

3. 燥湿相济

脾为太阴湿土之脏，以阳气用事，脾阳健则能运化，故性喜温燥而恶阴湿。胃为阳明燥土之腑，赖阴液滋润，胃阴足则能受纳腐熟，故性喜柔润而恶燥。两者的特性相互为用，相互协调。太阴脾脏之湿，可济阳明胃腑燥土之阳，阳明胃腑之阳，能济太阴脾土之湿，从而完成饮食物的传化过程。脾胃燥湿相济，阴阳相合，故《医学读书记》曰："土具冲和之德而为生物之本。冲和者，不燥不湿，不冷不热，乃能生化万物，是以湿土宜燥，燥土宜润，使归于平也。"

二、脾胃与肝胆

按五行划分，脾胃属土，肝胆属木。肝的疏泄功能和脾的运化功能之间相互影响。因为脾的运化，有赖于肝的疏泄，而肝的疏泄功能正常发挥，则依赖脾的运化功能的健旺，所以《素问·宝命全形论》说："土得木而达。"而《素问·经脉别论》说："食气入胃，散精于肝，淫气于筋。"如果肝失疏泄，必然影响脾的运化功能，导致精神抑郁，胸胁胀满，腹胀腹痛，泄泻便溏等"肝脾不和"证。反之，如脾的功能失常，气机滞塞，可致肝气郁结，导致"土壅木郁"证。肝藏血，脾生血和统血，在血的生成、贮藏及运行方面肝脾有密切的关系。脾气健旺，生血有源，且统血使血不溢出脉外，则肝有所藏。如果脾虚气血生化无源，或脾不统血，失血过多，可导致肝血不足的病证。

此外，脾与胃，肝与胆相表里，临床上肝脾，胆胃的疾病可以相互传变。在脏腑病机相关中，如肝气郁结，横逆乘胃，或肝火犯胃，可引起胃痛、胁痛、嗳气、呕吐酸苦等症；脾气亏虚，可致肝气乘脾，引起腹痛、泄泻；胃阴不足，可致肝气乘胃，引起脘胁胀痛、嗳气等。

三、脾胃与肾

肾居下焦，为水火之宅。肾水也就是肾阴，肾火为肾阳，又称命门之火。按五行划分，脾胃属土，而火能生土，所以肾阳能温煦脾胃之土。脾胃为后天之本，肾为先天之本，两者在生理上关系主要表现在后天与先天相互资生，相互促进的关系。因为脾之健运，化生精微，须借助于肾阳的温煦，故有"脾阳根于肾阳"之说，亦有"命火生脾土"的论述。而肾中精气亦有赖于水谷精微的培育和充养，才能不断充盈和成熟。故曰："脾胃之能生化者，实由肾中元阳之鼓舞，而元阳以固密为贵，其所以能固密者，又赖脾胃生化阴精以涵育耳。"脾气健旺，水谷精微充足，不断滋养于肾，促进人体的生长、发育、健康和长寿。同时，肾主水液，必须赖以脾土之制方不致泛滥，即所谓"土能制水"。

因此，脾胃与肾的生理关系甚为密切，诚如李中梓在《医宗必读·虚劳》中所说："肾安则脾愈安，脾安则肾愈安。"如果肾阳不足，不能温煦脾阳，则纳运失常，出现饮食减少、腹中冷痛、下利清谷、或五更泄泻、水肿等病症。若脾阳久虚，损及肾阳，亦可出现脾肾阳虚的病证。故古人有"补脾不如补肾"和"补肾不若补脾"之说。

四、脾胃与心

脾胃属土，心属火，两者为火土相生之脏。脾统血，又为气血生化之源，心主血，故心与脾的关系至为密切。脾的运化功能正常，化生血液的功能旺盛，血液充盈，则心有所主。脾气健旺，脾的统血功能正常，则血行脉中，而不溢出脉外。因而，脾与心的关系在生理上主要表现在血液的生成和运行方面，故唐容川说："食气入胃，脾经化汁，上奉心火，心火得之，变化而赤，是谓之血。"《济阴纲目》引汪琪语："脾气人心而变为血，心之所主亦借脾气化生。"同时脾气健旺，化源充足，上养于心，使血充而神明，如果因思虑过度，不仅暗耗心血，而且影响脾的运化功能；若脾气虚弱，运化失职，则气血生化无源，亦可导致血虚心无所主；若脾不统血而致血液妄行，也会造成心血不足，从而形成眩晕、心悸、失眠、多梦、腹胀、食少、体倦等"心脾两虚"证。若脾失健运，痰饮内停，上凌心阳，可导致心悸、胸闷、水肿诸症。可见在病理上脾与心是相互影响而发病的。

心属火，对脾胃阳虚者应用补火生土之法，虽常采用温补肾阳法，但也有人认为心火能生脾胃之土。脾胃化生水谷精微而生气血，血本属阴，血以养心，心主神志，所以脾胃运化功能正常，不仅关乎饮食物的消化，而且影响到心神的安定，这也是古人常说"胃不和则卧不安"的道理。

五、脾与肺

脾胃属土，肺属金。在生理功能方面，脾主运化，为气血生化之源；肺司呼吸，主一身之气。脾主运化，为胃行其津液；肺主行水，通调水道。故肺与脾胃的关系，主要表现于气的生成和津液的输布代谢两个方面。

气的生成，主要依赖于肺的呼吸功能和脾的运化功能。肺吸入的清气和脾胃运化的水谷精气，是组成气的主要物质基础。因而，肺的呼吸功能和脾的运化功能与气的盛衰密切相关，即古人所说的"脾为生气之源""肺为主气之枢"之意。

在津液的输布代谢方面，主要是由肺的宣发肃降，通调水道和脾的运化水液，输布津液所构成。肺的宣发肃降和通调水道，有助于脾的运化水液功能，从而防止内湿的产生；而脾的转输津液，散精于肺，不仅为肺通调水道的前提，而且也为肺的生理功能提供了营养基础，故有"肺为水之上源"之说。

由于脾肺在生理上关系密切，所以，在病理上也相互影响。如脾气虚损时，可导致肺气不足，出现短气、肢倦等气虚证；若脾失健运，津液代谢障碍，水湿内停，聚而生痰成饮，影响肺的宣发肃降，出现喘咳痰多等症，故有"脾为生痰之源，肺为贮痰之器"的说法。亦因肺病日久，影响脾的运化而致脾肺气虚，出现纳食不化，腹胀便溏，甚则水肿肢倦，气短懒言等病症。因此，肺病久治不愈，多求之于脾，即陈士铎在《石室秘录·正医法》中所说："治肺之法，正治甚难，当转以治脾，脾气有养，则土自生金。"

第三章 西医学对胃的认识

第一节 消化系统简介

消化系统包括消化道和消化腺，消化道包括口腔、咽、食管、胃、小肠（十二指肠、空肠、回肠）、大肠（盲肠、升结肠、横结肠、降结肠、乙状结肠、直肠）；消化腺有大型消化腺和小型消化腺之分，大型消化腺位于消化管壁之外，如肝脏、胰腺、唾液腺（腮腺、颌下腺、舌下腺），小型消化腺位于消化管壁内，如食管腺、贲门腺、胃底腺、幽门腺、十二指肠腺、小肠腺、大肠腺等。消化道如同一个弯弯曲曲的肌肉管道，长度为 8~10m，其中食管长 0.25~0.3m，小肠长约 5.7m，结肠长约 1.5m。食物经口腔通过食道，在胃内经过短暂的停留，经胃到小肠，在小肠内继续消化，经过一系列消化分解过程，把大分子物质变成小分子物质。这些物质再经过肠黏膜细胞吸收，经血运输到肝脏，再一次进行复杂的加工，变成体内营养物质，输送到全身供组织利用。

一、口腔

口腔由口唇、颊、腭、牙、舌和口腔腺组成。口腔受到食物的刺激后，口腔内腺体即分泌唾液，嚼碎后的食物与唾液搅和，借唾液的滑润作用通过食管，唾液中的淀粉酶能部分分解糖类。

二、咽

咽是呼吸道和消化道的共同通道，咽依据与鼻腔、口腔和喉等的通路，可分为鼻咽部、口咽部、咽喉部三部分。咽的主要功能是完成吞咽这一复杂的反射动作。

三、食管

食管为一条长管状肌性器官，上连咽下接胃，正常成人的食管长 0.25~0.3m，它的功能是将食团由咽输送到胃。

四、胃

胃如同一个袋子，位于上腹部。胃接受和贮存来自食管的食团，并将食团磨碎，由大块变为小块，使之与胃液充分混合，而形成半流体的食糜，胃内食物中的蛋白质在胃蛋白酶的催化下部分水解。胃以适宜速度将食糜逐次小量分批推进小肠。一般在食物入胃后 5 分钟即开始有部分食物排入十二指肠。

五、小肠

小肠包括十二指肠、空肠和回肠三部分，成人的小肠平均长为 5 ~ 7m，其中十二指肠为小肠的开始段，在胃幽门和空肠之间，呈蹄形包绕胰头，长为 0.25 ~ 0.3m，十二指肠之后依次是空肠和回肠，回肠末端接大肠。小肠是食物消化和吸收的最重要场所，在这里食物受到胰腺、胆汁和小肠上皮细胞内酶的消化作用，以及小肠运动的机械作用，最后食物变成被吸收的小分子物质。所有营养物质的消化产物，以及水、维生素、无机盐等主要在这里吸收。因此，食物通过小肠后，消化和吸收基本结束，只留下不能消化的食物残渣进入大肠。据估计，人每日有 6 ~ 10L 未完全消化的食糜和分泌液由胃排到十二指肠，经过小肠之后，排到结肠的只剩下 1/10（0.5 ~ 1.5L）。食物在小肠停留 3 ~ 8 小时。除以上功能外，小肠还能分泌多种激素。

六、大肠

大肠分盲肠、结肠和直肠，盲肠附有阑尾。结肠分升结肠、横结肠、降结肠、乙状结肠。大肠长约 1.5m。结肠主要功能为吸收肠内容物中的水分和电解质，参与体内水及电解质平衡的调节，完成对食物残渣的加工使之形成粪便，暂时贮存或将其排出肛门。

食物的消化主要依靠肝脏分泌的胆汁、胰腺分泌的胰液、胃肠分泌的水解酶及肠道细菌产生的酶类共同完成消化过程。

第二节　胃的形态及组织结构

一、胃的形态

胃是一个囊袋状的器官，位于上腹部相当左季肋区和腹上区，其长轴呈斜位，自左后上方斜向下方。它有出、入两个口，前后两个壁及凹凸两个缘。胃的近端膨大，与腹段食管相连，其连接处称为贲门；远端逐渐缩窄，与近段十二指肠相连，其连接处系胃的出口称为幽门。胃的前壁朝向前上方，后壁朝向后下方。前后壁向上互相移行一条较短的凹缘，称胃小弯，有时在胃小弯近幽门侧出现一个角状弯曲，称角切迹。前、后壁向下互相移行成较长的凸缘，称胃大弯，其长度为胃小弯的

4～5倍，胃大弯是腹段食管左缘的直接延续，自贲门开始就突然以锐角向左上方作弓状弯曲，随后自左向右逐渐续于幽门下缘；食管与胃大弯之间的锐角称贲门切迹，胃大弯与大网膜相连，因而活动度较大。

二、胃的毗邻关系

正常人胃的形状、大小和位置因人的体形、体位、胃的充盈程度和胃的张力而异，也可因年龄、性别而不同。充盈时大部分位于左季肋部，小部分位于上腹部。胃前壁的中间部分无脏器覆盖，直接与腹前部相贴，距体表最近。部分前壁和右侧与肝左叶、右叶相邻；左侧在肋弓掩盖下与膈肌相邻。胃后壁与左肾、左肾上腺、胰脏和脾门血管相邻。胃大弯的后下方与横结肠毗邻，胃底部邻接膈与脾。

三、胃的组织结构

胃壁共有四层组织，由内向外分别为黏膜、黏膜下层、肌层和浆膜。

（一）黏膜

胃的黏膜由上皮、固有膜和黏膜肌层所组成。厚度为 0.3～1.5mm，其中贲门部最薄，幽门部最厚。黏膜表面平滑，质地柔软。由于黏膜下层组织疏松，所以胃壁在一般状态下由黏膜和黏膜下层共同形成许多高低不等的皱襞，皱襞的排列形式除贲门和幽门附近呈放射状排列外，其余大部分则不很规则，仅在胃小弯侧有 4～5 条沿小弯排列的纵行皱襞，各相邻皱襞之间的沟称为胃道。在胃和十二指肠交界处，被覆于幽门括约肌内面的黏膜形成皱襞，称幽门瓣。

1. 上皮

胃黏膜表面被排列整齐的单层柱状上皮覆盖。在贲门附近胃与食管连接处，上皮细胞由柱状突然转变为复层扁平状。此处黏膜表面，肉眼可见明显界限。上皮细胞的细胞核位于细胞的基底部，而胞浆顶部充满黏液颗粒，细胞分泌黏液，覆盖在胃黏膜表面，形成一薄层保护膜，或与胃酸结合，在胃黏膜表面形成一层胃蛋白酶难以透过的屏障，从而起到保护胃黏膜的作用。

2. 固有膜

固有膜为致密的结缔组织结构，内有大量由胃上皮细胞下陷形成的胃腺。就其形态结构、分布位置和分泌物性质，可将胃腺分为三类，即贲门腺、胃底腺和幽门腺。它们的分泌物通过腺管经胃小凹排入胃腔，并混合成胃液。

（1）贲门腺：分布在胃食管连接以下，主要为单管腺和分支管腺。贲门腺属于黏液腺，其分泌物主要为黏液，并含有电解质如氯化钠、氯化钾，也可能含有溶菌酶。

（2）胃底腺：主要分布在胃体部和胃底的固有膜内，为单管腺或分支管腺，是产生胃液的主要腺体。胃底腺主要有四种腺细胞，即主细胞、壁细胞、颈黏液细胞和胃内分泌细胞。①主细胞：主要分布在胃底部的胃底腺内，并且位于腺管的底部和体部。主要分泌胃蛋白酶原和凝乳酶；胃蛋白酶原被盐酸激活成为有消化作用的胃蛋白酶。②壁细胞：主要分布在胃底腺的颈部，具有分泌盐酸的作用。③颈黏液细胞：数量较少，主要分布于胃底的颈部和胃小凹的底部，一般多成群存在，近幽门处较多。颈黏液细胞具有分泌碱性黏液，中和胃酸，保护胃黏膜的作用。④胃内分泌细胞：该细胞广泛分布在消化管壁的上皮和腺体中。可分泌激素，除调节消化腺的分泌和消化管的活动外，还具有促激素和促生长作用。如促胃液细胞或称 G 细胞可分泌促胃液素，对胃黏膜及胰腺泡有促进生长作用。

（3）幽门腺：主要分布在胃的幽门部的固有膜内。为支管腺，其分泌物主要为碱性黏液。

3. 黏膜肌层

黏膜肌层由两层薄的平滑肌组织组成。肌纤维呈内环、外纵排列，并有少量肌纤维伸入到固有膜的腺体之间。此肌收缩可缩紧黏膜并协助分泌物的排出。

（二）黏膜下层

黏膜下层位于黏膜与肌层之间，由疏松结缔组织构成。其中除包含有淋巴细胞、肥大细胞和脂肪细胞外，还有极其丰富的毛细血管丛和淋巴管网以及神经丛。由于黏膜与肌层之间借疏松的组织相连，故当胃扩张或蠕动时，黏膜可以随着这种活动伸展或移位。

（三）肌层

胃壁的肌层很厚，由内斜、中环、外纵三层平滑肌构成，因此胃壁有很强的伸展性。斜肌层为最内层的平滑肌，较薄弱而不完整，它由食管的环形肌延续而来，自贲门向右下方斜行分散于胃的前、后壁，至幽门管附近逐渐消失。环肌层为中层，比较发达，是食管和十二指肠肌层的延续。与胃长轴呈垂直排列，它在幽门处明显增厚形成幽门括约肌，但在贲门处则不很显著。纵肌层为胃肌的最浅层，是食管纵肌层的直接延续，此肌在胃大、小弯处较发达，而前、后壁则较稀疏，至幽门处该肌则均匀移行于十二指肠纵肌层，其中一部分纵行肌纤维与十二指肠环行肌纤维混合交织，这部分纤维与幽门的开关有关。

（四）浆膜

浆膜由间质细胞连接而成，被覆在肌层的表面。两者之间借少量疏松结缔组织相连。胃的浆膜实际为脏层腹膜的一部分，它向周围器官延续形成网膜和韧带等结构。

四、胃黏膜屏障

在生理情况下，胃壁黏膜细胞能不被自身强烈的盐酸和活性胃蛋白酶所消化，主要是由于在胃腔和胃黏膜间隙之间存在着一道十分严密的屏障，称胃黏膜屏障。它是由上皮顶端细胞膜和相邻细胞间的紧密连接构成的。细胞膜系由双层脂质分子和嵌在其中的蛋白质分子构成，解离的物质不易通过，但不解离的脂溶性物质则易于通过。正常情况下，此屏障可阻止 Na^+ 顺浓度差由胃黏膜细胞间隙扩散到胃腔，同时阻止胃腔中 H^+ 顺浓度差重新返回黏膜，从而维持 H^+ 和 Na^+ 在胃腔与黏膜间巨大浓度梯度。黏膜屏障一旦受损，则首先可发现胃液中的 Na^+ 浓度升高，同时 H^+ 浓度下降。

胃黏膜屏障的物质基础较为复杂，除形态结构外，目前新观点认为还有生理、生化基础。人体的胃肠道黏膜可谓人体的第二皮肤，与体外许多因素直接接触，同时黏膜代谢极其旺盛，因此极易受损害，目前认为胃黏膜之所以能免受各种内外源性因子的损伤，与胃黏膜的保护机制有关。Wallace 等进一步提出胃黏膜保护机制分为五个层次。第一层：胃黏膜上皮表面的分泌物包括黏液、重碳酸氢盐、表面活性磷脂、免疫球蛋白等；第二层：胃黏膜上皮层的屏障功能；第三层：黏膜的微循环；第四层：黏膜的免疫系统，如肥大细胞、巨噬细胞、T 淋巴细胞等；第五层：黏膜损伤后的修复过程。这些保护机制并非孤立的，而是相互联系的，并受许多因素，尤其是神经体液因素的调节而起作用，这就是胃黏膜屏障的新概念。参与胃黏膜屏障作用的因素是多方面的。

1. 上皮表面的黏液和碳酸氢盐层

黏液由胃黏膜上皮细胞和胃小凹的黏液细胞分泌，黏液的分泌量以胃窦腺最多，黏液层的厚度为 1～1.5mm，在胃黏膜受到刺激时，黏液层厚度可增加 5～6 倍。黏液的化学成分包括糖蛋白、蛋白质及一些小分子肽、中性氯化物以及碳酸盐和磷酸盐缓冲系统。其中以糖蛋白为主，pH 为中性，糖蛋白由糖蛋白分子聚合物组成，使黏液具有高度黏滞性，糖蛋白只能被胃蛋白酶或胰蛋白酶缓慢降解。事实上单纯靠胃黏膜上皮细胞表面的黏液层阻止胃酸及胃蛋白酶逆向弥散是远远不够的。HCO_3^- 不断从胃黏膜中分泌出来，经过胃黏液层缓慢地向胃腔扩散。在胃黏液层中，一部分 HCO_3^- 与逆向弥散的 H^+ 中和。这样，在胃黏液层靠近胃壁的一面偏碱性或中性，而靠近胃腔的一面偏酸性。在黏液层内外两面之间形成了一个 pH 梯度，从一定程度上阻止了胃内 H^+ 向黏膜内弥散，这就是黏液—碳酸氢盐屏障。胃黏液屏障有两方面功能：一是物理性保护作用，黏液可形成凝胶，紧贴于胃黏膜表面，形成一层厚约 500nm 的保护层，把胃壁和消化液分开，使胃黏膜表面保持碱性分泌，润滑胃壁使其免受食物、胃运动和机制性摩擦；二是化学性保护作用，由于黏液中含有重碳酸盐和磷酸盐缓冲系统，其黏液能中和胃酸，故黏液也参与胃腔液的酸度调节，减慢 H^+ 和胃蛋白酶向黏膜的逆向弥散，对胃黏膜起一定的保护作用。

2. 上皮细胞层

胃黏液屏障由两层构成，即覆盖于胃腔内表面的黏液层和位于黏液下面的上皮细胞层。上皮细胞分泌黏液和 HCO_3^-，维持上皮前的结构和功能，上皮细胞顶面膜对酸反弥散起屏障作用，上皮细胞再生速度快，能及时替代受损的细胞，修复受损的部位。构成黏液屏障的两层结构都不是静止不变的，而是一个不断自我更新的过程。一方面，第一层中的黏液不断被稀释、降解和液化，又不断从表面上皮细胞的分泌中得到补充；另一方面，上皮细胞本身也存在一个快速脱落和修复的过程。当 H^+ 透过黏液层与表面上皮细胞接触时，黏液上皮细胞一方面加速分泌黏稠度更高的黏液，另一方面迅速修复因损害而脱落的细胞。正常生理状态下，破坏和修复之间形成一个动态平衡，从而保证了胃黏膜的完整。正常人胃黏膜表面每 3 天可重新更换 1 次，这种从损伤中快速修复的能力，有助于胃壁不被消化。

3. 胃黏膜微循环

胃黏膜丰富的毛细血管网内的血流为上皮细胞旺盛的分泌及自身不断更新提供了能量物质，并将反弥散进入黏膜的 H^+ 带走，这也是胃之所以不被自身消化的原因之一。由于胃黏膜组织代谢旺盛，供血血管在解剖上易造成缺血，因此维持正常的微循环功能显得尤为重要。目前研究已明确，局部前列腺素代谢，以及神经递质和其他胃肠激素的释放等多种神经体液因素也参与调节维持正常的微循环功能。

4. 黏膜免疫系统

黏膜免疫系统包括"警戒"细胞，如肥大细胞，巨噬细胞、T 淋巴细胞等，这些细胞可感受胃腔内逆流入黏膜组织内的 H^+ 等有害物质，也能感受机体内源性的刺激，从而发挥生理调控功能。

5. 黏膜损伤后的修复过程

黏膜修复是个复杂的过程，涉及许多细胞如上皮细胞，成纤维细胞、血管内皮细胞、免疫细胞和一些分子如表皮生长因子、血管内皮细胞生长因子；涉及氧化亚氮等介质及许多其他调控因子。

第三节　胃的生理功能

一、胃的分泌功能

（一）胃液

1. 胃液的性质、成分和来源

正常成人每日可分泌胃液 1.5～2.5L，是无色透明而呈酸性的液体，pH 为 0.9～1.5，胃液除含大量水外，主要成分有盐酸、HCO_3^-、K^+、Na^+ 等无机物和胃蛋白酶原、乳蛋白、内因子等有机物，其中盐酸、内因子由壁细胞分泌，胃蛋白酶原由主细胞分泌，黏液由黏液细胞分泌。

2. 胃液的作用

（1）盐酸：胃液中的盐酸也称胃酸，在胃液中以两种形式存在：一种是解离状态的游离酸，另一种是与蛋白质结合的盐酸蛋白盐，称结合酸，两者酸度的总和称为总酸度。纯胃液中游离酸占绝大多数，其含量通常以盐酸排出量表示，即单位时间内分泌的盐酸表示（mmol/h）。正常人空腹时的盐酸排出量（基础酸排出量）为 0～5mmol/h。在食物或药物刺激下，盐酸排出量增加。正常人的盐酸最大排出量可达 20～25mmol/h。一般认为盐酸的排出量反映胃的分泌能力，它主要取决于壁细胞的数量，也与壁细胞的功能状态有关。盐酸的主要作用：①杀死随食物进入胃内的细菌，维持胃和小肠内的无菌状态。②激活胃蛋白酶原，使之转化为有活性的胃蛋白酶，并为胃蛋白酶作用提供必要的酸性环境。③引起促胰液素的释放，促进胰液、胆汁和小肠液的分泌。④盐酸所造成的酸性环境有助于小肠对铁和钙的吸收。

（2）胃蛋白酶原：胃液中主要酶为胃蛋白酶，它的前身为胃蛋白酶原，由主细胞分泌。分泌入胃腔内的胃蛋白酶原在胃酸的作用下，转变为具有活性的胃蛋白酶，已激活的胃蛋白酶对胃蛋白酶原也有激活作用。胃蛋白酶能水解食物中的蛋白质，它主要作用于蛋白质及多肽分子中含苯丙氨酸或酪氨酸的肽键，其分解产物主要是长链多肽、寡肽及少量氨基酸。胃蛋白酶作用的最适宜 pH 值为 2.0，随着 pH 值升高，胃蛋白酶活性降低，当 pH 值升至 6.0 以上时，则发生不可逆的变性，因此胃内容物进入小肠后即失去作用。

（3）黏液和碳酸氢盐：胃的黏液由表面上皮细胞、胃底腺的黏液颈细胞、贲门腺和幽门腺共同分泌。黏液覆盖在胃黏膜表面，形成约 500nm 的凝胶层，该厚度相当于黏膜层厚度的 10～20 倍，黏液具有润滑作用，可减少粗糙的食物对胃黏膜的机械性损伤。胃内 HCO_3^- 主要由胃黏膜的非泌酸细胞分泌，仅少量的 HCO_3^- 是从组织间液渗入胃内的。基础状态下 HCO_3^- 分泌的速率仅为 H^+ 分泌率的 5%，进食时其分泌速率的增加通常与 H^+ 分泌速率的变化相平行。由于 H^+ 与 HCO_3^- 分泌速率浓度上的巨大差异，因而分泌的 HCO_3^- 仅能维持胃黏膜表面的 pH 接近中性或偏碱状态，而对胃内的 pH 不会产生多大影响。

（4）内因子：是由壁细胞分泌的一种糖蛋白。它可与食物中的维生素 B_{12} 结合，形成一种复合物，这种复合物对蛋白质水解酶有很强的抵抗力，可保护维生素 B_{12} 在其运转至回肠的过程中不被水解酶所破坏，同时它可附着在回肠壁的特殊受体上，从而促进回肠上皮对维生素 B_{12} 的吸收。正常情况下，内因子本身不被吸收，一个单位的内因子可使 1ng 的维生素 B_{12} 被吸收，正常人内因子基础分泌量远远超过需要量。但在急性贫血、广泛性萎缩性胃炎和胃酸缺乏的患者，内因子的分泌量则减少。当体内产生抗内因子抗体或内因子分泌不足时，将会出现维生素 B_{12} 吸收不良，从而影响红细胞的生成，造成巨幼红细胞性贫血。

3. 食物对胃液分泌的影响

空腹时胃液不分泌或很少分泌，进食是胃液分泌的自然刺激。食物成分不同引起胃液分泌不同，这是由于各种胃黏膜分泌细胞不等量活动的结果。胃液分泌可分为基础胃液分泌和消化期胃液分泌，基础胃液分泌或称消化间期分泌是指没有外来刺激的情况下的非消化期胃液分泌，正常人空腹时（一般指进食后间隔 8 ~ 10 小时以上）胃腺体不分泌酸性胃液，只有少量中性或弱碱性胃液，有时也有少量酸性胃液，主要原因有条件反射性胃液分泌，胃内存留食物残渣的刺激、吞咽的唾液引起的刺激，以及十二指肠内容物反流入胃引起的刺激等。人的基础胃液分泌存在昼夜节律或称日周期，晚上分泌率较高，清晨较低，可能与血中促胃液素浓度有关。

（二）胃肠激素及其功能

由胃肠道黏膜内分泌细胞分泌的激素统称为胃肠激素。这些胃肠激素在化学结构上都是由氨基酸残基组成的多肽，相对分子量在 5000 以内，有些胃肠激素，除存在于胃肠道，还存在于脑组织中，而原来认为只存在于脑内的肽，也在胃肠道中被发现，这种具有双重分布特征的肽类物质被称为脑肠肽，如促胃液素、缩胆囊素、P 物质、生长抑素、神经降压素等。近年来胃肠激素的研究发展很快，已成为一种涉及神经、生理、生化、药理、临床的重要边缘课题。从激素的分泌形式看，已知的有内分泌、旁分泌、神经分泌、神经内分泌、外分泌、自分泌等方式，从认识上突破了传统内分泌学的概念和范畴。分泌胃肠激素的细胞除胃肠道外，尚可见于垂体、甲状腺、甲状旁腺及肾上腺等处。

脑肠肽在消化系统的作用以胃肠激素对靶细胞的调节为主，肽能神经元的作用也不容忽视。脑肠肽在中枢神经系统主要以神经递质形式存在于神经元中，在消化系统则主要以胃肠激素形式存在于内分泌细胞中，也以神经递质形式存在于周围肽能神经元中。

胃内激素的释放主要由胃腔内特定的理化条件的改变引起，当这些"改变"被逐渐平息而重趋稳定时，释放便停止。胃内激素的调节与神经系统联系密切，尤其是自主神经系统对其释放具有重要作用。胃肠激素与神经系统共同调节消化器官的运动、分泌、消化和吸收等活动。常见的胃内分泌细胞及其分泌的胃肠激素有促胃液素、生长抑素、胃动素、胆囊收缩素、促胰液素、抑胃肽、胰高血糖素、促胃液素释放肽等。胃肠激素的生理功能极广泛，主要可概括为以下3个方面：①调节消化腺的分泌和胃肠道的运动。②调节其他激素释放。③营养作用，一些胃肠激素具有刺激消化道组织代谢和促进其生长的作用。

（三）影响胃酸分泌的因素

1. 刺激胃酸分泌的主要内源性物质

（1）乙酰胆碱：支配胃的副交感神经末梢释放乙酰胆碱，乙酰胆碱可直接作用于壁细胞上的胆碱能受体（M型）而刺激胃酸分泌。阿托品可阻断其作用。

（2）促胃液素：促胃液素由胃窦促胃液素G细胞合成，通过血液循环刺激壁细胞引起胃酸分泌增加。

（3）组胺：组胺由胃泌酸区黏膜中的肥大细胞分泌，通过局部弥散到邻近的壁细胞，作用于壁细胞上的组胺2型受体（H_2受体）而刺激胃酸分泌，西咪替丁及其类似物可阻断组胺与壁细胞结合，抑制胃酸分泌。

2. 抑制胃酸分泌的因素

（1）盐酸：当胃内pH值降到2.5以下时，可通过两种途径抑制胃酸分泌。一是盐酸作用于十二指肠黏膜，促进促胰液素分泌，通过促胰液素抑制促胃液素引起的胃酸分泌；二是盐酸刺激十二指肠壶腹，释放肽类激素—球抑胃素而抑制胃酸分泌。

（2）脂肪：脂肪是抑制肠期胃液分泌的主要因素之一。脂肪及其代谢产物抑制胃酸的作用发生在脂肪进入十二指肠后，而不是在胃中。

（3）高张溶液：十二指肠高张溶液对胃液分泌的抑制作用可能通过两条途径来实现。一是兴奋小肠内渗透压感受器，通过肠—胃反射引起胃酸分泌的抑制，二是通过刺激小肠黏膜释放一种或几种抑制性激素而抑制胃液分泌。

二、胃的吸收功能及食物的消化过程

1. 吸收功能

消化管内的吸收是指食物的成分或其消化后的产物通过消化道黏膜上皮细胞进入血液和淋巴的过程。不同部位因组织结构不同，食物在各部位被消化的程度和停留时间也不同，所以表现的吸收能力和吸收速度不同。由于胃组织没有典型的绒毛样吸收膜，所以食物吸收很少，仅可吸收少量水分和乙醇。因此大量酗酒不仅伤胃，而且因其迅速被吸收易致酒精中毒。小肠是吸收的主要部位，糖、蛋白质和脂肪的消化产物大部分在十二指肠和空肠吸收，回肠有其独特的功能，即主动吸收胆盐和维生素 B_{12}。大部分营养物质到达回肠时几乎已被吸收完毕，因此回肠主要是吸收功能的储备。大肠主要是吸收水分和盐，结肠可吸收进入其内的 80% 的水和 90% 的 Na^+ 和 Cl^-。

营养物质和水分被吸收的途径有两条：一条是通过绒毛柱状上皮细胞的腔面膜进入细胞，再通过细胞基底膜一侧面膜进入血液或淋巴，称为跨细胞途径；另一条是通过细胞间的紧密连接进入细胞间隙，然后再转入血液或淋巴，称为旁细胞途径。营养物质通过膜的机制包括主动转运、被动转运（包括扩散、渗透和滤过）及胞吞和胞吐等。

2. 食物的消化过程

胃是消化管道进行消化和吸收的主要场所，其主要功能是消化食物、吸收养分。尽管胃对食物中的营养物质吸收较少，但食物的消化还是主要由胃来完成的。人们平时吃进去的食物都是大分子物质组成的团块，必须在胃肠道内被分解成小分子物质才能被人体利用。这种把食物在胃肠道内分解成小分子物质的过程就叫消化。消化方式有两种，即机械性消化和化学性消化。

（1）机械性消化：即利用消化道肌肉的舒缩活动，将食物磨碎并与消化液充分混合并将食物不断地向胃肠道远端输送，这种方式叫机械性消化。

（2）化学性消化：即通过消化腺分泌的消化液来完成的消化，消化液中含有各种消化酶如胃蛋白酶、淀粉酶、脂肪酶等，能分解蛋白质、糖类和脂肪等，使之成为小分子物质，这种消化方式叫化学性消化。

通常这两种消化方式是同时进行、互相配合的。正常情况下，人看到或闻到食物时，迷走神经中枢就发生冲动促进胃液的分泌和胃蠕动，食物进入胃后，其机械性和化学性刺激均能使胃壁迷走神经末梢释放出乙酰胆碱刺激细胞受体引起胃酸分泌。食糜扩张胃窦，其所含蛋白质消化产物以及迷走神经刺激均使胃窦的促胃液素细胞释放促胃液素，通过血循环刺激壁细胞的相应受体而分泌胃酸。此外胃黏膜内肥大细胞受刺激后释放组胺，与壁细胞 H_2 受体结合引起胃酸分泌。所以胃具有分泌胃液、贮存食物及把食糜排进小肠等功能。

其实，整个消化道都有进行消化的功能，如食物在口腔内刺激唾液分泌，嚼碎后的食物与唾液搅和，借唾液的润滑作用通过食管，唾液中的淀粉酶能部分水解糖类，食物通过食管刺激其运动，提高食管腔压力使之超过食管括约肌张力，导致食物顺利通过食管进入胃囊，经胃的消化作用后，胃运动使食糜进入小肠继续其消化吸收，所以胃的消化功能是其中一个重要组成部分。

三、胃的运动功能

（一）胃的运动在食物消化方面作用

1. 胃底和胃体前部具有储存食物的功能，它的意义在于使人每日仅需进食 2~3 次即可。

2. 碾磨食物。

3. 使食物和胃液充分混合变成半流质食糜。

4. 将食糜以最适宜小肠消化和吸收的速度，逐次地、小量地排入小肠。胃体远端和胃窦运动较明显，其主要功能是磨碎食物，使食物与胃液充分混合，以形成食糜，并逐步地将食糜排至十二指肠。

（二）胃的运动形式

1. 非消化期

胃运动是呈间歇性强有力收缩并伴较长的静止期为特征的周期性运动，这种运动称之为移行性复合运动（MMC）。移行性复合运动的每一周期 90~120 分钟，可分为 4 个时相：Ⅰ相（静止期），不出现动作电位和收缩，持续时间 45~60 分钟；Ⅱ相，出现不规律动作电位和收缩；Ⅲ相，慢波电位上叠加成簇的动作电位，同时出现规则的高振幅收缩，持续时间 5~10 分钟。禁食时每昼夜有 12~16 个运动周期，近端胃运动以Ⅰ相为主，维持一定张力，偶见Ⅱ相波；远端则表现为典型的运动周期，尤其Ⅲ相强烈的推进性收缩运动移行，加速胃排空，把胃内容物包括未消化残留食物、细菌、脱落细胞、黏液等"清扫"入十二指肠，接着沿小肠向下清扫，在Ⅲ相还伴有胃酸分泌、胰液分泌和胆汁分泌的增加，为下次消化做好准备。进食后胃移行复合Ⅲ相减少或消失，变为餐后胃运动。

2. 消化期

胃的运动形式主要有紧张性收缩、容受性舒张、蠕动。

（1）紧张性收缩：胃壁平滑肌经常保持着一定程度的收缩状态，称为紧张性收缩。其意义在于维持胃的形状和位置，并使胃内有一定的压力。进食后，紧张性收缩还逐渐加强，使胃腔内保持一定的压力，有助于胃液渗入食物，并推动食糜向十二指肠移动。

（2）容受性舒张：在咀嚼和吞咽食物时，食物对咽、食管和胃的机械刺激，自感受器产生冲动传入中枢，反射性地通过迷走神经抑制性纤维引起胃底和胃体部肌肉舒张，称为容受性舒张。这个过程使胃的容量适应于进食时容纳大量食物，胃腔容量可由空腹时的 50mL 增大到进食后的 1.5L 而胃内压力变化不大，起到暂时储存食物的作用。

（3）蠕动：蠕动是胃的最基本的运动形式。蠕动是从胃的中部开始，有节律地向幽门方向进行。蠕动从食物进入胃后约 5 分钟开始，蠕动波初起时细小，在向幽门方向传播过程中，其波幅和速度逐渐增加，在近幽门处增加更明显，可将 1～2L 的食糜排入十二指肠，这种作用也被称为幽门泵。蠕动波频率约每分钟 3 次，约需 1 分钟到达幽门，通常是一波未平一波又起。胃反复蠕动可使胃液与食物充分混合有利于其化学分解，有助消化；另一方面可搅拌和粉碎食物，并将食物通过幽门推入十二指肠。当食物被摄入胃内时，固体食物总是先沿胃大弯向胃小弯按层次排列并最后沿小弯向胃窦部移行，而流质食物则沿小弯最先进入胃窦部。

3. 胃运动的调节

胃运动受神经和体液因素的调节。胃蠕动波的频率和程度取决于胃的基本电节律、神经冲动和胃肠激素诸因素的相互作用。胃的基本电节律、慢波或起步电位（兴奋点在胃大弯中上部的纵形肌，此处的内在电节律较别处高，形成起步点）可有节律地自动发生周期性的除极和复极，这种电变化，不管胃有无收缩都存在，其频率 3～5 次/分，起搏点位于胃大弯中上部的纵肌处，由此沿大弯向幽门传播，越靠近幽门，传播速度越快。基本电节律的本身不引起肌肉收缩。纵形肌慢波的电紧张性扩布到环形肌，使环形肌除极到阈电位触发动作电位，动作电位一旦出现即可有平滑肌的收缩。因此只有当慢波上叠加动作电位时才引起胃蠕动。一旦慢波消失，动作电位和胃的收缩便不能发生，因此慢波决定胃收缩的时间顺序和频率，而动作电位则决定收缩的有无。

（1）神经调节：胃的传入神经和传出神经为迷走神经和交感神经。

1）迷走神经含两种纤维，对胃具有兴奋和抑制两种作用。一种是具有增强胃运动的胆碱能纤维，它分布于胃的远端部分，用阿托品可阻滞其兴奋作用。另一种为舒张纤维，其递质可能为 ATP，不受阿托品阻滞，分布于胃的近端部分。吞咽动作可反射性地使胃底及胃体肌肉舒张。胃迷走神经切断术可加速胃排空。

2）刺激交感神经，可使胃基本电节律的频率和传播速度降低，肌肉收缩减弱。交感神经的作用在于防止乙酰胆碱的释放而不是直接作用于胃平滑肌上。正常情况下，交感神经的作用较小。胃壁内黏膜下神经丛和肌肉神经丛，可保持肌肉的一定张力，具有胆碱能性作用。另外大脑皮质对胃的运动也有影响，主要是紧张性收缩和蠕动，表现在胃的运动可以形成条件反射。

（2）体液调节：主要有促胃液素、缩胆囊素、促胰液素、生长抑素、抑胃肽、胃动素等。

1）促胃液素：主要由胃窦和十二指肠黏膜内的 G 细胞分泌，属于肽类激素。主要作用：①泌酸作用：刺激胃壁细胞分泌胃酸，增加胃的基本电节律，加强胃运动，使食管胃括约肌紧张性增加，幽门括约肌舒张，促进胃酸分泌是其最明显的作用。此外也能引起少量胃蛋白酶原分泌。②营养作用：促进胃肠道黏膜生长及刺激胃、肠、胰的蛋白质、RNA、DNA 合成增加。③其他：包括加强胃肠运动和胆囊收缩，促进胰液和胆汁分泌。

2）缩胆囊素（胆囊收缩素）：缩胆囊素由十二指肠和上段空肠黏膜的 I 细胞释放，是由 33 个氨基酸组成的多肽，主要作用于胰腺和胆囊。①对胰腺，直接刺激胰腺胰泡细胞上的缩胆囊素受体，引起胰酶分泌，但刺激胰分泌 HCO_3^- 和水的作用很弱，故缩胆囊素引起胰液分泌的特点是酶多而碳酸氢盐和水分含量少。促胰液素明显增强胆囊收缩素刺激胰腺分泌 HCO_3^- 和水、酶的作用。②对肝脏，促进胆囊强烈收缩排出胆汁。③对胃，也可刺激胃酸分泌。④对胰腺组织还有营养作用，它促进胰组织蛋白质和核酸的合成。

3）促胰液素：由小肠上段黏膜 S 细胞释放。酸性食糜进入小肠后，可刺激小肠黏膜释放促胰液素，盐酸是最强的刺激因素，其次是蛋白质分解产物和脂肪酸，糖类几乎没有作用。促胰液素、抑胃肽、胰高血糖素可使胃蠕动减弱，幽门括约肌收缩。胃动素可加强胃运动，其作用是促进乙酰胆碱的释放，而并非直接作用于胃平滑肌。

四、胃的排空及控制

食物由胃进入小肠的过程称为胃的排空。胃排空是间断进行的，受来自胃和十二指肠两方面因素的影响。胃的运动是产生胃内压的根源，也是促进胃排空的原动力，胃内容物作为扩张胃的机械刺激，通过壁内神经反射或迷走—迷走反射，加强胃的运动。十二指肠内因素则抑制胃排空，十二指肠内存在 3 种感受器，酸、脂肪或渗透压过高过低都可刺激这些感受器，反射性地引起胃排空延缓，这种反射称肠—胃反射。当食糜进入十二指肠后，由于食糜刺激肠壁感受器，通过肠—胃反射以及刺激小肠黏膜释放促胰液素、抑胃肽抑制胃运动，延缓胃排空。随着肠内盐酸被中和，食物的消化产物被吸收，抑制胃肠运动的因素也逐渐消除，胃的运动又逐渐加强，又推送部分食糜进入十二指肠，如此反复进行，直到胃内食糜完全排空为止。十二指肠内容物对胃运动的抑制作用具有自控性，是实现胃排空的重要机制，正是由于促进胃运动和抑制胃运动两种作用相互消长的结果才使胃排空间断进行。

第四章　慢性胃炎病因及发病机制

第一节　慢性胃炎的中医病因病机

胃为五脏六腑之大源，主受纳腐熟水谷，上述各种原因，皆能引起胃受纳腐熟之功能失常，胃失和降，而发生疼痛。若寒客胃中，则气机受阻而痛。或暴饮多食，胃之受纳过量，纳谷不下，腐熟不及，食谷停滞而痛。或饮酒过度，嗜食肥甘辛辣之品，则易耗损胃阴，或过食生冷、寒凉药物，则易耗损中阳。日积月累，则胃之阴阳失调，而出现偏性，产生偏寒偏热或寒热错杂的胃痛证。

一、饮食不节

胃主受纳，为水谷之海，因此不论任何原因所致的饮食不当，节制失度，均可招致胃病，其最主要的有以下几方面：

1. 饥、饱过度

饮食之伤，首当饥饱，因为饥饱失时，可使脾胃升降失调，久之而致胃病，因为饥而不食，则可使精气竭，久之势必影响脾胃功能和身体健康，《灵枢·五味》说："故谷不入，半日则气衰，一日则气少矣。"反之，饮食过饱，增加肠胃的负担，久之必致消化不良，出现脘腹胀满、嗳气食减、大便溏薄等症，《素问·痹论》说："饮食自倍，肠胃乃伤。"

2. 饮食不洁

不论是腐败变质的食物，还是细菌污染的饮食，都可损伤脾胃，导致运化失司，清浊混淆而发胃脘痛或吐泻，治之失时，治法欠宜，或屡有发生，必酿成慢性胃疾。

3. 饮酒失度

酒为辛辣之品，性热而燥；胃为阳土，喜湿恶燥；燥热之邪，多伤胃阴，出现胃阴不足之症，《本草纲目》说："痛饮则伤神耗血，损胃亡精，生痰动火。"

4. 生冷伤胃

生冷者，指瓜果和冷饮等，因脾胃喜温恶凉，若过食生冷瓜果，最易伤脾胃之阳，影响脾胃的升降运化功能，出现脾胃虚寒之证。另外，生冷瓜果易被细菌污染，若消毒、洗涤不严，又是酿成胃肠病的媒介。

5. 偏食偏嗜

五味偏嗜，可致脏气偏胜，气有偏胜，则使诸病丛生，《素问·生气通天论》云："是故味过于酸，肝气以津，脾气乃绝……味过于苦，脾气不濡，胃气乃厚。"说明要保障脾胃的功能正常，必须调和五味，不能有所偏食偏嗜。

二、六淫之邪

六淫者，风、寒、暑、湿、燥、火也，六淫之邪都能内犯脾胃，令其功能紊乱而患病，在六淫之中，对脾胃危害最大的，以寒、燥和湿邪为甚。胃为中土，喜温恶寒，不论是寒冷之气，还是寒凉之物，都可使胃气受损而失降，引起食滞和胃脘痛，《证治要决》曰："挟胃脘心脾痛，或因身受寒邪，口食冷物。"另外就是"湿困脾土"的病证，湿邪的来源，分内外二因，顾松圆说："天之湿，雾露雨雪是也；地之湿，冰水泥泞是也；人之湿，汗出沾衣是也；饮食之湿，酒水、瓜果、乳酪是也。"脾为湿土，易和湿邪相感，湿为阴凝板滞之邪，一入于脾，必伤其阳，阳虚生寒，湿寒相合，形成寒湿困脾之证。再者就是燥邪，燥为阳热之邪，亦有内外二因，外燥内犯阳明，即出现阳明燥结之证；内燥实指胃阴不足，脾虚血少，出现的胃热阴虚之证。

三、精神因素

精神因素，即中医学所指的内因七情。七情者，喜、怒、忧、思、悲、恐、惊也。在七情中，与脾胃关系最密切的是思、忧和怒，因为脾在志为思，劳思可伤脾，出现食纳呆滞不思饮食，张景岳说："但苦思难释则伤脾。""思则气结"（《素问·举痛论》），忧为深虑，亦属思的范畴，故陈无择在《三因方》中常忧思并举，如"忧思伤脾"。肝在志为怒，大怒则伤肝，肝郁气滞，必犯脾胃，出现肝胃不和之证，即中医俗称"侮其所胜也"。肝气久郁，可化火耗伤胃阴，出现胃阴不足证，初病在经属气，久病入络属血，脉络受伤，气血失和，出现血瘀胃痛。

四、劳逸失度

劳和逸能适度，是防病强身不可缺少的条件，但劳逸失度，又是致病之因，《素问·宣明五气》说："五劳所伤：久视伤血，久卧伤气，久坐伤肉，久立伤骨，久行伤筋。"脾主肌肉，久坐伤肉，病在脾。劳思伤脾，前已述之。体劳过度，又失养息，必伤元气，元气生于脾胃，元气伤，脾胃之气也随之耗损。

五、体质素虚

体虚不任邪，任何外邪，都会内犯人体，招致疾病，任何疾病，都必然影响脾胃的功能，使中气进一步不足。另外，中气不足，脾阳不振，升降失合，运化失常，必会出现脾胃虚寒或中气下陷的症状。

六、浊毒内蕴

慢性胃炎发病原因多由于外感六淫、内伤七情、劳逸失度，加之饮食结构改变，膏粱厚味，煎炸炙烤等食品的增加，可损伤脾脏，导致脾失健运，水湿内生，初为湿盛，湿盛则浊凝，浊凝则为痰，湿浊痰郁久则化热，热极则生毒，毒寓于热，热由毒生，变由毒起，形成浊毒之邪。因此，浊毒内蕴为慢性胃炎的核心病机，也是慢性浅表性胃炎进一步向慢性萎缩性胃炎、肠上皮化生、异型增生发展演变的关键因素，贯穿于本病的始终，浊毒为病理产物又继发加重致病，损伤胃腑，导致胃黏膜萎缩、充血、水肿、肠化、异型增生等形成共性病理环节。

七、脏腑相累

脏腑之间，在结构与生理功能上相互依存，互生互化，相互为助，在病理上亦相互影响，相互累及，而导致相关的脾胃病证。如肝气郁结，横克脾土，可致肝强脾弱，症见腹痛胁胀，嗳气纳呆；肝胆湿热可致脾胃气机受阻，出现胁腹胀痛，口苦纳呆。胆病少阳枢机不利，脾胃升降失常，则胃脘部痞满不适，不思饮食；胆火犯胃，则口苦咽干，呕吐呃逆。肺失宣肃，可影响脾胃运化水湿的功能，致痰饮内生，胃肠停痰留饮；肺气上逆，胃失和降，则出现呃逆、呕吐、嗳气、纳呆、脘痞等。肾气亏损，元气不济中州，胃气虚衰，可见食欲不振、呃逆、胃脘部胀满；肾阴亏损，胃津耗伤，虚火煎熬，则见呃逆、胃脘部疼痛、便秘等。至于伤寒表邪误治失治，由表及里，影响脾胃；五脏其他疾病失于调治或滥用药物以致脾胃受伤，升降失司而引发慢性胃炎者，也不少见。

第二节 慢性胃炎的西医病因及发病机制

一、急性胃炎演变

各种原因引起的急性胃炎，若治疗不当或其他原因使胃黏膜病变持久不愈或反复发作，结果均可演变成慢性胃炎。如饮食不节造成的急性胃炎未经完全治愈，可出现上腹部不适、消化受阻、营养不良等情况，逐渐形成慢性胃炎。并且在长期非萎缩性胃炎的基础上，可演变为慢性萎缩性胃炎。

二、感染因素

1. Hp 感染

2012 年上海共识就认为幽门螺杆菌感染是慢性活动性胃炎的主要病因。自 1983

年澳大利亚学者 Warren 和 Marshall 从胃炎患者胃黏膜中分离并培养出幽门螺杆菌（Hp）以来，Hp 与慢性胃炎、十二指肠疾病的关系日益受到人们的关注。幽门螺杆菌是一种呈轻度"S"形弯曲，微嗜氧，触酶阳性，具有尿素酶活性的革兰阴性杆菌。大量临床和实验研究表明，Hp 是慢性胃炎的病原菌，是消化性溃疡和胃黏膜相关淋巴组织淋巴瘤的重要致病因子，也可能是胃癌的协同因子。

2. 其他细菌、病毒感染

近年有报道长期应用抑酸治疗的患者可引起非 Hp 以外的其他细菌感染，它对于胃体萎缩性胃炎是独立的危险因素，如有双重感染可以显著增加胃体萎缩性胃炎的危险性。另外 EB 病毒（EBV，疱疹病毒科嗜淋巴细胞病毒属）DNA 在慢性萎缩性胃炎（chronic atrophic gastritis，简称 CAG）患者中检出率较高，而且 EBV 感染对于 CAG 向胃痛发展起重要的作用。故 EBV 在 CAG 的发病机制中也应引起关注。

三、神经内分泌及免疫因素

近来研究发现，持续的精神因素可致慢性胃炎。慢性胃炎与甲状腺病在免疫学方面有一定联系。恶性贫血与萎缩性胃炎患者，50% 以上有甲状腺抗体，而患甲状腺疾病的患者也常有抗壁细胞抗体（PCA）。慢性胃炎与内分泌的联系已得到公认，但原因尚不清楚。慢性胃炎特别是萎缩性胃炎的发生与自身免疫密切相关。各种有害因素造成胃黏膜损伤，致使胃腔内的抗原物质通过受损的胃黏膜屏障刺激机体免疫系统，引起机体的免疫反应而产生抗体，如抗壁细胞抗体（PCA）和内因子抗体（IFA）；另外释放抗原并致敏免疫淋巴细胞引起免疫反应。然后，圆形细胞趋向抗原产生抗体，即 PCA。此类抗体在壁细胞内形成抗原—抗体复合物，使壁细胞受损，造成胃酸和内因子分泌减少或丧失，最后引起维生素 B_{12} 吸收不良，导致恶性贫血，而恶性贫血是以胃体萎缩为主的 A 型萎缩性胃炎的最后阶段。

四、生活方式

目前国内外学者公认慢性胃炎的发生与生活方式、饮食习惯有很大的关系，如长期饮浓茶、烈酒、咖啡，食用过冷、过热、过于粗糙及刺激性食物，可导致胃黏膜的损伤。其中对于萎缩性胃炎的病因研究较多。我国目前研究较多集中在高盐、过热的食物对胃黏膜的影响，张沥等报道长期过热、过咸饮食可引起大鼠胃黏膜上皮细胞凋亡和增殖及调控基因失控，导致 CAG 的形成。国外学者也有类似报道。

五、化学因素

化学因素是导致慢性胃炎的重要原因之一，临床多见。其中包括长期服用药物特别是非甾体类抗炎药、烟草中的尼古丁及十二指肠液的反流（主要是胆汁反流）等因素长期对胃黏膜的损伤形成的慢性胃炎。

研究发现慢性胃炎患者由于各种原因引起胆汁反流，可能是一个重要的致病因素。十二指肠液中含有胆汁和胰液，胰液中的磷脂与胆汁和胰消化酶一起，能溶解黏液，并破坏胃黏膜屏障，促使 H^+ 及胃蛋白酶反弥散入黏膜，进一步引起损伤。由此引起的慢性胃炎主要在胃窦部。胃—空肠吻合术患者因胆汁反流而致胃炎者亦十分常见。消化性溃疡患者几乎均伴有慢性胃窦炎，可能与幽门括约肌功能失调有关。烟草中的尼古丁不仅能影响胃黏膜的血液循环而且能使幽门括约肌松弛，引起胆汁反流，故长期吸烟者可助长胆汁反流而造成胃窦炎。

关于非甾体类抗炎药（nonsteroidal antiinflammatory drug，NSAID），如保泰松、阿司匹林、吲哚美辛、对氨水杨酸等药，可破坏胃黏膜表面的黏液层或抑制胃黏膜合成前列腺素，破坏胃黏膜屏障。NSAID 对整个胃肠道均有损害，严重的不良反应常见于胃及十二指肠，如恶心、呕吐、食欲不振、黏膜刺激、糜烂、溃疡甚至出血。据报道，在美国，每年因 NSAID 致胃病住院的患者至少有 20000 人，而每年因 NSAID 致死率较高。NSAID 导致胃黏膜损伤的危险因素包括既往有消化性溃疡或并发症史，高龄，大剂量、联合服用 NSAID，同时服用抗凝剂或皮质类固醇等因素。

六、血管活性因子的改变及黏膜营养因子缺乏

目前血管活性因子研究比较多的有前列腺素 2（PGE_2）、血浆内皮素、血管活性肠肽（VIP）等。其中 PGE_2 作为舒血管因子及胃黏膜保护剂被运用于临床。有研究发现血管活性肠肽在 CAG 患者中明显减少，进而可以引起胃黏膜血流量（GMBF）及胃黏膜上皮细胞内环磷酸腺苷（cAMP）含量的减少，从而干扰了正常胃黏膜上皮细胞的代谢并得到证实。陈朝元等报道 CAG 患者血浆内皮素（ET）水平升高，降钙素基因相关肽（CGRP）水平下降，说明 ET、CGRP 在调节胃黏膜血流量及保持胃黏膜完整性方面的作用失调，导致 cAMP 下降，最终导致胃黏膜萎缩、CAG 的发生。此外，CAG 的发病可能与营养因子水平低下有关。目前研究较多集中在胃泌素、表皮生长因子（EGF）、生长激素（GH）、维生素等。其中胃泌素的主要生理作用为促进胃酸分泌，刺激胃蛋白酶和内因子分泌，还能使胃黏膜血流增加，对胃肠道黏膜产生直接或间接的营养作用。EGF 通过与胃黏膜内 EGF 受体（EGFR）结合促使黏膜上皮增生，同时可增加胃黏膜黏液糖蛋白的合成和分泌，保护胃黏膜免受各种损伤因素的侵蚀和攻击，有利于黏膜的修复，还可以通过增加胃黏膜血流量、促进前列腺素 E 和巯基化合物的合成、抑制胃酸分泌等方式起到保护作用。GH可与 GHR 结合起到促进胃黏膜细胞增殖和生长、促进黏膜细胞蛋白质合成、减少蛋

白质分解的作用，另外一些实验结果还显示应用 GH 可以刺激鼠胃黏膜内因子含量增加，提高胃泌素水平。

七、遗传因素

在一些国家和地区，尤其是非洲 Hp 感染率很高，但 CAG 或胃癌的发病率却很低，这一现象被称为"非洲之谜"，这些现象提示宿主因素可能起重要作用。在宿主的遗传基因方面近年来研究较多的如白细胞介素（IL）-1β 基因和肿瘤坏死因子（TNF）-α 基因，它们的基因表达产物 IL-1β、TNF-α 均为酸抑制剂，亦为宿主对感染反应的关键介质。IL-1β 具有促炎症特性，有利于抵抗病原菌感染，抑制酸分泌，并具有细胞保护作用，促进损伤愈合和恢复黏膜完整性，对 Hp 感染的自然病程有深刻的影响。TNF-α 在 Hp 感染进程中也是重要的保护性因素，当 Hp 感染时，活跃的炎症反应可使 IL-1β 和 TNF-Ⅱ 分泌增加，有利于消除 Hp 感染，但伴随的酸分泌抑制可使细菌定植和感染扩展到胃体黏膜，广泛的胃体感染使酸分泌持续抑制，并导致腺体丢失和胃黏膜异型增生。Furuta 等证明 IL-1β-511T$^+$ 增加日本人中低胃酸和胃黏膜异型增生的危险性。有报道发现 γ 干扰素（IFN）受体基因 IFNGR1 的多肽性与 Hp 感染相关。在高加索人群中，IL-1 基因簇和 TNF-α 可导致严重胃炎，进行性胃黏膜萎缩和低酸分泌，最终发生胃癌。通过这些基因多肽性的研究能鉴别宿主与 Hp 相互作用时哪个患者易于发生低胃酸和异型增生，哪个患者可将感染局限于较小范围，机体有相对较好的保护，不会引起胃黏膜严重的炎症、萎缩、肠化、癌变，为我们今后的治疗——基因治疗提供新的思路。

八、其他因素

多种慢性病如心力衰竭、肝硬化合并门脉高压等引起胃黏膜淤血缺氧。尿毒症时血尿素氮增高都可引起胃黏膜对刺激物耐受性降低，使其易于受损伤而致慢性胃炎的发生。糖尿病、甲状腺病、慢性肾上腺皮质功能减退和干燥综合征患者同时伴有萎缩性胃炎者亦较多见。

此外，刺激性食物和药物，如浓茶、烈酒、辛辣食物或有毒药物，反复损伤胃黏膜，使胃黏膜发生炎症并持续不愈。

第三节　中西医结合对慢性胃炎病因病理的研究

中医学对慢性胃炎病因病理的认识离不开"脾胃学说"，而中医学中所谓的"脾胃"，其实质是什么？对此，西医学运用各种科学手段对其进行深入研究，主要是从高级神经中枢、植物神经功能、内分泌系统、免疫系统和消化系统等多方面着手，选择许多客观指标进行探讨，取得了一些颇有临床指导意义的研究成果。这既有助于阐发脾胃学说的本质，又为临床辨证论治脾胃病提供了可靠而实用的手段和方法。尽管中西医分别具有不同的医学理论体系，然而近代的中西医结合研究，为中西医理论找到了许多交叉结合点，从而为疾病的防治提供了理论依据。

一、消化系统功能研究

1. 胃酸分泌功能试验

胃酸是消化食物的因素之一，胃酸过高或过低均对整个消化系统功能带来一定的影响。

从国内脾胃研究的资料来看，脾虚证型患者确有不同程度胃酸分泌功能紊乱，并以功能不足为主要表现。根据南方医科大学对慢性胃炎的观察，认为病理变化是中医分型的主要物质基础，而病期与证型又有内在联系，随着病期的发展必然出现相应的证型演变。用五肽促胃液素检测胃酸分泌功能发现，在萎缩性胃炎患者中BAO及PAO（基础酸排出和高峰酸排出）较正常人明显减少。可见，胃的局部病理变化既是胃脘痛辨证分型的主要物质基础，也与胃酸分泌功能密切相关，证型与胃酸分泌功能有一定的联系。

有报道用五肽促胃液素做胃酸分泌功能试验，观察胃脘痛的不同辨证分型病例的胃酸分泌功能，结果发现肝胃不和的实证患者其BAO及PAO均较正常值高，脾胃虚弱及胃阴不足的虚证患者，其BAO及PAO则较正常值低。另有学者对161例慢性胃炎的脾虚证和脾肾两虚证用多指标进行临床观察发现，脾虚两证组以浅表性胃炎多，胃无力型少，胃酸分泌较高，血清促胃液素偏高，尿胃蛋白酶原偏低，肾上腺皮质功能稍低，白细胞基本正常，血红蛋白偏低；脾肾两虚证组则以慢性萎缩性胃炎占多数，胃无力型多，胃酸分泌减少，血清促胃液素高，尿胃蛋白酶原低，肾上腺皮质功能低，白细胞和血红蛋白偏低。

由此可见，胃酸分泌功能的高低与中医证型有一定关系，脾胃虚弱者，泌酸功能低下，尤胃阴不足者最低，而无脾虚者，泌酸功能偏高。

2. 唾液淀粉酶及胃蛋白酶活性测定

正常人经酸刺激后，在唾液量明显增加的同时，其淀粉酶活性也明显增加，提示酸刺激引起了副交感神经的兴奋，而脾虚患者基础状态时酶活性亦高，提示支配唾液腺的副交感神经功能偏亢。但在酸刺激下，酶活性不但不上升，反而下降，同时其值对于脾虚患者无论是进食前或是进食后均较正常人为低，也提示了脾虚患者的副交感神经功能偏低，其应激能力亦低下。

胃壁 B 细胞分泌的蛋白酶原，在胃酸的刺激下成为胃蛋白酶，对蛋白质进行分解消化，因此蛋白酶活性与蛋白质的消化有着一定的关系，也是属于脾胃运化功能的一方面。各地近几年来对胃蛋白酶进行了实验研究，多数人认为脾虚患者的胃蛋白酶活性降低，经服健脾药后可提高胃蛋白酶的活性。

二、胃肠道形态学研究

近年来，运用纤维内窥镜等对胃肠道的形态进行了深入的观察，把中医脾胃病的不同病证与胃肠道的组织形态学联系起来进行动态观察，发现其中有许多特异性的变化。有学者对胃黏膜相微观辨证分型进行了探讨，对 2000 例慢性胃炎患者进行胃镜观察的结果如下：①胃寒型黏膜：黏膜色泽淡红或苍白，充血区域呈斑片样，黏膜下血管纹灰蓝，黏膜反光减弱，黏液稀薄，溃疡表面有薄白苔覆盖。②胃热型黏膜：黏膜呈樱桃红色或绛色，充血区域弥漫，血管纹紫红色，呈网状样显露，黏膜表面干燥，脆性增加，黏膜粗糙或呈疣状增生，溃疡表面覆盖有黄白苔，周围肿胀明显。③胃络瘀阻型黏膜：黏膜暗红色，充血区域局限或斑点样，血管纹暗红，呈树枝样显露，黏膜薄，可见瘀点或瘀斑，黏液灰白或褐色，黏膜呈颗粒样或结节样增生，溃疡基底部不清洁，表面有黄白苔，或有污垢物覆盖。④胃络灼伤型黏膜：黏膜暗红色，弥漫性充血，血管纹紫暗，黏膜脆性增加或僵硬，黏膜有点状或片状糜烂，有紫红色或鲜红色出血点，黏膜呈结节样增生，黏液黄稠或污秽，溃疡表面污垢，覆盖有黑褐厚苔，周围肿胀。由此说明，不同证型患者的胃黏膜病理形态改变有一定差异。

目前，有学者运用放大和摄像纤维内窥镜等先进手段对胃黏膜的微循环状态、病变组织的超微结构、组织化学和分子生物学等方面进行研究，以期为脾胃学说本质研究提供更客观的指标。

三、肠道菌群状态研究

正常的胃肠道黏膜具有保护性屏障作用，可以防止胃壁的自身消化及食物和药物的化学性和物理性损伤，也可防止致病性微生物的侵入。一旦胃肠道的这种屏障作用减弱，其黏膜的通透性即发生改变。若通透性增加，一方面可产生腐蚀破坏作用，常发生黏膜的糜烂和溃疡；另一方面肠腔中的病原微生物乘虚而入。

Hp 感染是慢性胃炎常见和主要病因。检查结果显示，慢性胃炎患者中，Hp 阳性率为 60.4%。一般认为，Hp 感染后可诱发一系列免疫反应造成胃黏膜损害，当胃黏膜血流量减少或微循环障碍时，细胞物质与能量就会发生紊乱，细胞结构和完整性遭到破坏，进而导致胃黏膜损伤。

随着现代医学对慢性胃炎研究的深入，胃镜像及病理检查结果为中医辨证施治提供了更为客观、丰富的临床资料。危北海报道慢性萎缩性胃炎患者，中医辨证为邪盛明显的 Hp 感染率高于正虚者。从不同证型的 Hp 感染率看，各证型均具有较高的 Hp 感染率。实证（肝郁气滞、肝胃郁热、脾胃湿热、胃络瘀阻）的感染率明显高于虚证（脾胃虚弱、脾胃虚寒、胃阴不足）。另外，一些研究也提示，Hp 相关性慢性胃炎临床多表现为脾胃湿热型，其中医证型分布顺序是脾胃湿热 > 胃络瘀血 > 肝胃不和 > 脾胃虚弱（含虚寒及胃阴不足）。冯玉彦等研究表明，Hp 感染在慢性胃炎各中医证型中的感染率以胃络瘀血和脾胃湿热为最高，同时发现胃络瘀血和脾胃湿热组肠化生及不典型增生检出率也很高。研究结果显示，Hp 阳性时以胃络瘀阻证、脾胃湿热证多见，然后依次为肝胃郁热、肝郁气滞、胃阴不足、脾胃虚寒；胃黏膜不典型增生、肠上皮化生常见于脾胃湿热证和胃络瘀阻证。考虑主要因为湿热之邪较盛，正邪相争剧烈，故 Hp 检出率较高；而久病入络，正衰邪盛，正不胜邪，其 Hp 检出率亦很高。脾胃虚弱（虚寒）证和胃阴不足证均属正气已虚，邪气不盛，故 Hp 检出率较低。肝胃不和型往往是慢性胃病的早期，正气不虚，邪气不深，因此 Hp 检出率介于各型之间。这与中医外感病多为实证的观点一致。

此外，研究结果显示，胃镜下炎性部位主要集中在胃窦，各证型也以胃窦部位多发，且以此部位炎性为主的慢性胃炎患者 Hp 感染阳性率最高，同时胃窦部也是肠化生和异型增生发生率最高的部位。

四、胃肠道激素作用研究

胃肠道激素在调节胃肠道及某些全身性生理功能方面有重要作用，目前研究比较成熟的胃肠道激素有 10 余种，它们不仅影响消化腺的分泌、水电解质的代谢、胃肠运动等，还有广泛的营养作用和调节其他激素释放的作用。目前研究较多的主要是血清促胃液素。血清促胃液素由胃窦及十二指肠近端黏膜中的 G 细胞分泌，它能刺激食道、胃、胰和小肠等分泌盐酸、胃蛋白酶以及调节胃肠的收缩，具有一系列重要的生理作用，是反映消化吸收功能的一个主要指标。通过对正常人和脾虚证的患者进行此项测定，结果表明，脾虚或兼有脾虚者促胃液素分泌功能明显降低。有人临床观察 42 例慢性萎缩性胃炎患者的血清促胃液素水平，发现气滞湿阻型与正常人相似，此类患者病情较轻，而热郁、血瘀等证者则高于正常值。

五、微观与宏观理论研究

微观辨证是辨证论治的发展与丰富，其可以作为一个客观指标，判断疾病进退以及疗效确切与否。胃镜作为诊断慢性胃炎的重要手段，常以此作为诊疗标准，并根据胃镜下所见与现代中药药理研究成果进行微观用药。如胃黏膜糜烂者常用三七粉、地榆；肠上皮化生及不典型增生者多用藤梨根、半枝莲；胃酸缺乏者加入乌梅、石斛，常常能够提高疗效，并使后学者对中医学现代化有新的认知。

六、辨病与辨证相结合理论研究

一病必有一主证，一方必有一主药。笔者认为，只有辨病与辨证相结合，才能全面掌握疾病发生、发展、演化的内在规律，提高诊治水平。以病为纲，以证为目，先辨病，再辨证，可起到提纲挈领、纲举目张之作用。在慢性胃炎的临床诊疗工作中，首先要做到识病，就是要认识和掌握该种疾病的基本特性，同时，更应该重视寻找和筛选治疗该疾病的针对性药方。专病专方专药结合中医辨证论治，病证二者有机结合，对于临床诊疗水平的提高具有重要的促进作用。笔者强调抓"主病机"，病下辨证。如单纯辨证论治，则难以把握主要矛盾，常常事倍功半。如徐大椿《兰台轨范·序》云："欲治其病，必先识病之名，能识病之名而后求其病之所由生，原其所由生，又当辨其生之因各不同，而病状所由异，然后考其治之法，一病必有一方，一方必有主药。"说明不同的疾病由于其基本病机不同，必有相应的主方主药。

第五章　慢性胃炎常见症状

第一节　胃　痛

一、概述

胃痛，又称胃脘痛，是以上腹胃脘部近心窝处疼痛为主症的病证。古称"心胃痛""心痛"等。临床多由感受外邪、饮食不节、肝气犯胃、脾胃虚弱等原因引起。

"胃脘痛"之名最早记载于《内经》，如《灵枢·邪气脏腑病形》指出："胃病者，腹膜胀，胃脘当心而痛。"并首先提出胃痛的发生与肝、脾有关，如《素问·六元正纪大论》说："木郁之发……故民病胃脘当心而痛。"《灵枢·经脉》说："脾足太阴之脉……入腹，属脾络胃……是动则病舌本强，食则呕，胃脘痛，腹胀善噫，得后与气则快然如衰。"

唐宋以前文献多称胃脘痛为心痛，与属于心经本身病变的心痛相混。如《伤寒论·辨太阳病脉证并治》说："伤寒六七日，结胸热实，脉沉而紧，心下痛，按之石鞕者，大陷胸汤主之。"这里的心下痛实是胃脘痛。又如《外台秘要·心痛方》说："足阳明为胃之经，气虚逆乘心而痛，其状腹胀归于心而痛甚，谓之胃心痛也。"这里说的心痛也是指胃脘痛。

宋代之后医家对胃痛与心痛混谈提出质疑，如《三因极一病证方论·九痛叙论》曰："夫心痛者，在《方论》有九痛，《内经》则曰举痛，一曰卒痛，种种不同，以其痛在中脘，故总而言曰心痛，其实非心痛也。"

直至金元时代，《兰室秘藏》首立"胃脘痛"一门，将胃脘痛的证候、病因病机和治法明确区分于心痛，使胃痛成为独立的病证。朱丹溪《丹溪心法》明确指出前人所谓"心痛即胃脘痛"，至此，胃脘痛逐渐从"心痛"门中单独分立出来。

此后，明清时代进一步澄清了心痛与胃痛相互混淆之论，提出了胃痛的治疗大法，丰富了胃痛的内容，如《证治准绳·心痛胃脘痛》："或问丹溪言痛即胃脘痛然乎？曰：心与胃各一脏，其病形不同。因胃脘痛处在心下，故有当心而痛之名，岂胃脘痛即心痛者哉？"《医学正传·胃脘痛》说"古方九种心痛……详其所由，皆在胃脘，而实不在于心也""气在上者涌之，清气在下者提之，寒者温之，热者寒之，虚者培之，实者泻之，结者散之，留者行之"。《医学真传·心腹痛》还指出了要从辨证去理解和运用"通则不痛"之法，书中说："夫通者不痛，理也。但通之之法，

35

各有不同。调气以和血，调血以和气，通也；下逆者使之上行，中结者使之旁达，亦通也；虚者助之使通，寒者温之使通，无非通之之法也。"为后世辨治胃痛奠定了基础。

胃脘痛的治疗，历代医家积累了丰富的经验，张仲景创立的大小建中汤、黄芪建中汤、芍药甘草汤等方，至今仍为治疗胃痛的常用效方。唐代孙思邈《备急千金要方》治疗九种心痛，多指胃痛。自元、明代以后的古代医家，对胃痛的病因病机及其辨证与治疗，已有系统的论述和丰富的辨治经验。如叶天士认为"初病在经，久病入络，以经主气，络主血，则知治气治血之当然"。顾靖远《顾氏医镜·胃脘痛》主张对肝脾不和皆以芍药甘草汤为基本方。《医林改错》强调用血府逐瘀汤以活血化瘀法治疗。

二、病因病机

胃痛的发生，主要由外邪犯胃、饮食伤胃、情志不畅和脾胃素虚等，导致胃气郁滞，胃失和降，不通则痛。

1. 病因

（1）外邪犯胃：外感寒、热、湿诸邪，内客于胃，皆可致胃脘气机阻滞，不通则痛。其中尤以寒邪为多，如《素问·举痛论》说："寒气客于肠胃之间，膜原之下，血不得散，小络急引故痛。"

（2）饮食伤胃：饮食不节，或过饥过饱，损伤脾胃，胃气壅滞，致胃失和降，不通则痛。五味过极，辛辣无度，肥甘厚腻，饮酒如浆，则蕴湿生热，伤脾碍胃，气机壅滞。如《医学正传·胃脘痛》说："致病之由，多由纵恣口腹，喜好辛酸，恣饮热酒……复餐寒凉生冷，朝伤暮损，日积月深……故胃脘疼痛。"

（3）情志不畅：忧思恼怒，伤肝损脾，肝失疏泄，横逆犯胃，脾失健运，胃气阻滞，均致胃失和降，而发胃痛。如《沈氏尊生书·胃痛》所说："胃痛，邪干胃脘病也……唯肝气相乘为尤其，以木性暴，且正克也。"气滞日久或久痛入络，可致胃络血瘀。如《临证指南医案·胃脘痛》说："胃痛久而屡发，必有凝痰聚瘀。"

（4）素体脾虚：脾胃为仓廪之官，主受纳及运化水谷，若素体脾胃虚弱，运化失职，气机不畅，或中阳不足，中焦虚寒，脾胃失养则发生疼痛。

2. 病机

胃为阳土，喜润恶燥，为五脏六腑之大源，主受纳、腐熟水谷，其气以和降为顺，不宜郁滞。上述病因如寒邪、饮食伤胃等皆引起胃气阻滞，胃失和降而发生胃痛，正所谓"不通则痛"。胃痛的病变部位在胃，但与肝、脾的关系极为密切。肝与脾是木土乘克的关系。若忧思恼怒，气郁伤肝，肝气横逆，势必克脾犯胃，致气机阻滞，胃失和降而为痛。肝气久郁，既可出现化火伤阴，又能导致瘀血内结，病情至此，则胃痛加重，每每缠绵难愈。脾与胃同居中焦，以膜相连，一脏一腑，互为表里，共主升降，故脾病多涉于胃，胃病亦可及于脾。若禀赋不足，后天失调，或饥饱失常，劳倦过度，以及久病正虚不复等，均能引起脾气虚弱，运化失职，气机阻滞而为胃痛。脾阳不足，则寒自内生，胃失温养，致虚寒胃痛。如脾润不及，或胃燥太过，胃失濡养，或阴虚不荣，脉失濡养，致阴虚胃痛。阳虚无力，血行不畅，涩而成瘀，可致血瘀胃痛。

　　胃痛早期由外邪、饮食、情志所伤者，多为实证；后期常为脾胃虚弱，但往往虚实夹杂，如脾胃虚弱夹湿、夹瘀等。胃痛的病理因素主要有气滞、寒凝、热郁、湿阻、血瘀。其基本病机是胃气阻滞，胃失和降，不通则痛。胃痛的病理变化比较复杂，可以衍生变证，如胃热炽盛，迫血妄行，或瘀血阻滞，血不循经，或脾气虚弱，不能统血，而致便血、呕血。大量出血，可致气随血脱，危及生命。若脾胃运化失职，湿浊内生，郁而化热，火热内结，腑气不通，腹痛剧烈拒按，导致大汗淋漓，四肢厥逆的厥脱危证。或日久成瘀，气机壅塞、胃失和降，胃气上逆，致呕吐反胃。若胃痛日久，痰瘀互结，壅塞胃脘，可形成噎膈。

三、诊查要点

1. 诊断依据

（1）上腹近心窝处胃脘部发生疼痛为特征，其疼痛有胀痛、刺痛、隐痛、剧痛等不同的性质。

（2）常伴食欲不振，恶心呕吐，嘈杂泛酸，嗳气吞腐等上消化道症状。

（3）发病特点：以中青年居多，多有反复发作病史，发病前多有明显的诱因，如天气变化、恼怒、劳累、暴饮暴食、饥饿、进食生冷干硬辛辣醇酒，或服用有损脾胃的药物等。

2. 辨证要点

本病应辨虚实寒热，在气在血，还应辨兼夹证。实者多痛剧，固定不移，拒按，脉盛；虚者多痛势徐缓，痛处不定，喜按，脉虚。胃痛遇寒则痛甚，得温则痛减，为寒证；胃脘灼痛，痛势急迫，遇热则痛甚，得寒则痛减，为热证。一般初病在气，久病在血。在气者，有气滞、气虚之分。其中，气滞者，多见胀痛，或涉及两胁，或兼见恶心呕吐，嗳气频频，疼痛与情志因素显著相关；气虚者，指脾胃气虚，除见胃脘疼痛或空腹痛显外，兼见饮食减少，食后腹胀，大便溏薄，面色少华，舌淡脉弱等。在血者，疼痛部位固定不移，痛如针刺，舌质紫暗或有瘀斑，脉涩，或兼见呕血、便血。各证往往不是单独出现或一成不变的，而是互相转化和兼杂，如寒热错杂、虚中夹实、气血同病等。

3. 证治分类

（1）寒邪客胃证：胃痛暴作，恶寒喜暖，得温痛减，遇寒加重，口淡不渴，或喜热饮，舌淡苔薄白，脉弦紧。

（2）饮食伤胃证：胃脘疼痛，胀满拒按，嗳腐吞酸，或呕吐不消化食物，其味腐臭，吐后痛减，不思饮食，大便不爽，得矢气及便后稍舒，舌苔厚腻，脉滑。

（3）肝气犯胃证：胃脘胀痛，痛连两胁，遇烦恼则痛作或痛甚，嗳气、矢气则痛舒，胸闷嗳气，喜长叹息，大便不畅，舌苔多薄白，脉弦。

（4）湿热中阻证：胃脘疼痛，痛势急迫，脘闷灼热，口干口苦，口渴而不欲饮，纳呆恶心，小便色黄，大便不畅，舌红，苔黄腻，脉滑数。

（5）瘀血停胃证：胃脘疼痛，如针刺，似刀割，痛有定处，按之痛甚，痛时持久，食后加剧，入夜尤甚，或见吐血黑便，舌质紫黯或有瘀斑，脉涩。

（6）胃阴亏耗证：胃脘隐隐灼痛，似饥而不欲食，口燥咽干，五心烦热，消瘦乏力，口渴思饮，大便干结，舌红少津，脉细数。

（7）脾胃虚寒证：胃痛隐隐，绵绵不休，喜温喜按，空腹痛甚，得食则缓，劳累或受凉后发作或加重，泛吐清水，神疲纳呆，四肢倦怠，手足不温，大便溏薄，舌淡苔白，脉虚弱或迟缓。

第二节 痞 满

一、概述

痞满是指以自觉心下痞塞，胸膈胀满，触之无形，按之柔软，压之无痛为主要症状的病证。"临床多由外邪内陷、饮食失节、情志失和、脾胃虚弱等原因引起。按部位痞满可分为胸痞、心下痞等。心下痞即胃脘部。本节主要讨论以胃脘部出现上述症状的痞满，又可称胃痞。

痞满在《内经》中称为"痞""痞塞"和"痞隔"等，如《素问·五常政大论》说"备化之纪……其病痞""卑监之纪……其病留满痞塞"，认为其病因是饮食不节、起居不适和寒气为患等，如《素问·太阴阳明论》说："饮食不节，起居不时者，阴受之……阴受之则入五脏……入五脏则䐜满闭塞。"《素问·异法方宜论》说："脏寒生满病。"《素问·至真要大论》说："太阳之复，厥气上行……心胃生寒，胸膈不利，心痛否满。"

痞满病名首见于《伤寒论》，张仲景在《伤寒论》中明确指出："满而不痛者，此为痞。"而且还说："若心下满而硬痛者，此为结胸也，大陷胸汤主之。但满而不痛者，此为痞，柴胡不中与也，半夏泻心汤主之。"将痞满与结胸作了鉴别，并创诸泻心汤治疗，一直为后世医家所效法。

隋代巢元方《诸病源候论·诸否候》则结合病位病机对病名要领作出定义"诸否者，营卫不和，阴阳隔绝，脏腑否塞而不宣，故谓之否""其病之候，但腹内气结胀满，闭塞不通"，且提出了"八痞""诸痞"之名，说明致痞之因非止一端，比较切合临床实际。

金元时代，朱震亨《丹溪心法·痞》则简明云："痞者与否同，不通泰也。"且作了与胀满的鉴别："胀满内胀而外亦有形；痞者内觉痞闷，而外无胀急之形也。"

至明清时期，张介宾在《景岳全书·痞满》中更明确地指出："痞者，痞塞不开之谓；满者，胀满不行之谓。盖满则近胀，而痞则不必胀也。"并指出："凡有邪有滞而痞者，实痞也，无物无滞而痞者，虚痞也。有胀有痛而满者，实满也；无胀无痛而满者，虚满也。实痞实满者，可消可散，虚痞虚满者，非大加温补不可。"以有无邪来判定痞满之虚实，指出"实痞、实满者可散可消，虚痞、虚满者，非大加温补不可"，其论于临床至今仍有指导意义。

二、病因病机

感受外邪、内伤饮食、情志失调等可引起中焦气机不利，脾胃升降失职而发生痞满。

1. 病因

（1）感受外邪：外感六淫，表邪入里，或误下伤中，邪气乘虚内陷，结于胃脘，阻塞中焦气机，升降失司，遂成痞满。如《伤寒论》曰："脉浮而紧，而复下之，紧反入里，则作痞，按之自濡、但气痞耳。"

（2）内伤饮食：暴饮暴食，或恣食生冷，或过食肥甘，或嗜酒无度，损伤脾胃，纳运无力，食滞内停，痰湿阻中，气机被阻，而生痞满。如《伤寒论》云："胃中不和，心下痞硬，于噫食臭。""谷不化，腹中雷鸣，心下痞硬而满。"

（3）情志失调：抑郁恼怒，情志不遂，肝气郁滞，失于疏泄，横逆乘脾犯胃，脾胃升降失常，或忧思伤脾，脾气受损，运化不力，胃腑失和，气机不畅。发为痞满。如《景岳全书·痞满》言："怒气暴伤，肝气未平而痞。"

2. 病机

脾胃同居中焦，脾主运化，胃主受纳，共司饮食水谷的消化、吸收与输布。脾主升清，胃主降浊，清升浊降则气机调畅。肝主疏泄，调节脾胃气机。肝气条达，则脾升胃降，气机顺畅。上述病因均可影响到胃，并涉及脾、肝，使中焦气机不利，脾胃升降失职，而发痞满。

痞满初期，多为实证，因外邪入里，食滞内停，痰湿中阻等邪干胃，导致脾胃运纳失职，清阳不升，浊阴不降，中焦气机阻滞，升降失司出现痞满；如外感湿热、客寒，或食滞、痰湿停留日久，均可困阻脾胃而成痞；肝郁气滞，横逆犯脾，亦可致气机郁滞之痞满。实痞日久，可由实转虚，正气日渐消耗，损伤脾胃，或素体脾胃虚弱，而致中焦运化无力；湿热之邪或肝胃郁热日久伤阴，阴津伤则胃失濡养，和降失司而成虚痞。因痞满常与脾虚不运、升降无力有关，脾胃虚弱，易招致病邪内侵，形成虚实夹杂、寒热错杂之证。此外，痞满日久不愈，气血运行不畅，脉络瘀滞，血络损伤，可见吐血、黑便，亦可产生胃痛或积聚、噎膈等变证。

总之，痞满的基本病位在胃，与肝、脾的关系密切。中焦气机不利，脾胃升降失职为导致本病发生的病机关键。病理性质不外虚实两端，实即实邪内阻（食积、痰湿、外邪、气滞等），虚为脾胃虚弱（气虚或阴虚），虚实夹杂则两者兼而有之。因邪实多与中虚不运、升降无力有关，而中焦转运无力，最易招致病邪内阻。

三、诊查要点

1. 诊断依据

（1）临床以胃脘痞塞，满闷不舒为主症，并有按之柔软，压之不痛，望无胀形的特点。

（2）发病缓慢，时轻时重，反复发作，病程漫长。

（3）多由饮食、情志、起居、寒温等因素诱发。

2. 辨证要点

本病应首辨虚实。外邪所犯，食滞内停，痰湿中阻，湿热内蕴，气机失调等所成之痞皆为有邪，有邪即为实痞；脾胃气虚，无力运化，或胃阴不足，失于濡养所致之痞，则属虚痞。痞满能食，食后尤甚，饥时可缓，伴便秘，舌苔厚腻，脉实有力者为实痞；饥饱均满，食少纳呆，大便清利，脉虚无力者属虚痞。次辨寒热。痞满绵绵，得热则减，口淡不渴，或渴不欲饮，舌淡苔白，脉沉迟或沉涩者属寒；而痞满势急，口渴喜冷，舌红苔黄，脉数者为热。临证还要辨虚实寒热的兼夹。

3. 证治分类

（1）实痞

1）饮食内停证：脘腹痞闷而胀，进食尤甚，拒按，嗳腐吞酸，恶食呕吐，或大便不调，矢气频作，味臭如败卵，舌苔厚腻，脉滑。

2）痰湿中阻证：脘腹痞塞不舒，胸膈满闷，头晕目眩，身重困倦，呕恶纳呆，口淡不渴，小便不利，舌苔白厚腻，脉沉滑。

3）湿热阻胃证：脘腹痞闷，或嘈杂不舒，恶心呕吐，口干不欲饮，口苦，纳少，舌红苔黄腻，脉滑数。

4）肝胃不和证：脘腹痞闷，胸胁胀满，心烦易怒，善太息，呕恶嗳气、或吐苦水，大便不爽，舌质淡红，苔薄白，脉弦。

（2）虚痞

1）脾胃虚弱证：脘腹满闷，时轻时重，喜温喜按，纳呆便溏，神疲乏力，少气懒言，语声低微，舌质淡，苔薄白，脉细弱。

2）胃阴不足证：脘腹痞闷，嘈杂，饥不欲食，恶心嗳气，口燥咽干，大便秘结，舌红少苔，脉细数。

第三节 嗳 气

一、概述

"嗳气"，又称噫气，是指胃中之浊气上逆，经食道由口排出为主要临床表现的病证。临床多由感受外邪、饮食不节、情志不和、脾胃虚弱等原因引起胃气上逆所致。本病首见于《内经》，称其为噫，《素问·宣明五气》说："五气所病：心为噫。"《灵枢·口问》亦谓："寒气客于胃，厥逆从下上散，复出于胃，故为噫。"《金匮要略·五脏风寒积聚病》指出本病的病机为"上焦受中焦气未和，不能消谷，故能噫耳"。《丹溪心法》首立"嗳气"篇名，认为本病是"胃中有痰火"。《景岳全书·恶心嗳气》则指出："凡人饮食太饱者，多有此证，及饮食不易消化者，亦多有此证。"

二、病因病机

1. 病因

（1）饮食不节，恣食生冷水果或黏滑难消化等物，致使损伤脾胃，其物滞于中宫，宿食不化故为噫气。《诸病源候论》曰："谷不消，则胀满而气逆，所以好噫而吞酸。"

（2）外感风寒，寒气客于胃，可致噫气。如《伤寒论》曰："伤寒发汗，若吐若下，解后，心下痞鞕，噫气不除"。

（3）忧愁思虑过度，因伤脾胃；或暴怒伤肝，肝气乘胃皆可致噫气。

（4）病后或年迈脾胃虚弱，胃虚气逆，可致噫气。

2. 病机

嗳气之病机，主要是脾胃不和，胃气上逆所致。胃为水谷之海，无物不受，若因饮食不调，起居不时，致脾胃阴阳不和，脾之清阳不升，胃之浊阴不降，或胃中生痰生火，或脾胃虚衰，致使胃气上逆而为嗳气。

三、诊查要点

1. 诊断依据

（1）嗳气是胃中气体上逆，出咽喉所发出的"嗝——嗝——"的声响，其声沉闷而悠长，间隔时间较长。

（2）可伴有胃脘胀满、食欲不振、纳呆、胃灼、恶心、呕吐等。

（3）多由外邪、饮食不节、情志失调、脾胃虚弱等诱因引起。

2. 辨证要点

嗳气属胃气失和而上逆的一种表现。与短促冲击有声的呃逆不同。饱食之后，偶有嗳气，无其他兼症，不属病态，多可自愈。临床根据嗳声和气味的不同，以辨证之虚实。嗳气酸腐，兼脘腹胀满者，多为宿食停滞，属实证。

3. 证治分类

（1）食滞停胃证：嗳气伴有（不消化）酸腐臭味，嗳声闷浊或恶心，嗳气不连续发作，胸脘痞闷，不思饮食，大便有（不消化）酸腐臭味或便秘，舌苔厚腻，脉象滑实。

（2）肝气犯胃证：嗳气频繁，嗳声响亮，胸闷不舒，胁肋隐痛，舌苔薄白，脉弦。

（3）脾胃虚弱证：嗳气断续，嗳声低弱，呕泛清水，不思饮食，面色㿠白或萎黄，舌质淡苔薄白，脉虚弱。

第四节 呃 逆

一、概述

"呃逆"古称"哕"，是指胃气上逆动膈，以气逆上冲，喉间呃呃连声，声短而频，难以自制为主要表现的病证。临床由饮食不节、情志失和、正气亏虚等原因引起胃失和降，气逆动膈所致。呃逆之证，轻重预后差别较大。如属单纯性呃逆，偶然发作，大都轻浅，预后良好；若出现在急、慢性疾病过程中，病情多较重；如见于重病后期，正气甚虚，呃逆不止，呃声低微，气不得续，饮食不进，脉沉细伏者，多属胃气将绝，元气欲脱的危候，极易生变。

《内经》无呃逆之名，其记载的"哕"即指本病，如《素问·宣明五气》说："胃为气逆为哕。"该书已认识本病的病机为胃气上逆，还认识到呃逆发病与寒气及胃、肺有关，如《灵枢·口问》说："谷入于胃，胃气上注于肺。今有故寒气与新谷气，俱还入于胃，新故相乱，真邪相攻，气并相逆，复出于胃，故为哕。"且认识到呃逆是病危的一种征兆，如《素问·宝命全形论》曰："病深者，其声哕。"在治疗方面，《内经》提出了三种简易疗法，如《灵枢·杂病》说："哕，以草刺鼻，嚏，嚏而已；无息而疾迎引之，立已；大惊之，亦可已。"

汉代张仲景在《金匮要略·呕吐哕下利病脉证治》中将呃逆分为三种：一为实证，即"哕而腹满，其前后，知何部不利，利之则愈"；二为寒证，即"干呕哕，若手足厥者，橘皮汤主之"；三为虚热证，即"哕逆者，橘皮竹茹汤主之"。这为后世寒热虚实辨证分类奠定了基础。

本病证在宋代还称为"哕"，如宋代陈无择在《三因极一病证方论·哕逆论证》中说："大体胃实即噫，胃虚即哕，此由胃中虚，膈上热，故哕。"指出呃逆与膈相关。元代朱丹溪始称之为"呃"，他在《格致余论·呃逆论》中说："呃，病气逆也，气自脐下直冲，上出于口，而作声之名也。"

明代张景岳进一步把呃逆病名确定下来，如《景岳全书·呃逆》说："哕者，呃逆也，非咳逆也；咳逆者，咳嗽之甚者也，非呃逆也；干呕者，无物之吐，即呕也，非哕也；噫者，饱食之息，即嗳气也，非咳嗽逆也。后人但以此为鉴，则异说之疑可尽释矣。"并指出，大病时"虚脱之呃，则诚危之证"。明代秦景明《症因脉治·呃逆论》把本病分外感、内伤两类，颇有参考价值。

清代李中梓《证治汇补·呃逆》对本病系统地提出治疗法则："治当降气化痰和胃为主，随其所感而用药。气逆者，疏导之；食滞者，消化之；痰滞者，涌吐之；热郁者，清下之；血瘀者，破导之；若汗吐下后，服凉药过多者，当温补；阴火上冲者，当平补；虚而夹热者，当凉补。"至今仍有一定指导意义。

二、病因病机

呃逆的病因多由饮食不当、情志不遂和正气亏虚等所致。胃失和降、气逆动膈是呃逆的主要病机。

1. 病因

（1）饮食不当：进食太快，过食生冷，或滥服寒凉药物，寒气蕴蓄于胃，循手太阴之脉上动于膈，导致呃逆。或过食辛热煎炒，醇酒厚味，或过用温补之剂，燥热内生，腑气不行，气逆动膈，发生呃逆。《景岳全书·呃逆》曰："皆其胃中有火，所以上冲为呃。"

（2）情志不遂：恼怒伤肝，气机不利，横逆犯胃，逆气动膈；或肝郁克脾，或忧思伤脾，运化失职，滋生痰浊；或素有痰饮内停，复因恼怒气逆，逆气夹痰浊上逆动膈，发生呃逆。如《证治准绳·呃逆》即有"暴怒气逆痰"而发生呃逆的记载。

（3）体虚病后：或素体不足，年高体弱，或大病久病，正气未复，或吐下太过，虚损误攻，均可损伤中气，或胃阴耗伤，胃失和降，发生呃逆。甚则病深及肾，肾气失于摄纳，浊气上乘，上逆动膈，均可发生呃逆。如《证治汇补·呃逆》提出："伤寒及滞下后，老人，虚人，妇人产后，多有呃证者，皆病深之候也。若额上出汗，连声不绝者危。"

2. 病机

胃居膈下，其气以降为顺，胃与膈有经脉相连属；肺处膈上，其主肃降，手太阴肺之经脉还循胃口，上膈，属肺。肺胃之气均以降为顺，两者生理上相互联系，病理上相互影响。肺之宣肃影响胃气和降，且膈居肺胃之间，上述病因影响肺胃时，使胃失和降，膈间气机不利，逆气上冲于喉间，致呃逆作。胃中寒气内蕴，胃失和降，上逆动膈，可致胃中虚冷证；燥热内盛伤胃，甚至阳明腑实，腑气不顺，胃失和降，可致胃火上逆证；肝失疏泄，气机不顺，津液失布，痰浊内生，影响肺胃之气，可致气机郁滞证。此外，胃之和降，有赖于脾气健运和肝之条达，若脾失健运或肝失条达，则胃失和降，气逆动膈，亦成呃逆。肺之肃降与胃之和降，还有赖于肾的摄纳，若肾气不足，肾失摄纳，肺胃之气，失于和降，浊气上冲，夹胃气上逆动膈，亦可致呃。总之，呃逆之病位在膈，病变的关键脏腑在胃，还与肝、脾、肺、肾诸脏腑有关。基本病机是胃失和降，膈间气机不利，胃气上逆动膈。

病理性质有虚实之分，实证多为寒凝、火郁、气滞、痰阻，胃失和降；虚证每由脾肾阳虚，或胃阴耗损等正虚气逆所致。但亦有虚实夹杂并见者。病机转化决定于病邪性质和正气强弱。寒邪为病者，主要是寒邪与阳气抗争，阳气不衰则寒邪易于疏散；反之，胃中寒冷，损伤阳气，日久可致脾胃虚寒之证。热邪为病者，如胃中积热或肝郁日久化火，易于损阴耗液而转化为胃阴亏虚。气郁、食滞、痰饮为病者，皆能伤及脾胃，转化为脾胃虚弱证。亦有气郁日久或手术致瘀者，血瘀而致胃中气机不畅，胃气上逆者。

三、诊查要点

1. 诊断依据

（1）呃逆以气逆上冲，喉间呃呃连声，声短而频，不能自止为主症，其呃声或高或低，或疏或密，间歇时间不定。

（2）常伴有胸膈痞闷，脘中不适，情绪不安等症状。

（3）多有饮食不当、情志不遂和正气亏虚等诱发因素，起病多较急。

2. 辨证要点

呃逆一证在辨证时首先应分清是生理现象，还是病理反应。若一时性气逆而作呃逆，且无明显兼证者，属暂时生理现象，可不药而愈。若呃逆持续或反复发作，兼证明显，或出现在其他急慢性病证过程中，可视为呃逆病证，需服药治疗才能止呃。辨证当分清虚、实、寒、热。如呃逆声高，气涌有力，连续发作，多属实证；呃声洪亮，冲逆而出，多属热证；呃声沉缓有力，得寒则甚，得热则减，多属寒证；呃逆时断时续，气怯声低乏力，多属虚证。

3. 证治分类

（1）胃中寒冷证：呃声沉缓有力，胸膈及胃脘不舒，得热则减，遇寒更甚，进食减少，喜食热饮，口淡不渴，舌苔白润，脉迟缓。

（2）胃火上逆证：呃声洪亮有力，冲逆而出，口臭烦渴，多喜冷饮，脘腹满闷，大便秘结，小便短赤，苔黄燥，脉滑数。

（3）气机郁滞证：呃逆连声，常因情志不畅而诱发或加重，胸胁满闷，脘腹胀满，嗳气纳减，肠鸣矢气，苔薄白，脉弦。

（4）脾胃阳虚证：呃声低长无力，气不得续，泛吐清水，脘腹不舒，喜温喜按，面色㿠白，手足不温，食少乏力，大便溏薄，舌质淡，苔薄白，脉细弱。

（5）胃阴不足证：呃声短促而不得续，口干咽燥，烦躁不安，不思饮食，或食后饱胀，大便干结，舌质红，苔少而干，脉细数。

第五节　反　　酸

一、概述

反酸，又称泛酸，是指胃中酸水上泛。若随即咽下称为吞酸，若随即吐出者称为吐酸，可单独出现，但常与胃痛兼见。临床多由外感风寒、饮食失调、情志失和、脾胃虚弱等原因引起。

《素问·至真要大论》曰"诸呕吐酸，暴注下迫，皆属于热"，认为本病证多属于热。"吞酸"的病名，最早为隋代巢元方所立，《诸病源候论·噫醋候》谓："噫醋者，中焦有停疾，脾胃有宿冷，故不能消谷，谷不消则胀满而气逆，所以好噫而吞酸，气息醋臭。"

本证有寒热之分，以热证多见，属热者，多由肝郁化热犯胃所致；因寒者，多因脾胃虚弱，肝气以强凌弱犯胃而成。对于吞酸的治疗，清代张璐《张氏医通·吞酸》指出："肝胃郁热，宜逍遥散合左金丸，食滞中脘者，宜平胃散。"其论一直为后世所效法。

二、病因病机

《证治汇补·吞酸》中"大凡积滞中焦，久郁成热，则木从火化，因而作酸者，酸之热也；若客寒犯胃，顷刻成酸，本无郁热，因寒所化者，酸之寒也"，说明吐酸不仅有热而且亦有寒，并与胃有关。《寿世保元·吞酸》曰"夫酸者肝木之味也，由火盛制金，不能平木，则肝木自甚，故为酸也"，又说明与肝气有关。

其病因病机，历来有从寒论者，亦有从热论者，但总与肝气郁结最为密切，正如《四明心法·吞酸》所说："凡是吞酸，尽属肝木曲直作酸也。河间主热，东垣主寒，毕竟东垣言其因，河间言其化也。"因热者，多为肝郁化热，胃失和降所致；因寒者，多由肝郁犯胃，熏蒸脾土而成。但总以肝气犯胃、胃失和降为基本病机。

三、诊查要点

1. 诊断依据

（1）反酸以胃中酸水上泛为主症。

（2）常伴有胃脘疼痛，烧心，嗳气，胸骨后部烧灼感等症状。

（3）多由感受风寒、饮食失调、情志不畅、脾胃虚弱等诱因有关。

2. 证治分类

（1）热证：吞酸时作，嗳腐气秽，胃脘闷胀，两胁胀满，心烦易怒，口干口苦，咽干口渴，舌红苔黄，脉弦数。

（2）寒证：吐酸时作，嗳气酸腐，胸脘胀闷，喜唾涎沫，饮食喜热，四肢不温，大便溏泻，舌淡苔白，脉沉迟。

第六节　嘈　杂

一、概述

嘈杂是指胃中空虚，似饥非饥，似辣非辣，似痛非痛，莫可名状，时作时止的病证。或进食可暂缓一时，或虽嘈杂而食欲并不佳。俗称"嘈心"或"心嘈"。可单独出现，又常与胃痛、吞酸兼见。

本病最早见于《金匮要略·五脏风寒积聚病脉证并治》，"心中寒者，其人苦病心如啖蒜状"即是"嘈杂"之证。"嘈杂"之名首先出现在《原病集》中："嘈杂乃心中似饥，烦杂不安，懒于饮食，谓之心嘈。"

《医学正传》指出："嘈杂之为症也，似饥不饥，似痛不痛，而有懊恼不自宁之况者是也。"嘈杂常是某些胃疾患前期症状，可发展为胃脘痛等症。《医学统旨》指出："得斯疾者，不可轻视，必须早治。"

二、病因病机

1. 病因

本病临床多由感受外邪、饮食不节、肝脾不和、脾胃虚弱等原因引起。

2. 病机

《景岳全书·嘈杂》："嘈杂一证，或作或止，其为病也，则腹中空空，若无一物，似饥非饥，似辣非辣，似痛非痛，而胸膈懊恼，莫可名状，或得食而暂止，或食已而复嘈，或兼恶心，而渐见胃脘作痛。"其病证常有胃热、胃虚之不同。

三、诊查要点

1. 诊断依据

（1）嘈杂以胃中空虚，似饥非饥，似辣非辣，似痛非痛，胸膈懊恼，莫可名状，或得食而暂止，或食已而复嘈为主症。

（2）多伴有反酸，恶心，或兼有胃脘疼痛等症。

（3）多由感受外邪、饮食不节、肝脾不和、脾胃虚弱等诱因引发。

2. 辨证要点

本病应明辨胃热、胃虚、血虚：胃热嘈杂多由饮食所伤而致，见舌红、苔黄，脉滑数。胃虚嘈杂多因素体虚弱、劳倦所致，可有胃气虚及胃阴虚之不同。血虚嘈杂兼见气血两亏之表现。

3. 证治分类

（1）胃热证：嘈杂而兼恶心吞酸，口渴喜冷，口臭心烦，脘闷痰多，多食易饥，或似饥非饥，舌质红，苔黄干，脉滑数。

（2）胃虚证：嘈杂时作时止，口淡无味，食后脘胀，体倦乏力，不思饮食，舌质淡，脉虚。

（3）血虚证：嘈杂而兼面白唇淡，头晕心悸，失眠多梦，舌质淡，脉细弱。

第七节　呕　吐

一、概述

"呕吐"又名"吐逆"，是指因胃失和降，气逆于上所引起的食物、痰涎等胃内容物从口中吐出为主要临床表现的病证。一般以有物有声谓之呕，有物无声谓之吐，无物有声谓之干呕，临床呕与吐常同时发生，故合称为呕吐。临床多由外邪侵袭、饮食不节、情志不和、脾胃虚弱等原因引起。

呕吐的病名最早见于《内经》,并对其发生的原因论述甚详。如《素问·举痛论》曰:"寒气客于肠胃,厥逆上出,故痛而呕也。"《素问·至真要大论》曰:"诸呕吐酸……皆属于热。""少阳之胜,热客于胃,呕酸善饥。""燥湿所胜,民病喜呕,呕有苦。"说明外感六淫之邪,均可引起呕吐,且因感邪之异,而有呕酸、呕苦之别。

《金匮要略》立有"呕吐哕下利病脉证治",对呕吐首倡辨证施治。张仲景在《金匮要略》中对呕吐的脉证治疗阐述详尽,制定了行之有效的方剂,如小半夏汤、大半夏汤、生姜半夏汤、吴茱萸汤、半夏泻心汤、小柴胡汤等,并且认识到呕吐有时是人体排出胃中有害物质的保护性反应。治疗不应止呕,当因势利导,驱邪外出。如《金匮要略·呕吐哕下利病脉证治》说:"夫呕家有痈脓,不可治呕,脓尽自愈。"

隋代巢元方《诸病源候论·呕吐候》指出:"呕吐之病者,由脾胃有邪,谷气不治所为也,胃受邪,气逆则呕。"说明呕吐的发生是由于胃气上逆所致。

唐代孙思邈在《备急千金要方》中,除了补充灸法止呕外,并指出"凡呕者,多食生姜,此是呕家圣药",至今生姜仍为止呕要药。

刘元素《素问玄机原病式·热类·喘呕》指出:"凡呕吐者,火性上炎也,无问表里,通宜凉膈散。"《丹溪心法·呕吐》曰:"胃中有热,膈上有痰者,二陈汤加炒山栀、黄连、生姜。有久病呕者,胃虚不纳谷也,用人参、黄芩、白术、香附之类。大抵呕吐以半夏、橘皮、生姜为主。"

龚廷贤《寿世保元·呕吐》则认为:"有外感寒邪者,有内伤饮食者,有气逆者,三者皆从藿香正气散加减治之;有胃热者,清胃保中汤;有胃寒者,附子理中汤;有呕哕痰涎者,加减二陈汤;有水寒停胃者,茯苓半夏汤;有久病胃虚者,比和饮。医者宜审而治之也。"告诫医者在治疗呕吐时,应根据不同的病因及证型,使用不同方药。

此外,《景岳全书·呕吐》以虚、实论治呕吐,仍为目前临床所习用。

二、病因病机

呕吐病因是多方面的,外感六淫、内伤饮食、情志不调、禀赋不足均可影响于胃,使胃失和降,胃气上逆,发生呕吐。

1. 病因

(1)外邪犯胃:感受风、寒、暑、湿、燥、火六淫之邪,或秽浊之气,侵犯胃腑,胃失和降之常,水谷随逆气上出,发生呕吐。由于季节的不同,感受的病邪亦会不同，但一般以受寒者居多。

（2）饮食不节：饮食过量，暴饮暴食，多食生冷、醇酒辛辣、肥甘及不洁之食物，皆可伤胃滞脾，易引起食滞不化，胃气不降，上逆而为呕吐。

（3）情志失调：恼怒伤肝，肝失条达，横逆犯胃，胃气上逆；忧思伤脾，脾失健运，食停难化，胃失和降，均可发生呕吐。亦可因脾胃素虚，运化无力，水谷易于停留，偶因气恼，食随气逆，导致呕吐。

（4）病后体虚：脾胃素虚，或病后虚弱，劳倦过度，耗伤中气，胃虚不能盛受水谷，脾虚不能化生精微，食滞胃中，上逆成呕。

2. 病机

呕吐的发病机理总为胃失和降，胃气上逆。其病理表现不外虚实两类，实证因外邪、食滞、痰饮、肝气等邪气犯胃，以致胃气痞塞，升降失调，气逆作呕；虚证为脾胃气阴亏虚，运化失常，不能和降。其中又有阳虚、阴虚之别。一般初病多实。若呕吐日久，损伤脾胃，脾胃虚弱，可由实转虚。亦有脾胃素虚，复因饮食所伤，而出现虚实夹杂之证。

病变脏腑主要在胃，还与肝、脾有密切的关系。若脾阳素虚，水谷不归正化，痰饮内生，阻碍胃阳，升降失常，胃气上逆，则形成痰饮内阻证、肝气郁结，横逆犯胃，胃气上逆，则形成肝气犯胃证；患病日久，伤脾失运，致脾气少虚，纳运无力，胃虚气逆，则成脾胃气虚证；久则气虚及阳，致脾胃阳虚证；胃阴不足，胃失濡降，则为胃阴耗伤证。

暴病呕吐一般多属邪实，治疗较易，预后良好。唯痰饮与肝气犯胃之呕吐，每易复发。久病呕吐，多属正虚，故虚证或虚实夹杂者，病程较长，且易反复发作，较为难治。若呕吐不止，饮食难进，易变生它证，预后不良。如久病、大病之中，出现呕吐，食不能入，面色㿠白，肢厥不回，脉微细欲绝，此为阴损及阳，脾胃之气衰败，真阳欲脱之危证。正如《中藏经·脏腑虚实寒热》所说："病内外俱虚，卧不得安，身冷，脉细微，呕而不入食者，死。"

三、诊查要点

1. 诊断依据

（1）初起呕吐量多，吐出物多有酸腐气味，久病呕吐，时作时止，吐出物不多，酸臭气味不甚。

（2）新病邪实，呕吐频频，常伴有恶寒、发热、脉实有力。久病正虚，呕吐无力，伴精神萎靡，倦怠，面色萎黄，脉弱无力等症。

（3）本病常有饮食不节，过食生冷，恼怒气郁，或久病不愈等病史。

2. 辨证要点

本病应首辨虚实。如《景岳全书·呕吐》指出："呕吐一证，最当详辨虚实。"实证多由感受外邪、饮食停滞所致，发病较急，病程较短，呕吐量多，呕吐物多有酸臭味。虚证多属内伤，有气虚、阴虚之别，呕吐物不多，常伴有精神萎靡，倦怠乏力，脉弱无力等症。

3. 证治分类

（1）实证

1）外邪犯胃证：突然呕吐，胸脘满闷，发热恶寒，头身疼痛，舌苔白腻，脉濡缓。

2）食滞内停证：呕吐酸腐，脘腹胀满，嗳气厌食，大便或溏或结，舌苔厚腻，脉滑实。

3）痰饮内阻证：呕吐清水痰涎，脘闷不食，头眩心悸，舌苔白腻，脉滑。

4）肝气犯胃证：呕吐吞酸，嗳气频繁，胸胁胀痛，舌质红，苔薄腻，脉弦。

（2）虚证

1）脾胃气虚证：食欲不振，食入难化，恶心呕吐，脘部痞闷，大便不畅，舌苔白滑，脉虚弦。

2）脾胃阳虚证：饮食稍多即吐，时作时止，面色㿠白，倦怠乏力，喜暖恶寒，四肢不温，口干而不欲饮，大便溏薄，舌质淡，脉濡弱。

3）胃阴不足证：呕吐反复发作，或时作干呕，似饥而不欲食，口燥咽干，舌红少津，脉细数。

第八节　烧　心

一、概述

《中医词释》中，将"烧心"称为"胃酸过多引起的上腹部烧灼感"，俗名"烧心症"。

考其源流，《素问·至真要大论》曾有"少阳之胜，热客于胃，烦心心痛，目赤欲呕，呕酸善饥"之记载，文中"心痛"是指胃脘痛，"烦心"与胃痛、呕心、吐酸等症状同时出现，其意应属烧心之类的不适。

《类证治裁》也指出"嘈杂日久，渐至吞酸停饮，胸前隐痛"。《医学心悟》云："若治失其宜，可变为噎膈。"《临证备要·吞酸》云："胃中泛酸，嘈杂有烧灼感，多因于肝气犯胃。"

二、病因病机

1. 病因

（1）情志不遂：其病机特点一为逆，二为热，肝胃不和、气机郁滞则导致本病发生。

（2）饮食失宜：饮食不慎日久，伤及中焦，脾胃升降失职，气机不畅，胃气挟热上逆。

（3）劳逸不均：过劳耗伤阴液，胃阴亏虚，无以制阳，上逆熏蒸胸膈。

（4）脾胃虚弱：素体脾胃虚弱，水湿之邪运化失职，郁久化热，夹肝郁、痰浊、湿热，呈脾胃虚损、阴火浊邪上逆之势。

2. 病机

本病无论何种证型，均以胃气上逆为基本病机。然究胃气上逆之因则有虚有实，其虚者责之于脾胃，邪实又有痰、湿、食、气等之别，临证时不可不辨。就临床所见，诸邪又常兼杂火热症。

三、诊查要点

1. 诊断依据

（1）以胃脘部或胸骨后部烧灼感，常由胸骨下段向上伸延为主证。

（2）多伴有胃痛、嗳气、纳呆、痞满等症状。

（3）多由情志不遂、饮食不节、劳逸不均、脾胃虚弱等诱因引发。

2. 证治分类

（1）胃腑郁热证：烧心，胃脘或胸骨后不适，心烦易怒，胃脘灼痛，口干口苦，或牙龈肿痛，大便干，小便短赤。舌质红，苔黄少津，脉弦滑。

（2）胃阴不足证：烧心、口干口渴，胃脘隐隐作痛，尤以饥饿时为甚，纳呆或恶心，似饥而不食，心烦少寐。舌质嫩红少津，少苔或无苔，脉细。

（3）肝气郁结证：烧心，胃脘堵闷胀满，嗳气频作。每因情志刺激而致烧心加重。后背疼痛、沉紧不适，两胁发胀。大便不爽。舌质暗红、苔薄白，脉弦或弦滑。

（4）脾胃湿热证：烧心、纳呆，胃脘痞满，进食后加重，口中粘腻，头身困重，口渴不欲饮。小便不利，大便不爽或大便溏。舌质暗红苔腻，脉滑或弦滑。

第九节　胃　缓

一、概述

胃缓是指以脘腹坠胀作痛，食后或站立时为甚，嗳气不舒、漉漉有声等为主要表现的疾病。胃缓一词首见于《内经》。《灵枢·本脏》云："肉䐃不坚者胃缓……"《灵枢·五癃津液别》云："肠胃充郭故胃缓，胃缓则气逆，故唾出。"

二、病因病机

本病多因饮食不节，情志失调，或先天禀赋薄弱等，导致脾胃虚弱，中气下陷，升降失和所引起。

1. 病因

（1）饮食不节：饮食过量，暴饮暴食，多食生冷、醇酒辛辣、甘肥及不洁之食物，皆可伤胃滞脾，纳运无力，升降失司，遂成胃缓。

（2）情志失调：恼怒伤肝，肝气郁滞，失于疏泄，横逆乘脾犯胃，脾胃升降失常；或肝郁克脾，或忧思伤脾，脾气受损，运化无力发为胃缓。

（3）禀赋不足：由于先天不足，禀赋虚弱，或素体脾胃虚弱，后天失养，不能受纳运化水谷，终形成胃缓。

2. 病机

胃缓之病机，主要是脾虚失于健运，纳食减少，味不能归于形，故可使形体瘦削，肌肉不坚，从而形成胃缓。

三、诊查要点

1. 诊断依据

（1）形体消瘦，尤其呈瘦长体型。

（2）脘腹坠胀疼痛，食后尤甚，平卧或用手上托胃部则症减，站立时常可见下腹膨出的典型表现。

（3）常伴有嗳气、恶呕、食欲不振、倦怠乏力，并有便秘，腹泻或交替发生。

2. 证治分类

（1）脾虚气陷证：面色萎黄，精神倦怠，不思饮食，食后脘腹痞满，嗳气不舒，或腹胀而坠，或呕吐清水痰涎，肌肉瘦弱，舌淡，苔白，脉缓弱

（2）胃阴虚证：面色略红，唇红而燥，口苦口臭，烦渴喜饮，嗳气频繁，或恶心呕吐，食后脘腹胀满，烦闷不舒，大便干结，舌红，津少，脉细数。

第十节　纳　呆

一、概述

"纳呆"，即胃的受纳功能呆滞，也称"胃呆"，指患者不欲饮食或进食后有饱

滞之感，甚则厌食，是一种临床常见的脾胃病症状。中医又称"胃呆""纳少"或"食少"，常作为兼症见于胃痛、痞满、噎膈等中医内科脾胃系病症中，西医命名为食欲不振。临床发病多单见一主症而他症不显，故单一纳呆症论治之。

在病因上，金元时期李东垣在《脾胃论·饮食伤脾论》说："夫脾者行胃津液，磨胃中之谷，主五味也。胃既伤，则饮食不化，口不知味，四肢困倦，心腹痞满，兀兀欲吐而恶食，或为飧泄，或为肠澼，此胃伤脾亦伤明矣。"明确提出了饮食伤胃而致纳呆的理论。在治疗上，明代李中梓在《医家必读》中说："不能食皆属脾虚，补之不效，当补其母，挟痰宜化挟郁宜开。"提出对于食少纳呆因于脾胃者，多以阳气虚衰论之。清代陈修园的《医学实在易》中"不能食者，胃中元气虚也"也指出纳呆之虚证，多从阳气不足立论。

二、病因病机

纳呆多由外感时邪、饮食不节、情志失调、脾胃素虚等导致脾胃功能失调，升降失司，运化失健而成。脾胃运化失健是其病机关键。

1. 病因

（1）外感时邪：外感六淫之邪侵犯中焦脾胃，脾失健运，不能运化水谷精微；胃失受纳，不能腐熟水谷，以致不思饮食。但因湿热邪气最易困脾土，黏腻重浊，阻碍气机升降，故湿热邪气致病者居多。

（2）饮食不节：饮食无制，暴饮暴食，脾胃受损，以致食滞胃腑，气机升降失职，脾失健运，胃失受纳；或饮食节制过度，内伤脾胃，水谷不化；或嗜食辛辣，生冷油腻之品，酿生痰湿，停滞中焦，纳运不化，不思饮食。

（3）情志失调：肝主疏泄，可以调畅情志；脾主运化，为气血生化之源，而情志不畅，会造成气血运行不畅继而引发脏腑功能失调。肝在志为怒，情志抑郁，烦躁易怒，肝失条达，横逆犯脾，脾失健运，水谷不化；脾在志为思，忧思伤脾，脾胃纳运失职，亦可致纳呆。

（4）脾胃素虚：脾胃为后天之本，气血生化之源，脾胃素体虚弱，或他脏之虚损累及脾胃，阳气亏虚，纳运失常；胃阴亏虚，失其受纳之职，不能腐熟水谷，则不欲饮食。

2. 病机

导致纳呆的病因虽多，但其基本病机为脾胃功能失调，升降失司，运化失健。纳呆，与脾胃关系最为密切。脾胃之气健旺，升降自如，则能纳能化；脾胃之气虚或气滞，则出现纳呆。

纳呆病理性质有虚实之分。实者，邪气有余，肝犯胃腑而致胃气不降，包括脾胃气滞、肝郁乘脾、痰湿困阻、食积胃肠、或因热盛，皆可导致脾胃气机不畅而致纳呆，临床表现一派邪气有余之象，去其有余之邪，则胃气复常，而饮食自能如常；虚者，正气不足，可以为脾胃自身之虚，如陈修园在《医学实在易》中说"不能食者，胃中元气虚也"；也可由其他脏腑之虚损而累及脾胃，如下焦肾阳不足，火不生土。脾胃虚弱又分两种情况，脾胃阳气虚弱与阴血亏少。大抵实证多见于新病，虚证多见于久病，亦有虚实夹杂者，叶天士《临证指南医案》云："纳食主胃，运化主脾，脾宜升则健，胃宜降则和。又云：太阴湿土，得阳始运；阳明燥土，得阴自安，以脾喜润则刚燥，胃喜柔润也……脾胃之病，虚实寒热，宜燥宜润，故当详判，其于升降二字，尤为紧要。脾气下陷故病，即不下陷，但不健运，已病矣。胃气上逆故病，即不上逆，但不通矣，亦病矣。"

三、诊查要点

1. 诊断依据

（1）纳呆是指消化不良、食欲不振、胃口不好，常有饱滞之感，食欲减退，甚则厌食等表现。

（2）常伴有胃痛、脘腹胀满、周身困重、厌油腻、饥不欲食、情志不舒等症状。

（3）多有外感、饮食、情志等诱发因素。

2. 辨证要点

纳呆一证在辨证时首先要辨清虚实。实证之治以祛邪为主。邪气去则脾胃之气复而自能饮食。虚证之治以补益为主，当分阴阳气血。其次辨是因于自身之虚，还是由他脏之病而累及者。

3. 证治分类

（1）肝郁气滞证：多有抑郁、愤懑等情绪方面诱因，其后出现胃脘胀满、不思饮食，甚则胸胁胀满，或胸胁疼痛，嗳气后症状可缓解，口苦咽干，舌红苔薄黄或薄白，脉多弦滑。

（2）湿困脾胃证：纳呆口黏，脘腹痞闷，身重倦怠，便溏不爽。舌苔白腻，脉濡。

（3）食积胃肠证：纳呆厌食，甚则呕吐，兼见嗳腐吞酸，嗳气有食臭，脘痛胀痛，苔厚腻浊，脉滑。

（4）外邪犯胃证：突然纳呆厌油，伴恶寒、发热、头痛等感冒症状，或兼疲乏身困，胁肋胀痛，或有黄疸等肝胆湿热表现，口苦，大便秘结。苔黄，脉浮或弦滑。

（5）脾胃气虚证：纳呆便溏，气短乏力，肌肉松懈，舌淡苔白，关脉弱。

（6）脾胃阳虚证：纳呆畏寒，便溏，甚则完谷不化，肢冷腰酸。舌淡，脉弱。

（7）胃阴不足证：纳呆，饥而不欲食，或胃脘嘈杂，或痞满不舒，口干咽燥，小便短少，大便干燥，排出困难，舌红少津，脉细数。

第十一节 反 胃

一、概述

反胃系指饮食入胃之后，幽门不放，宿食停胃，胃气上逆引起的以食后胃脘胀满，朝食暮吐，暮食朝吐，宿谷不化，吐后转舒为临床特征的一种病证。

张仲景《金匮要略·呕吐哕下利病脉证治》中说："趺阳脉浮而涩，浮则为虚，涩则伤脾，脾伤则不磨，朝食暮吐，暮食朝吐，宿谷不化，名曰胃反。"《太平圣惠方·第四十七卷》则称之为"反胃"，后世也多以反胃名之。

二、病因病机

本病多因饮食不当，饥饱不匀，恣食生冷，损伤脾阳；或素体脾胃虚弱；或忧愁思虑，损伤肝脾；或房室劳倦，损伤脾肾，均可导致脾胃虚寒，失其腐熟、运化水谷之职，饮食不化，停滞胃中，终至胃气上逆，尽吐而出，形成反胃。正如《景岳全书·反胃》云："或以酷饮无度，伤于酒湿；或以纵食生冷，败其真阳；或因七情忧郁，竭其中气。总之，无非内伤之甚，致损胃气而然。"若反复呕吐，致津气并虚，日久不愈，则脾虚及肾，导致肾阳亦虚，命门火衰，犹如釜底抽薪，不能温脾以腐熟消化水谷，则病情更为严重。故《证治汇补·反胃》说："其为真火衰微，不能腐熟水谷。"

三、诊查要点

1. 诊断依据

（1）临床以脘腹痞满，朝食暮吐，暮食朝吐，宿谷不化为主要变现。

（2）多伴有恶心，脘腹胀满不舒，纳差等症状。

2. 证治分类

（1）脾胃虚寒：食后脘腹胀满，朝食暮吐，暮食朝吐，吐出宿谷不化及清水，以吐尽为快，伴见神疲乏力，四肢不温，面色少华，舌淡，苔白，脉细弱无力。

（2）胃中积热：朝食暮吐，暮食朝吐，吐出宿谷不化及酸臭腐浊之液，口臭烦渴，便秘尿黄，舌红，苔黄厚腻，脉滑数。

（3）痰浊阻胃：经常脘腹胀满，食后尤甚，朝食暮吐，暮食朝吐，吐出宿谷不化，并有痰涎水饮，或吐白沫，心悸头眩，舌苔白滑，脉弦滑。

（4）瘀血阻胃：经常脘腹胀满，食后尤甚，朝食暮吐，暮食朝吐，吐出宿谷不化，或吐褐色浊液，或吐血便血。上腹或有积块坚硬，固定不移，胀满刺痛而据按，舌暗红或有瘀点，脉涩。

（5）脾肾阳虚：食后脘腹胀满，食后尤甚，朝食暮吐，暮食朝吐，吐出宿谷不化，或吐大量清稀水液，神疲乏力，腰膝酸软，眩晕耳鸣，大便溏薄，畏寒肢冷，面色㿠白，舌淡，苔白，脉细无力。

（6）气阴两虚：朝食暮吐，暮食朝吐，吐出宿谷不化，量不多，神疲气短，面色少华，口干咽燥，大便干结，舌红少苔，脉细数。

第六章　慢性胃炎常见并发症

慢性胃炎常见的并发症慢性胃炎病程较长，进展缓慢，在其病变过程中常出现一些并发症，较常见的有胃溃疡、上消化道出血、贫血、胃癌、胃息肉等。

一、胃溃疡

胃溃疡是慢性胃炎的常见并发症，溃疡一般是在胃炎的基础上发生的。正常的胃黏膜表面存在胃黏液和胃黏膜屏障，可保护胃黏膜免受机械和化学刺激的损害，免受酸性胃液的自身消化，以保证胃黏膜的完整性。慢性胃炎时由于明显的炎症刺激，胃的黏膜屏障破坏，加上萎缩部位黏膜变薄，抗腐蚀能力下降，不能抵抗氢离子的返渗，从而容易发生溃疡。

多数胃溃疡发生在胃角小弯靠近胃底腺和幽门腺交界区的幽门腺黏膜上，在胃黏膜屏障破坏的基础上，该处容易直接遭受胃酸—胃蛋白酶的自身消化。胃溃疡几乎均发生在不分泌胃酸的胃黏膜和慢性炎症损害的胃黏膜上，溃疡的位置越高，胃底腺黏膜范围越小，胃酸分泌亦越少，这是慢性胃炎引起胃底腺发生幽门腺化生，幽门腺黏膜逐渐向贲门部扩展的结果。

慢性胃炎并发溃疡后，原来的临床表现可有一定的变化，变得以胃痛为主，或与胀痛并见，以进食后更为明显。总之，在慢性胃炎症状特征发生改变后应考虑有并发症出现，其中首先考虑的就是胃溃疡。

二、上消化道出血

慢性胃炎引起的上消化道出血也不少见，仅次于消化性溃疡和肝硬化，其主要原因是由于黏膜充血、水肿、糜烂、坏死等损伤毛细血管而导致出血。慢性胃炎引起的上消化道出血量一般不大，不像消化性溃疡引起的出血那样严重，常以黑便为主要表现，但也偶有大出血，出血量大时可突然呕血，并伴周围循环不足的表现，如头晕、心悸、黑蒙、汗出，甚至休克。确定慢性胃炎包括应激情况下的急性胃黏膜糜烂引起的出血主要依靠急诊胃镜检查，通常在24~48小时内进行。

三、贫血

慢性胃炎可并发两种贫血。一种是巨幼红细胞性贫血，即恶性贫血。其机制主要是慢性胃炎患者存在内因子抗体，此抗体与内因子结合后阻止内因子与维生素 B_{12} 结合，而维生素 B_{12} 是红细胞成熟的必需物质，其不足则引起巨幼红细胞性贫血。此类患者具有贫血的一般表现，如头晕、乏力、心悸、面色苍白，血常规检查红细胞计数偏低，血红蛋白低于 120g/L，红细胞体积增大。另一种贫血是缺铁性贫血，其成因较多，一是慢性失血所致，二是慢性胃炎患者食欲差，体内铁及营养成分不足。此类患者临床表现有一般贫血的症状和体征，血常规检查红细胞和血红蛋白均偏低，而红细胞体积偏小，故又称为小细胞低色素性贫血。

四、口腔溃疡

口腔溃疡，又称为"口疮"，是发生在口腔黏膜上的表浅性溃疡，大小可从米粒至黄豆大小、呈圆形或卵圆形，溃疡面为凹、周围充血，可因刺激性食物引发疼痛，一般认为由病毒引起来的，常常发生在春秋季节交换的时候，一般免疫力低下的人由于季节的变化而体内的环境不能及时调整，发生免疫低下，病毒此时就会乘虚而入，造成溃疡。但是口腔溃疡呈周期性反复发生，医学上称"复发性口腔溃疡"。可一年发病数次，也可以 1 个月发病几次，甚至新旧病变交替出现，发病可持续几年、十几年。复发性口轻溃疡的主要病因有免疫功能的紊乱、遗传因素、微量元素的缺乏以及消化系统的疾病，其中消化系统的疾病为重要因素，消化系统疾病会导致免疫功能的低下以及微量元素的缺乏，如慢性胃炎会引起胃黏膜的改变，进而影响微量元素如维生素 B_{12} 的吸收，而维生素 B_{12} 又是引起口腔溃疡的重要因素。

五、胃息肉

胃息肉是临床常见的良性肿瘤，在胃息肉患者中，多数伴有慢性胃炎，尤其是慢性萎缩性胃炎，80%~90% 的患者伴有低酸或无酸。胃息肉可发生恶变，尤其是息肉直径大于 2cm 时。息肉增生与萎缩性黏膜病变有关，而腺瘤样息肉可认为是癌前病变。如息肉表面粗糙、充血、出血或溃疡，提示有继发性炎症或恶变可能。

六、胃黏膜脱垂

胃黏膜脱垂是指幽门外胃黏膜通过幽门进入十二指肠所致，多由慢性胃炎并发，当胃窦黏膜发生炎症、水肿时，胃黏膜的正常活动性丧失，肥大的胃黏膜可作为异物，被增强的胃蠕动挤出幽门管，导致胃黏膜脱垂，临床上可有上腹痛，饭后多发生，常呈阵发性，不放射，缺乏节律性及周期性，碱性药物不能缓解。右侧卧位易发生疼痛或使其加重是本病的特征性表现。临床症状有以下情况时应想到胃黏膜脱垂的可能，即无周期性及无节律性的胃痛，不能解释的上消化道出血，无溃疡及胃癌病史而发生幽门梗阻者。X 线钡餐造影是最有价值的诊断方法，胃镜可帮助诊断。

七、胃癌

正常胃黏膜处于不断更新和变化中，表面上皮不断脱落，并由胃腺颈部干细胞增生分化、向上移行补偿脱落的上皮，向下移行则形成具有特殊功能的细胞。这种动态平衡维持着黏膜的正常结构和功能。因各种原因引起的动态平衡的破坏可导致胃黏膜糜烂、萎缩、溃疡形成乃至癌变。慢性胃炎，尤其是慢性萎缩性胃炎，容易发展成胃癌。

慢性非萎缩性胃炎发展成胃癌的可能性较低。据报道，在 20 年观察中，只有极少数慢性非萎缩性胃炎发展成为胃癌。慢性非萎缩性胃炎发展为胃癌的机制可能是胃黏膜中的胺经内源性硝基化过程形成亚硝胺所致。口服亚硝酸盐化合物可引起胃黏膜的炎症、萎缩与肠腺化生，炎症引起内源性亚硝酸盐化合物的产生，后者的持续产生又可使炎症不断发展，而内源性亚硝基化作用可生成许多致癌化合物，进而致癌肿形成。

慢性萎缩性胃炎常伴有肠腺化生，与胃癌的关系非常密切。据统计，慢性萎缩性胃炎的癌变率约为 2.5%，而在胃癌高发区为 6%，经 10～20 年随访，平均胃癌发生率达 10% 以上。一般来讲，慢性萎缩性胃炎的癌变与炎症、增生相关，即慢性非萎缩性胃炎—萎缩性胃炎—肠腺化生和不典型增生。不典型增生又称异型增生，是由慢性炎症引起的可逆的病理细胞增生，只有极少数可以癌变，而大多数是可逆的。肠腺化生有小肠型和大肠型两种，小肠型又称完全型，具有小肠黏膜的特征，分化较好，一般不会癌变；大肠型又称不完全型，与大肠黏膜相似，它有两个亚型，Ⅱa 型能分泌非硫酸化黏蛋白，Ⅱb 型能分泌硫酸化黏蛋白，其与胃癌发生的关系密切。一般来讲，存在两种情况的慢性萎缩性胃炎有癌变的可能，一种是慢性萎缩性胃炎伴恶性贫血者，癌变发生率比正常对照组高出 20 倍，故应引起重视；另一种是慢性萎缩性胃炎伴大肠型化生及不典型增生者。对于慢性萎缩性胃炎患者来讲，定期胃镜随访是必要的，尤其是有上述两种情况者，应每半年复查胃镜 1 次，并在胃镜下做多部位活检，以发现早期癌变病例。

第七章　慢性胃炎常用检查

第一节　胃镜检查

一、概述

从 1868 年 Kussmaul 首先用直管胃镜检查患者以来，经过了 100 多年的发展，胃镜已由早期的金属直管胃镜、可屈式胃镜发展到了纤维胃镜时期。由于纤维胃镜镜身柔软，便于操作，患者痛苦少、危险性小，更由于其能对胃黏膜表面作无盲区的直接观察和胃黏膜活组织检查，为胃疾病的诊断提供了极其有利的条件，同时亦能利用胃镜进行镜下治疗，因此已被广泛地推广运用，成为目前诊断慢性胃炎最可靠的方法。20 世纪 80 年代后又出现了以小的摄像装置代替成像纤维束的电子胃镜，使图像更清晰，更具优越性。近代还有把超声波和胃镜相结合的超声胃镜，更有利于对胃壁层次和结构的探查，对胃邻近器官的探查也优于体表的超声检查，目前临床上最先进的胃镜是胶囊内镜，因此日益得到医学界人士的重视和利用。

胃镜检查除可对胃黏膜表面做直接肉眼观察外，还可同时做胃黏膜病理活组织检查，以此证实所见疾病的正确性。在判断慢性胃炎的程度和肠上皮化生的有无，鉴别溃疡病变的良、恶性，判定上消化道出血的病因以及早期发现胃癌等方面，胃镜检查有独特的功效。部分上消化道出血病例及胃息肉尚可在胃镜下得到治疗。胃镜检查的优点是无论男女老少、病情轻重、出血与否都能反复多次检查。但对严重心、肺功能衰竭，神志不清者，因其不能很好地配合检查而视为禁忌。为避免发生肝炎病毒交叉感染，检查前应做乙型肝炎病毒表面抗原检查，阳性者应采用专用的胃镜。

二、胃镜检查的适应证与禁忌证

（一）适应证

内镜检查属微创检查，安全性高，诊断更可靠，因此内镜检查的适应证相当广泛，绝大多数患者都能接受此检查。食管炎症、食管溃疡、肿瘤狭窄、食管裂孔疝及食管静脉曲张、胃黏膜炎症、胃溃疡、胃肿瘤、胃癌以及十二指肠壶腹部溃疡、憩室癌、十二指肠乳头病变及上消化道异物等疾病，都可用胃镜做出诊断。对下列患者可考虑行胃镜检查。

1. 上腹不适、腹痛、腹胀、灼热、消化不良、胸骨后不适、吞咽困难、恶心呕吐、嗳气、烧心、反酸、呃逆及不明原因食欲减退、体重下降、贫血等。

2. 上消化道钡餐造影检查不能确定病变或症状与钡餐检查结果不符者。

3. 原因不明的急（慢）性上消化道出血或必须做内镜止血治疗者。

4. 需随访的病变，如溃疡病、萎缩性胃炎、癌前病变等。

5. 高危人群（食管癌、胃癌高发区）的普查。

6. 需经内镜治疗者。

7. 需经内镜测定上消化道生理功能者。

（二）禁忌证

在多数情况下禁忌证是相对的，不是绝对的。对有些拒绝胃镜检查者或精神紧张不能自控者，应在术前充分解释检查的必要性及检查时的情况，使患者有充分的思想准备而自愿接受此项检查，必要时行无痛胃镜检查。

由于胃镜检查可能并发心律失常，因此对已有心律失常而又必须行胃镜检查的患者，则需医生先了解病情、心律失常程度及危险性后做出判断，对受检查者术前应用药物治疗，使其能顺利耐受胃镜检查。如有可能最好施行心电监护，以保证安全。

由于内镜检查会在一定程度上减少呼吸量而引起低氧血症，因此对肺部疾患有呼吸困难者应根据病情权衡利弊，如果患者尚能平卧，可请经验丰富的医生检查，使患者在能承受的较短时间内完成检查。

精神病患者，在病情平稳能合作时亦可进行检查。

高血压患者，若血压控制理想，可行无痛胃镜检查。

下列情况是胃镜检查的绝对禁忌证：

1. 严重心脏病，如严重心律失常、心肌梗死活动期、重度心力衰竭。

2. 严重肺部疾病，如哮喘、呼吸衰竭不能平卧者、开放性肺结核。

3. 精神失常不能合作者。

4. 食管、胃、十二指肠穿孔的急性期。

5. 急性重症咽喉部疾患胃镜不能插入者，如急性化脓性扁桃体炎、急性咽炎。

6. 腐蚀性食管损伤的急性期。

7. 消化道出血患者，血压未平稳或血红蛋白低于 $50g/L$。

8. 严重脊柱成角畸形或纵隔疾患如胸主动脉瘤等。

第二节　十二指肠镜检查

一、概述

电子十二指肠镜是内窥镜家族的重要成员，是肝、胆、胰疾病诊断和治疗的重要工具，是微创手术的重要组成部分。其用途除胆胰管逆行造影（ERCP），直观地明确胆胰管病变外，目前它主要应用于胆胰疾病的治疗。如十二指肠乳头的切开减压，胆总管结石的碎石、取石，胆道蛔虫取虫、胆总管、胰管良、恶性狭窄的扩张、引流术，胆道内皮细胞的刷片检查，化脓性胆管炎的引流、冲洗等。十二指肠镜主要为侧视镜，侧视镜在食管和胃的观察中有一定的盲区。1968 年首次报道了经内镜逆行胰胆管造影术，可以成功显示胰胆管结构来诊断胆总管结石、胆道良恶性梗阻、胰腺占位等胰胆系统疾病。1974 年，Kawai、Classen 等相继报道了 ERCP 下十二指肠乳头括约肌切开术（EST），开辟了治疗性 ERCP 时代。通过 ERCP 可以在内镜下放置鼻胆引流管（ENBD）治疗急性化脓性梗阻性胆管炎、行胆管支架引流术、胆总管结石取石术等微创治疗。随着影像技术的进步，MRCP 因其无创、无 X 线照射、不需造影剂等优点已逐步取代诊断性 ERCP，成为胰胆疾病首选的诊断方法，ERCP 逐渐转向胰胆疾病的治疗，由于 ERCP 不用开刀，创伤小，手术时间短，并发症较外科手术少，住院时间也大大缩短，深受患者欢迎。在短短几十年中 ERCP 在临床上取得了巨大的成绩，已经成为当今胰胆疾病重要的治疗手段。

二、十二指肠镜检查的适应证和禁忌证

（一）适应证

1. 胆道梗阻引起的黄疸。

2. 临床、实验室或影像学检查支持胰腺或胆道疾患（如结石、肿瘤、硬化性胆管炎等）。

3. 胰腺疾病：胰腺肿瘤、慢性胰腺炎、胰腺囊肿等。

4. 原因不明的胰腺炎。

5. Oddi 括约肌测压。

6. 胰管或胆管的组织活检。

7. 需要强调的是由于 CT、超声内镜和核磁共振下胰胆管成像技术（MRCP）的进步，单纯诊断性的 ERCP 目前很少应用，除非临床上高度怀疑某种疾病并且确实需要 ERCP 协助诊断时才考虑应用。

（二）禁忌证

1. 严重的心肺或肾功能不全。

2. 急性胰腺炎或慢性胰腺炎急性发作（胆源性除外）。

3. 对碘造影剂过敏。

第三节　超声内镜检查

一、概述

超声内镜（EUS）是将内镜和超声相结合的消化道检查技术，将微型高频超声探头安置在内镜顶端，当内镜插入体腔后，在内镜直接观察消化道黏膜病变的同时，可利用内镜下的超声行实时扫描，可以获得胃肠道的层次结构的组织学特征及周围邻近脏器的超声图像，从而进一步提高了内镜和超声的诊断水平。

1980 年，美国首次报道应用超声与普通内镜相结合的检查方法在动物实验中取得成功，开创了超声内镜技术在临床的应用，此后超声内镜器械不断发展和完善。经过 20 多年的临床实践，超声内镜的技术越来越成熟，其应用范围也不断扩大。超声内镜的出现使内镜技术实现了飞跃性的发展。超声内镜可对消化道管壁黏膜下生长的病变性质进行鉴别诊断，并可对消化道肿瘤进行术前分期，判断其侵袭深度和范围，鉴别溃疡的良恶性，并可诊断胰胆系统肿瘤，特别是对于较小肿瘤精确度高，对慢性胰腺炎等诊断亦优于其他影像学检查。另外，在超声内镜介导下，应用细针穿刺抽吸活检术也明显提高了病变的确诊率。目前，超声内镜下的介入性诊断和治疗是已经国内外内镜技术的热点之一。

二、超声内镜检查的适应证和禁忌证

（一）适应证

1. 确定消化道黏膜下肿瘤的起源与性质：超声内镜可将消化道壁分成五层（与其解剖结构相对应），可轻易分辨出壁内肿瘤的生长层次，五层结构中任一层次的中断及异常变化可判断肿瘤浸润的深度。对于食管、胃、十二指肠及结直肠生长的黏膜下肿瘤，超声内镜是诊断消化道黏膜下肿瘤的金标准，可以通过肿瘤起源层次、大小、回声特点等初步判定肿瘤性质，可以鉴别消化道的隆起是否黏膜下肿瘤或壁外病变压迫所致。

2. 判断消化系肿瘤的侵犯深度及外科手术切除的可能性：超声内镜可应用于食管癌、胃癌、结直肠癌的术前分期，并可较准确的诊断消化道早癌，为早癌的内镜下切除提供保障。对于进展期的消化道癌可进行较准确的术前 TNM 分期，以便于制

定手术方案或进行术前新辅助放化疗。超声内镜对于肿瘤浸润深度的判断及壁外淋巴结的肿大诊断较准确，优于腹部 CT 等影像学检查。

3. 胰胆系统肿瘤：超声内镜可紧贴胃壁或十二指肠壁进行扫描，与胰腺、胆道仅一壁之隔，可清晰的显示全部胰腺组织、胆管全长及胆囊。对于发现胰腺小的肿瘤、胆管末端肿瘤或十二指肠乳头部肿瘤有不可替代的作用。对于超声内镜诊断胰腺、胆道肿瘤浸润大血管或周围重要脏器的可靠性较高，可避免不必要的开腹手术探查。

4. 慢性胰腺炎：目前所有的诊断慢性胰腺炎的实验室检查或影像学检查都难以判断早期胰腺炎，尚无诊断慢性胰腺炎的金标准。超声内镜可清晰的显示胰腺的实质结构和胰管的细小改变，如胰腺实质内高回声、腺体呈小叶样结构、囊性变、钙化，胰管扩张、胰管结石等征象。超声内镜是诊断慢性胰腺炎的敏感工具。

5. 十二指肠壶腹部肿瘤的鉴别诊断。

6. 纵隔病变。

7. 判断食管静脉曲张程度与栓塞治疗的效果。

（二）禁忌证

消化道超声内镜检查的禁忌证基本上与一般内镜检查相同。

1. 绝对禁忌证

（1）严重心肺疾患，无法耐受内镜检查。

（2）上消化道大出血处于休克等危重状态者。

（3）怀疑消化道穿孔患者。

（4）精神病患者或严重智力障碍而不能配合内镜检查者。

（5）腐蚀性食管炎、胃炎的急性期患者。

（6）明显的胸腹主动脉瘤患者。

（7）脑卒中急性期患者。

2. 相对禁忌证

（1）心肺功能不全。

（2）高血压患者，血压未得到控制。

（3）凝血机制障碍及出血倾向患者。

（4）高度脊柱畸形。

（5）巨大食管憩室、重度食管静脉曲张者。

第四节　共聚焦内镜检查

一、概述

共聚焦显微内镜全名共聚焦激光显微内窥镜（confocal laser endomicroscopy，CLE），是一种特殊的内镜，现在主要应用于胃肠镜。它通过共聚焦技术来提高内镜的放大倍数，能够观察到普通内镜观察不到的黏膜细微结构。简单来说就是在内镜的基础上加了一个显微镜，可以直接通过内镜观察到腺体、细胞的形态。

在 CLE 下正常胃黏膜：胃内不同部位的胃小凹形态、开口各不相同。正常胃底、胃体：胃小凹开口一致，为圆形或椭圆形，排列规则，周围柱状上皮呈铺路石样排列，间质中可以看到蜂窝状血管结构；胃窦幽门腺：胃小凹较深，呈连续的短棒状，其开口为裂隙样，内无荧光素钠渗出，小凹周围间质较宽，其内可见白色的线圈样血管结构

二、CLE 检查的适应证和禁忌证

（一）适应证

1. 胃炎

普通内镜分辨率低，不足以辨别胃黏膜的细微变化。共聚焦内镜在慢性胃炎尤其是肠上皮化生的诊断敏感性及特异性分别为 98.13%、95.33%。

（1）Hp 感染相关胃炎：胃窦：延长的、扭曲的分支状小凹，伴荧光素钠渗出；胃体：非连续性的棒状小凹，伴有隐窝开口扩张和荧光素钠渗出。

Hp 定植于胃上皮小凹表面，而且其可吸收吖啶黄染色剂，因此 Hp 可在分辨率较高的 eCLE 下观察到。但是在实际应用中，Hp 和杂质常难以区分。虽然在实际应用中不能直接观察到 Hp，但是 CLE 可通过间接征象用于 Hp 感染相关活动性胃炎的分级。

（2）萎缩性胃炎：其中，组织学上肠上皮化生可分为完全型和不完全型肠化生。CLE 可根据杯状细胞形态，是否存在吸收细胞及刷状缘，以及黏膜血管和隐窝的结构，对肠上皮化生进行实时分型。具体如下表（表 7 - 1）。

表 7 - 1　CLE 肠上皮化生分型

	完全型	不完全型
杯状细胞	散在于吸收上皮间，可伴或不伴刷状缘	少量、散在于胃上皮细胞间，不可见吸收细胞和刷状缘
隐窝	规则	扭曲和分枝状
上皮下毛细血管	规则	不规则

2. 胃黏膜上皮内瘤变

由于胃黏膜上皮内瘤病变较为表浅，范围较小，普通内镜下表现较为隐匿，因此容易漏诊。而 CLE 对胃黏膜上皮内瘤变的实时诊断和分级诊断可靠性较好，尤其对高级别上皮内瘤变的治疗具有重要指导意义。

低级别上皮内瘤变：细胞极性尚存，腺体上皮轻度大小不一，厚薄不均，腺体密度轻到中度增加，血管轻到中度不规则，数目增多；高级别上皮内瘤变：细胞极性破坏，多数腺体极性差，腺体明显大小不一，形态不规则，腺体明显拥挤，血管管径明显扩张，形态扭曲，数目增多。

3. 胃癌

CLE 可以对不同分化程度、不同起源的胃癌病变做出准确分型诊断，从而在早期诊断的基础上明确病变的分化程度等性质，指导临床干预。除此之外，对于 ESD、EMR 内镜下治疗早期胃癌的患者可以实时对手术切缘进行评估，判断病灶是否完全切除。

高分化型胃癌：腺体形态不规则，但腺体结构尚存，血管丰富，形态和管径不规则；低分化型胃癌：胃小凹结构消失，仅见分散排列的黑色肿瘤细胞；印戒细胞癌：黏膜表面结构破坏，可见不规则的大细胞，细胞一侧边缘增厚。

（二）禁忌证

1. 对荧光素钠及吖啶黄过敏的患者。
2. 严重心肺疾病，无法耐受内镜检查者。
3. 怀疑有休克、血流动力学不稳定患者、消化道穿孔等危重患者。
4. 消化道急性炎症，尤其腐蚀性炎症患者。
5. 明显的胸腹主动脉瘤及脑卒中患者。
6. 腹膜炎患者。
7. 严重急性憩室炎患者。
8. 暴发性结肠炎患者。
9. 患有精神疾病，不能配合检查者。
10. 高血压、心肺功能、结肠梗阻、近期心肌梗塞或肺梗塞为相对禁忌证患者。

对于没有禁忌证的患者都可以进行内镜检查。对于儿童需要应用儿童专用的内镜进行检查，此外由于儿童生理和心理的特殊性，需要在进行检查前进行充分准备，做好心理安抚。

第五节　幽门螺杆菌检查

一、概述

幽门螺杆菌（Hp）是一种微需氧革兰阴性菌，于 1983 年由 Warren 和 Marshall

首先从胃黏膜的活检组织中分离出来。幽门螺杆菌是世界上感染率最高的细菌之一。关于 Hp 与慢性胃炎、消化性溃疡、胃癌及 MALT 淋巴瘤等上消化道疾病的关系已经达成共识。幽门螺杆菌（Hp）不仅是慢性胃炎、消化性溃疡的主要病原菌，也是引起胃癌的危险因子，而且还与胃外许多疾病相关。Hp 在全世界人群中的慢性感染率达 50% 以上，我国人群感染率达 58.07%，检测和治疗 Hp 感染对处理 Hp 相关性疾病具有重要的临床意义。自 1982 年 Hp 被成功地分离培养以来，国内外学者相继开发了多种用于 Hp 感染的诊断方法。

Hp 虽为非侵袭性病原，但能引起强烈的炎症反应。这是因为 Hp 既能直接刺激免疫细胞，又能直接刺激上皮细胞因子，其产生的细菌产物，如氨等对上皮细胞有直接毒性作用。Hp 分泌的脂多糖或其他膜蛋白从胃腔表面扩散入黏膜内，引起趋化反应，吞噬细胞的激活及淋巴细胞的增殖引起各种不同类型的慢性胃炎，如浅表性胃炎、弥漫性胃窦炎及多灶性萎缩性胃炎。Hp 感染引起胃炎的致病机制涉及多种因素和多个环节，是 Hp 的致病因素和宿主免疫应答、炎症反应的综合结果。

二、检测指征及检测方法的选择

在中国 Hp 感染率达到 50% 以上，但并不是每一个人都需要检查是否存在 Hp 感染，进行检测的目的是为了确认 Hp 是否为某些临床疾病的病因或者是为了预防某些疾病的进展，如消化性溃疡、胃癌等，因此只有在患者准备接受 Hp 根除治疗时，才应当进行 Hp 感染的检测，否则就不要进行检测，另外在患者接受 Hp 根除治疗后应进行检测以确认 Hp 是否被根除。如果患者患有 Hp 相关临床疾病，而在采用某种 Hp 检测方法检测结果呈阴性时，应当再采用其他一种或几种检测方法进行详细检查，以明确患者是否存在 Hp 感染；此外，当患者明确患有某种 Hp 相关临床疾病（如十二指肠溃疡）时，绝对不要在未经检测确认其是否感染 Hp 之前就给予患者根除治疗，不正规的治疗一方面会增加患者的不良反应，另一方面还可能诱导细菌对抗生素产生耐药。

对于需要接受内镜检查的患者，快速尿素酶试验（RUT）是最好的选择。当高度怀疑患者存在 Hp 感染时，RUT 试验阳性即可确认 Hp 感染；而如果 RUT 试验阴性，应当进一步通过其他检查来确认患者是否存在 Hp 感染。

对于接受 Hp 根除治疗后复查的患者，欧洲 2005 年 Maastricht－3 共识意见中推荐选择呼气试验或者采用单克隆抗体的 Hp 粪便抗原检测，来判断患者 Hp 的根除情况。

三、检测时间及诊断标准

抗生素、抑酸剂（尤其是质子泵抑制剂）、铋剂等药物会影响 Hp 感染的检测，导致假阴性的结果，因此应当在 Hp 根除治疗结束至少 4 周后、或者停用质子泵抑制剂至少 2 周后方可进行 Hp 检测，以确认患者是否存在 Hp 感染或者 Hp 是否被根除。当怀疑患者存在 Hp 感染而检测结果呈阴性时，应当注意询问患者在检查前是否服用过影响检查的药物，停药时间是否足够，必要时可以在患者停药时间足够后再次进行相关检查以确认是否存在 Hp 感染。

诊断标准：①临床诊断任一项现症感染诊断方法阳性可诊断为 Hp 阳性。②科研诊断细菌培养阳性或其他任两项阳性。血清学检查可单独用于大样本的流行病学调查。

根除 Hp 疗效判断用于明确是否根除时，建议选用非侵入性的尿素呼气试验、粪便抗原检查或内镜下的快速尿素酶试验。复查时间应在 Hp 根除治疗结束至少 4 周后进行。内镜下活检应该同时在胃窦、胃体各取 1 块黏膜送检。

四、常用检测方法

1. Hp 的组织学检查

通过胃镜钳取胃黏膜组织，石蜡包埋切片、染色进行组织学镜检检测 Hp，对有经验的病理医师来说是诊断该菌感染的"金标准"。采用组织学方法检测 Hp 具有以下优势：①在胃镜取材时明确胃内的大体病变，如溃疡、胃癌。②在明确 Hp 感染的同时，确定胃内炎症的程度和类型。③对接受 Hp 根除治疗后复查的患者，可明确胃、十二指肠病变的转归。用组织学方法检测 Hp 时，活检标本应尽量大，胃活检组织应定向垂直切片。"悉尼系统"推荐在胃窦和胃体各取两块胃黏膜标本，而临床应用在胃窦取 1 块标本已能诊断 98% 的 Hp 感染。常用的 HE 染色可满意地显示胃黏膜的组织学形态，但用于诊断 Hp 感染则敏感性较差；特殊染色，如Warthin - Starry 银染色阳性率较高，但操作复杂、染色技术要求较高、价格较贵；Giemsa 染色简便、价廉，值得推广。免疫组化染色不作为临床常规的诊断技术。

尽管病理组织学检测胃 Hp 感染的诊断价值已为广大学者所肯定，但实际工作中有不少因素影响了病理诊断的正确性。如临床取材的局限性、制片质量欠佳、诊断医师经验不足等均能造成诊断结果的偏差，尤其是活检组织过少过小及钳取溃疡边缘主要是炎性坏死组织等，均能造成病理结果的失真。通过多点活检能显著提高诊断准确性。有报道，对伴有严重胃黏膜萎缩的患者，结合胃窦、角切迹和胃体 3 处活检标本判断 Hp 感染的准确率近 100%。因此替代金标准的探索对于临床筛选与疗效观察是非常必要的。

2. Hp 的细菌学检查

诊断 Hp 感染最准确的方法是细菌培养，只要细菌培养成菌落后，可以依据菌落形态、涂片染色的细菌形态以及细菌的生化反应常规进行鉴定，并可以分子生物方法进行菌落鉴定，其特异性可达100%。因此，该方法常作为诊断幽门螺杆菌感染的"金标准"。然而分离培养技术要求具有一定的厌氧培养条件，临床上用培养的方法检测Hp，不作为常规的诊断方法。该方法主要用于体外检测抗生素的敏感性以指导临床用药；此外，该方法还作为"金标准"评价新的诊断方法。事实上，Hp培养主要用于科研方面，如Hp的分型，构建动物模型以及Hp的致病机制研究。

3. Hp的快速尿素酶试验（RUT）

胃镜检查时取活检胃黏膜行RUT，检测胃黏膜表面黏液层中的Hp产生的尿素酶，是我国各级医院胃镜室较易开展的Hp感染诊断方法，具有简便、快速、准确和价廉等优点。目前，国内外有多种商品尿素酶试剂盒出售，也可自行配置液体尿素酶试剂。快速尿素酶试验的敏感性和特异性达90%~95%。由于快速尿素酶试验可在胃镜检查时快速进行，操作简便易行，因此，特别适合于在基层单位开展。对于需接受胃镜检查的患者，此方法常作为首选的诊断Hp感染的检测方法。然而，其检测结果受检测试剂的pH、取材部位、取材组织大小、取材组织中菌量、反应时间、环境温度等因素影响。如Hp量过少及长期胃低酸状态，Hp表达尿素酶减少可使该方法的检测呈假阴性。Hp在胃内的分布不均匀，以胃窦近幽门前区最高，其次是胃窦小弯侧、胃窦其他区域及胃角、胃体小弯侧及胃底贲门区，最后是胃体其他区域。此外糜烂灶边缘的Hp较糜烂灶中央多，其他病灶明显者Hp的菌量也较少，主要与该区域病变明显不再适合Hp的生长有关。一般情况下，在胃窦检测的阳性率最高。由于Hp分布不均或移位等原因，必要时可于胃角、胃体或胃底多点取材。有研究表明，标本中要有10^4个以上的细菌RUT才能显示阳性，因此，该方法不宜单独作为Hp根除治疗后的结果评价。

4. $^{13}C/^{14}C$尿素呼气试验

Hp可以产生内源性、特异性的尿素酶，而尿素酶分解尿素产生NH_3和CO_2，CO_2可被吸收进入血液循环并从肺脏排出。当受试者口服同位素（^{13}C或^{14}C）标记的尿素后，如果受试者胃中存在Hp感染，Hp产生的尿素酶可将同位素标记的尿素分解产生同位素标记的CO_2。检测受试者服药前后呼气中同位素标记的CO_2的峰度，即可判断患者是否存在Hp感染。由于口服的同位素标记的尿素到达胃内后呈均匀分布，只要同位素标记的尿素接触的部位存在Hp感染，Hp就可以被灵敏地检测到。

同位素标记尿素呼气试验是目前认为诊断Hp感染最佳的非侵入性方法，文献报道其敏感性为95%，特异性为95%~100%，在中国和欧洲的Hp共识意见中，该方法被首选推荐为确诊Hp现症感染及判断Hp根除的非侵入性诊断方法。

尿素呼气试验分为^{13}C尿素呼气试验和^{14}C尿素呼气试验。^{13}C是一种稳定的同位素，不具有放射性，可适用于所有年龄和类型的受试者，但^{13}C尿素呼气试验需要价格昂贵的质谱仪进行检测，为了提高检测的准确性，患者需要服用较大剂量的同位素标记的尿素；^{14}C尿素呼气试验采用液闪计数仪检测受试者呼气中^{14}C标记的CO_2的放射性活度，价格便宜，试验中所用^{14}C尿素剂量极小，有资料显示其剂量仅相当于胸透照射剂量的1/7，或1/500次钡餐。国家食品药品监督管理局和国家环境保护总局均已通过了该技术的临床应用，并指出应用该技术不需要任何防护，实验器材也可以作为普通物品处理。在进行尿素呼气试验检测时，受试者应当在空腹状态下接受检查。在整个检查过程中患者应当保持安静，剧烈运动后血中的酸碱度变化可能影响同位素标记的CO_2的呼出，从而影响检测结果。

5. Hp 粪便抗原检测

由于 Hp 定植于胃上皮细胞表面，随着胃黏膜上皮细胞的快速更新脱落，Hp 也随之脱落，并通过胃肠道从粪便排出，因此可以通过粪便来检测 Hp 感染。该方法操作简便、省时，目前还可以采用快速 Hp 粪便抗原检测卡对患者进行检测，不需要任何仪器，5 分钟即可读出结果。文献报道 Hp 粪便抗原检测试验的敏感度为 90%~98.2%，特异度为 75%~100%。目前，该方法已经开始逐步在临床推广使用。

粪便抗原检测不需要患者口服任何试剂，只需留取粪便标本即可检测受试者是否存在 Hp 感染，因此本方法适用于所有年龄和类型的受检查者，无任何毒性及不良反应。由于本法检测的是 Hp 抗原，因此可以反映现症感染情况，并可以用于治疗后复查，判断疗效，还可以用于大规模流行病学调查。

由于本方法检测的是粪便中 Hp 抗原，当患者进行 Hp 根除治疗后，即便患者的 Hp 已经被根除，但在治疗结束 4 周时约有 6% 的患者粪便中仍然有可能被检测出 Hp 抗原，从而导致假阳性的结果，如果在采用本法进行疗效判断时，让患者在治疗结束后 6~8 周进行检测，则可以明显降低试验的假阳性率。

在快速 Hp 粪便抗原检测卡试验操作过程中应注意的问题：试剂必须置于 4℃ 冰箱冷藏，在检测时应当使试剂在室温下放置 20 分钟左右，以保证实验在室温下进行，如果试剂在室温中放置过久可能会导致假阴性结果；在样品加入检测孔后 5 分钟即应读取结果，时间过长可能会导致假阳性结果；粪便性状对检测结果无明显影响，但粪便较稀时应注意挑取粪便中的有形成分，以免由于样品量不够导致假阴性结果；本试验为快速试验，收到标本后可以即刻检测，如不能立即对标本进行检测，应将标本贮存于 −20℃ 的冰箱，检测时应使标本恢复到室温后再进行检测，否则可能导致假阴性结果。

6. Hp 的血清学检测

Hp 感染后需经过一定时间（1～3 个月）才能产生抗体，而 Hp 根除后其抗体并不立即消失，也需要经过一定时间才逐渐消失。故 Hp 抗体检测是非现症感染检测方法，可反映一段时间内 Hp 的感染情况，不受近期用药的影响。Hp 抗体检测虽不能完全反映 Hp 的现症感染情况，但由于 Hp 感染一般不能自行消失，如未经抗 Hp 治疗，Hp 抗体阳性即提示有 Hp 现症感染。然而，由于 Hp 根除后，血清中抗体水平在半年内仍可维持阳性，故血清学检测结果通常不能区分患者为现症感染还是过去感染，因此，不能用于评价药物治疗后的效果，实际上该方法常用于人群中 Hp 感染情况的流行病学调查。

临床上常用的血清学检测方法为酶联免疫吸附技术，所用抗原有纯化抗原、部分纯化抗原和粗制抗原，该方法的敏感性和特异性可接近 95%。由于 Hp 的表型存在很大的异质性，制备细胞毒素的抗原要选择多株混合菌，特别应包括研究群体中的分离菌株。目前，市售的商品试剂盒有检测血清 Hp 全菌 IgG 抗体和毒素相关蛋白 IgG 抗体的试剂盒。然而，商品化试剂盒应用于新的人群时，不能简单地采用说明书或以前使用的界值，特别是对进口试剂盒更是如此。因为新人群中感染的 Hp 菌株不同，其表面抗原可能也有差异，且与空肠弯曲菌等与 Hp 抗原有交叉反应的细菌的接触情况也可能不同，需重新确定界值。此外，还有一种通过全血快速检测 Hp 的试剂盒，方法简便、快速，其敏感性和特异性可能不如常规的血清学检测方法。

应用免疫印迹技术将 Hp 的不同组分转移至固相支持物上，再加入待检血清，该方法不仅可诊断 Hp 感染，还可同时对感染的 Hp 进行分型。

目前有一种由 GeneLabs 公司开发的 Hp 快速检测试剂盒，应用现症感染条带（CIM）进行检测。CIM 是 Hp 的特异蛋白，它是从幽门螺杆菌。DNA 库中筛选出的一个创新的重组蛋白，该试剂盒可作为 Hp 活动性感染初筛试验，如果患者检测阳性，并未经 Hp 根除治疗，应高度怀疑 Hp 活动性感染，并可按规定对患者治疗。对已接受 Hp 根除治疗的患者，则该试剂盒不能被用作治疗后 Hp 是否根除的检测，该试剂盒经亚洲人群和西方人群的研究表明，其敏感度和特异性超过 90%。

第六节 胃 液 检 查

尽管临床医生已习惯于采用纤维内镜技术和血清胃泌素定量进行胃的相关疾病的诊断，胃液检验的价值逐渐降低。但胃液检验在胃分泌功能评估、恶性贫血与巨幼细胞性贫血的鉴别诊断及肺结核的辅助诊断中仍有重要应用价值，故不能完全被取代。

　　胃液主要是由胃腺壁细胞分泌的盐酸、主细胞分泌的胃蛋白酶和黏液细胞分泌的黏液所组成的混合液体，对消化食物起着重要作用。胃液分析是通过胃管抽取患者胃液分析胃液中有无病理成分，并通过测定胃液酸度和胃液量了解胃黏膜的分泌功能，从而辅助慢性胃炎等胃肠疾病的诊断。胃液分析包括空腹与给刺激后（常用五肽促胃液素试验）的胃液，其中胃酸分泌检查占重要位置，虽然近年来有了胃镜等更为直观的检查手段，胃液检查的必要性有所下降，但仍是一个不能取代的检查项目。

一、胃液分析

　　胃液分析虽然不是慢性胃炎的特异性诊断检查，但通过胃液分析对慢性胃炎的诊断大有帮助。①在显微镜下发现大量的柱状上皮细胞（呈单个或片状，细胞外形规整），有助于胃炎的诊断。②通过测定胃酸分泌功能来确定是否存在萎缩性胃炎。一般萎缩性胃炎，特别是胃体萎缩性胃炎，胃酸分泌量明显减少，其他各种慢性胃炎胃酸可低、可高，也可正常，即使异常也幅度很小。③可除外其他胃病存在，如果考虑慢性胃炎患者合并存在溃疡或肿瘤，行胃液分析有助于确诊。胃癌患者胃液检查可见癌细胞，且胃酸缺乏；而十二指肠球部溃疡的患者胃酸分泌量明显增高。

　　1. 一般性状检查

　　胃液的一般性状检查包括检查胃液的量、颜色、气味、黏液、食物残渣及分层等。

　　（1）量：空腹 12 小时后的正常胃液量为 10 ～ 70mL，24 小时总量为 1.5 ～ 2.5L。基础胃液量是指插管成功后应用电动负压吸引器以 3.99 ～ 6.65kPa 的压力持续抽取 1 小时所得胃液总量，它更能代表标准状态下（清晨空腹未接受任何刺激或药物）胃的分泌功能，且具有定量的意义，正常时为 50 ～ 100mL。

　　（2）颜色：正常胃液多呈清晰无色，若含相当唾液及黏膜时可呈灰白色，有胆汁反流时则呈黄或黄绿色混浊。

　　（3）气味：正常胃液略带酸味。

　　（4）黏液：正常胃液含有少量分布均匀的黏液。

　　（5）食物残渣：正常空腹 10 小时以上胃液内仅含极少量食物残渣。

　　（6）分层：胃液抽出后静置片刻，正常空腹胃液形成 3 层，上层为黏液，中层为胃液，下层为食物残渣。

　　2. 化学检查

　　胃液的化学检查主要是检查胃液的游离酸、乳酸以及隐血等。

　　（1）游离酸：正常空腹胃液游离酸为 6 ～ 30 单位，平均为 18 单位。总酸度为

10～50 单位，平均为 30 单位。

（2）乳酸测定：胃癌患者乳酸量增加。

（3）隐血试验：正常胃液隐血试验为阴性，若为阳性说明有出血情况存在。

3. 显微镜检查

显微镜下检查胃液对慢性胃炎的诊断意义不大，一般很少去做。正常胃液内无红细胞，可有少量白细胞，可见到扁平上皮细胞，不易见到柱状细胞，并可见到八叠球菌等细菌。如果在胃液中经常发现有红细胞存在，可能是慢性胃炎糜烂、出血并处于活动期；胃壁柱状细胞增多也提示胃炎的存在，可单个或成片存在，常常伴有细胞变性及空泡。

二、胃酸分泌功能检查

胃酸分泌功能检查是抽取患者空腹胃液和用五肽促胃液素刺激后的胃液，通过测定胃液酸度和胃液量了解胃黏膜分泌功能的一种检查方法。五肽促胃液素是促进胃酸分泌的体液因素之一，其促酸分泌作用较强，它刺激胃黏膜壁细胞泌酸，通过测定基础和刺激后泌酸量可了解黏膜的泌酸功能。

1. 检查方法

（1）术前准备：试验前 48 小时停服制酸剂、抑酸剂和其他可影响胃酸分泌的药物，试验当日早晨空腹。

（2）插入胃管吸取胃液：经鼻腔插入胃管，使胃管前端达胃的最底部位，抽出胃液后用胶布将胃管固定于面部，然后将胃管与吸引器相连，将胃液全部吸出（负压为 40kPa）。持续抽吸胃液 1 小时，记胃液量，测 pH 值，滴定胃酸浓度，算出基础胃酸排量。

（3）注射五肽促胃液素：肌内注射五肽促胃液素 $6\mu g/kg$，然后再抽吸胃液 1 小时，将胃液分装在 4 个瓶中（每 15 分钟换 1 次瓶）。分别测量每瓶胃液量、pH 及滴定胃酸浓度。

（4）胃酸滴定法：取胃液 5mL 加入酚红指示剂 2～3 滴，滴定液为 0.1mmol/L 的氢氧化钠溶液，将滴定液滴入胃液中使胃液变为红色（pH 值为 7.0），并记录滴定液用量（mL）。

胃酸分泌量 = 胃液量（L/h）× 酸度（mmol/L）。其中酸度 = 氢氧化钠浓度（mmol/L）× 氢氧化钠溶液量（mL）/胃液量（mL）。

2. 正常值

（1）基础排量（BAO）：基础排量的正常值为（3.28±1.89）mmol/(L·h)。

（2）最大泌酸量（MAO）：最大泌酸量即注射五肽促胃液素后 4 瓶胃液泌酸量

的总和，其正常值为（19.34±0.05）mmol/（L·h）。

（3）高峰酸排量（PAO）：高峰酸排量即注射五肽促胃液素后4瓶胃液中两瓶泌酸量最大值之和的2倍，其正常值为（21.22±9.45）mmol/（L·h）。

3. 临床意义

（1）胃癌、萎缩性胃炎患者胃酸分泌减少，PAO常低于正常值。五肽促胃液素刺激后如胃液pH值>3.5为低胃酸，如pH值>7.0则为无胃酸。

（2）十二指肠溃疡者BAO常大于5mmol/（L·h），PAO常明显增高，大于15mmol/（L·h）。

（3）促胃液素瘤者BAO/PAO>60%，提示壁细胞数量明显高于正常。

第七节　胃功能检查

一、胃排空检测

1. 放射性元素显像

介入放射学技术在消化道影像经历了从单纯消化道血管造影到介入治疗的发展历程，其主要作用表现在3个方面：①消化道血管造影明确肿瘤血供，经肿瘤供血动脉给予化学疗法药物或栓塞剂，抑制肿瘤生长，促进肿瘤坏死，延长肿瘤患者生存期。②不明原因的消化道出血，通过介入方法有可能明确出血部位和出血原因，也可以进行局部栓塞止血。③消化道狭窄和梗阻，通过球囊或置入支架，扩张狭窄段，减轻或解除患者梗阻症状，提高生活质量，为后续治疗提供便利。

2. 胃肠道造影检查

钡剂指的是硫酸钡。做钡剂造影检查时，首先受检查的人要将钡剂吃进去，同时接受胃肠道X射线检查：X射线检查中，被吞咽入胃肠道的钡剂可以将胃肠道的形态清楚地呈现出来。这样，一些胃肠道的病变就可能因此而被检查出来。

钡剂造影检查：

（1）按检查范围可分为：①上胃肠道造影：包括食管、胃、十二指肠及上段空肠。②小肠系造影：可在上胃肠道造影后每隔1~2小时检查一次，用于空、回肠及回盲部的检查。③结肠造影：分为钡剂灌肠造影及口服法钡剂造影，前者为检查结肠的基本方法。

（2）按造影方法可分为传统的钡剂造影法和气钡双重造影法。

3. 超声检查

1980年，美国首次报道应用超声与普通内镜相结合的检查方法在动物实验中取得成功，开创了超声内镜技术在临床的应用。超声内镜（EUS）是将内镜和超声相结合的消化道检查技术，将微型高频超声探头安置在内镜顶端，当内镜插入体腔后，在内镜直接观察消化道黏膜病变的同时，可利用内镜下的超声行实时扫描，可以获得胃肠道的层次结构的组织学特征及周围邻近脏器的超声图像，从而进一步提高了内镜和超声的诊断水平。随着超声内镜技术在临床的普及，其应用越来越广泛，尤其对于消化道肿瘤的术前分期，明确消化道早癌的侵润深度，合理把握内镜下微创治疗的适应证起到重要作用。近年来开展的超声内镜下穿刺活检、肿瘤射频、光动力和激光治疗等都取得了积极的进展。

4. 磁共振成像

很长的一段时间内，消化道 MRI 检查由于扫描时间过长，以及呼吸运动和消化道蠕动伪影的影响而限制了其使用。近年来，快速扫描序列使得在一次屏气下完成图像采集成为可能，加之 MRI 技术无辐射，具有很高的软组织分辨力，能够进行多方位成像，以及对比剂相对安全等优点，使 MRI 检查在消化道疾病中的应用已日趋增多并成熟。MRI 胃和结肠、直肠造影对胃、结肠、直肠肿瘤术前 TNM 分期具有重要价值，是近年来研究的热点；MRI 小肠造影对小肠 CD、小肠结核活动度的判断，以及对疾病疗效的评估均有重要意义；对诊断术后粘连性梗阻、放射性肠炎、腹膜肿瘤转移、美克尔憩室、息肉、息肉综合征，以及区分良恶性狭窄等具有重要的价值，并在临床逐步应用。因此建议应将 MRI 小肠造影作为儿童小肠疾病的筛选、CD、肠结核等疾病的随访和疗效评价的首选影像学检查方法。

5. 呼气实验

临床常用的呼气试验包括^{14}C 呼气试验和^{13}C 呼气试验。Hp 可产生高活性的尿素酶。当患者服用^{14}C 标记的尿素后，如患者的胃内存在 Hp 感染，胃中的尿素酶可将尿素分解为氨和^{14}C 标记的CO_2，^{14}C 标记的CO_2通过血液经呼气排出，定时收集呼出的气体，通过分析呼气中^{14}C 标记的CO_2的含量即可判断患者是否存在幽门螺杆菌感染。受检者必须停用抗生素和铋剂 30 天，停用质子泵抑制剂两周。检查前禁食 6 小时以上。^{14}C 尿素呼气试验应用于临床十几年，未见到明显的不良反应的报道。专业性评估报告证实^{14}C 呼气试验对患者和操作人员的辐射危险可忽略不计，临床上可以安全使用。与^{14}C 相比，^{13}C 尿素呼气试验是最新、快速、无痛苦而且无辐射的幽门螺杆菌检测技术。

6. 生物电阻抗法

生物电阻抗技术是利用生物组织及器官的电特性来提取人体生理与病理信息的无创检测技术。人体器官与组织的状态或功能变化将引起相应组织与器官的电特性改变，即反映组织与器官电特性的生物阻抗及其变化信息与人体一定的生理及病理状况相对应。阻抗技术具有无创伤、安全、价格低廉且操作简便等优点。胃排空或胃收缩、蠕动时胃的容积、形态及其内容物组成情况的改变较大，其电特性变化很明显，变化规律与胃动力学状况相对应，胃是比较容易提取阻抗信息的器官之一。上腹阻抗测定包括上腹阻抗图（IE）和应用电势断层摄像术（APT）两种方法。前者有许多不足之处，可能会被后者所取代，在此主要介绍后者。

APT 法成像原理是：将 16 个电极环绕放置在上腹部，相邻两电极两两依次给予一定的交流电，并将每次从其余 13 组相邻电极检测到的上腹部阻抗信号综合起来，获得一幅上腹部的断层影像图，图像表明的是上腹部这一个层面的阻抗分布情况。摄入食物后，动态检测可得到随着食物排空而产生的一系列 APT 影像的变化，将这些影像再反投到第一张图像上，便获得胃局部区域阻抗变化的情况，即胃排空情况。APT 是较为理想的无创性方法，准确性高，重复性好，受胃形态及结构的影响小，可测定液体和颗粒状固体排空。需注意的是，胃酸分泌会影响胃区的阻抗，受检者在检查前要服用抑酸剂；十二指肠反流亦会影响结果，对胃大部切除术后患者结果不理想。

二、胃容量和胃顺应性检测

1. 水负荷实验（water load test，WLT）

水负荷实验是近年来开发的一种用于测测胃部感觉运动功能的方法，由于其简便易行、符合病理生理状态、无侵入性和临床实用价值高等优点，引起了广泛的关注。WLT 是通过让受试者以一定的速率饮入特定的液体试餐，以最大饱足感时纯净水的饮入量来反映胃部的感觉运动功能。另外，它还可以作为一项症状激发试验，来观察和评价与进食相关早饱症状的表现和疗效。

水负荷的最大饮入量（maximal intake volume，MIV）主要取决于摄入因素、胃排空因素、胃部容受性和感觉敏感性四个方面。目前，通过各种措施和方法可以将摄入因素和胃排空因素所带来的影响尽可能减少（比如排除神经性厌食、抑郁症等可能影响进食的精神心理疾病；使水负荷试验的结果主要反映了胃部容受性和感觉敏感性两个方面，即水负荷试的 MIV 的减少可能是由于胃部容受性障碍，也可能是因为胃部感觉高敏。

2. 电子恒压器测定

胃近端以张力性活动为主，而远端则以节律性收缩为主。胃的储存和排空功能协调一致，电子恒压器测定可以发现胃的储存功能是否正常。其原理是在胃腔近端放置一个气囊，并与电子调节泵连接，胃松弛时电泵泵入气体，收缩时吸出气体，使气囊内始终维持恒定的低压水平。这种恒压器可定量测定胃上部的慢收缩和松弛，还可以观察在不同水平气囊内压时气囊容积的变化。此外，与胃排空或测压同步进行时，能进一步研究相互间的关系。

测定胃上部的慢收缩和松弛将测定胃张力的气囊导管置于胃底后，按较低的压力 0.26kPa（2mmHg）向气囊内注气，使气囊与胃壁接触，胃松弛时电子恒压器泵入气体，收缩时吸出气体使气囊内保持恒定压力，这样就可测定胃上部的慢收缩和松弛。

胃对容量的感知电子恒压器按一定方式向气囊内注气，每次注气后观察胃壁对气囊的压力，同时记录受检者感受，如此可测出胃对不同容量的感知；同理按一定压力向气囊内注气可测出胃对不同压力的感知。注气量不同，胃壁产生不同的压力，可计算出胃壁的顺应性，画出顺应性曲线。

电子恒压器测定将患者主观感觉与胃运动的客观检查指标有机地结合，可探讨消化不良患者症状的发生机制。

三、胃窦幽门十二指肠压力测定方法

胃窦幽门十二指肠测压有助于区分肌源性还是内源性或外源性神经病变。累及肌肉病变者常有正常的动力形式，但压力异常。相反，影响内源性或外源性神经病变者常表现有 MMC 的形式和推进异常，以及不能将消化间期动力形式转换为消化期动力形式，在临床上表现为假性肠梗阻的表现。胃窦幽门十二指肠压力测定方法是用压力传感器或灌注式导管测定胃窦、幽门及十二指肠壶腹部的压力，下面主要以胃内压力测量为例。

在人的近端胃只测到轻微的压力，而达胃窦时则压力波的振幅可超过 13.3kPa（100mmHg），表现出强大的推进力。消化间期胃存在周期性的移行性运动复合波（MMC），与胃消化间期复合肌电（IMC）同步，同样出现 3 个时相的变化。进餐后，原有规则的 MMC 时相消失，代之以持续不规则的高振幅相位收缩，其收缩强度取决于食物的物理和化学特性。

1. 测压仪器

测压仪器包括测压集合导管、压力传感器、液气压毛细管灌注系统、多导生理记录仪。如应用微型传感器，则直接与多导生理记录仪连接。携带式压力监测系统则通过电脑采集样本，分析结果。国内也有应用小气囊进行测压记录。如同步测定幽门和压力变化，最好选用带有 dent sleeve 的测压导管。

2. 测压方法

检查前 3~5 日停服影响胃肠动力的药物及减少胃酸分泌的药物。测压导管经鼻孔插入胃内和十二指肠，同步测定胃、十二指肠压力变化。测压时间宜根据要求而定。

用连续灌注导管测压系统进行监测，一般至少空腹测压 3 小时，餐后 2 小时，

以便全面了解消化间期与消化期胃运动功能。便携式微型换能器固态导管测压系统，可连续监测 24 小时。监测过程中，受检者生活活动力求接近日常习惯，并记录检查过程中的症状或活动情况。检查完毕，将数据输入计算机，进行显示、打印、储存和多种处理。有些记录仪还同时连接 pH 监测电极、胃电图监测电极，可同时进行 pH 及胃电图监测。

3. 检测指标

（1）消化间期动力指标：消化间期胃压测定，主要检测 MMC 的Ⅰ、Ⅱ、Ⅲ 相的时限（Ⅰ相是运动不活跃期，持续 45～160 分钟，Ⅱ相是间断性蠕动收缩，Ⅲ相是胃发生连续性蠕动收缩，持续 3～15 分钟）及所占的比例，Ⅱ相的收缩波幅度，Ⅲ相是否出现、持续时间、波幅及移行速度。

（2）消化期的动力指标：主要是收缩次数、收缩幅度和动力指数。

四、胃电图技术

胃电图（electrogastrogram，EGG）是用体表电极无创地记录胃电活动的一种技术。胃平滑肌细胞在静息电位的基础上可记录到慢波，其起搏点位于胃体近端 1/3 和中 1/3 连接处胃大弯的纵行肌内。近端胃（胃底、胃体近端 1/3）仅记录到静息电位，远端胃（胃体远端 2/3 和胃窦）则可以记录到每分钟 3 次的慢波。慢波呈环形由近端向远端传播，大弯侧速度较小弯侧稍快。近端胃体、胃底振幅为 0.1～0.5mV，向远端逐渐增加，胃窦远端达 2～4mV，在胃体传播速度为 0.5cm/s，胃窦远端为 4cm/s。当慢波缓慢平台期出现动作电位的叠加，就会发生平滑肌收缩。

近年来国内外关于体表胃电的报道不少，体表胃电可能不仅是一种研究的工具，且可望成为临床上一种检查手段，对胃电图记录的频谱分析以及体表胃电与胃排空功能、胃收缩活动关系的研究已取得一定的进展。此外，对手术切除进行离体的肌条研究，肌组织和肌间神经节的组织学、神经递质、受体以及电生理研究，均有助于阐明病变水平。

检查前注意事项：检查前一天晚 8 点后禁食，一夜后于清晨进行检查，检查开始前 48 小时停用会影响胃肌电活动药物；注意排除电极及其他无线电波的干扰，不随身携带移动电子设备等。

第八节　X 线 检 查

一、概述

慢性胃炎的检查除了内镜检查之外，X 线造影是最常用的诊断手段。自纤维内镜应用于临床后，胃、十二指肠 X 线检查日趋减少，目前对胃、十二指肠 X 线检查的诊断价值有完全不同的看法，随着新的影像学方法的开展和介入放射学应用的不断增加，胃、十二指肠 X 线检查仍具有非常重要的意义。

二、正常胃 X 线表现

胃分为胃底、胃体、胃窦三部分及胃小弯和胃大弯，胃底立位时含气泡称胃泡。

胃的形状与体型、张力和神经系统的功能状态有关。一般分 4 种类型：①牛角型胃：位置与张力均高，呈横位，上宽下窄，胃角不明显，多见于肥胖人。②钩型胃：位置与张力中等，胃角明显，胃下极大致位于髂嵴水平。③长型胃：又名无力胃，位置与张力均较低，胃腔上窄下宽如水袋状，胃下极常在髂嵴平面以下，多见于瘦长型人。④瀑布型胃：胃底呈囊袋状向后倾，胃泡大，胃体小，张力高，钡剂先进入后倾的胃底，充满后再溢入胃体，犹如瀑布。

胃的轮廓在胃小弯和胃大弯一般光滑整齐，胃体大弯轮廓呈锯齿状，系横斜走行的黏膜皱襞所致。

胃的黏膜像因皱襞间的沟内充钡，呈条纹状致密影，皱襞则为条状透明影。胃小弯的皱襞平行整齐，向大弯处渐变粗而呈横向或斜行。胃底皱襞是可塑性的，可自行改变其形状。胃皱襞的粗细走向与胃黏膜下层的厚度、黏膜肌层的张力及肌层的舒缩以及服钡多少、加压轻重有关。一般胃体部黏膜皱襞的宽度不超过 5mm。

在胃气钡双重造影线上，上述的黏膜皱襞消失而显示胃微皱襞的影像。胃皱襞是胃小沟及其勾划出的胃小区。胃小区直径 1～3mm，圆形或类圆形的上隆起，呈网眼状，在胃窦易现。胃小沟充钡后表现为很细的线状，宽度小于 1mm，粗细深浅均匀。

胃的蠕动由胃体中上部开始，有节律地向幽门方向推进，同时波形渐加深，一般同时可见 2～3 个蠕动波。胃窦没有蠕动波，是整体向心性收缩，使胃窦呈一细管状，将钡剂排入十二指肠，片刻后胃窦又整体舒张，恢复原来状。胃的排空受胃张力、蠕动、幽门功能和精神状态等影响。一般于服钡后 2～4 小时排空。

三、胃炎及胃部疾病 X 线表现

1. 浅表性胃炎 X 线表现

浅表性胃炎 X 线表现可正常。胃窦部有浅表性炎症时，X 线表现可呈现胃窦部激惹征，尤其是幽门前区，常处于半收缩状态，有时出现不规则的痉挛性收缩，黏膜纹增粗、迂曲，可呈锯齿状，也可发生糜烂。

2. 萎缩性胃炎 X 线表现

上消化道 X 线钡餐检查对轻度和部分中度萎缩性胃炎的诊断帮助不大，但中、重度萎缩性胃炎可有如下表现。

（1）黏膜皱襞的改变：黏膜皱襞增粗，宽度 >5mm。增粗的黏膜纹不对称，走向迂曲，进而胃窦黏膜呈环形、斜形或蛇形，黏膜纹粗细可随胃窦的蠕动及张力的变化而改变。

（2）微皱襞改变：约 70% 的胃底部萎缩性胃炎患者在气钡双重对比检查中可发现不规则的胃小区，胃小区增大，直径 3～4mm，甚至 5～6mm。胃小沟宽 >1mm，粗细不一，密度增高而不均匀。

（3）增生性息肉：胃窦部有多发圆形、椭圆形息肉，边缘光滑，小者数毫米，大者 1cm 左右。

（4）幽门肌增厚：分为广泛性与局限性。前者幽门前区狭窄，长 2～6cm，纵行黏膜皱襞减少或完全消失，表现为边缘光滑的管腔狭窄。后者幽门隆起明显，幽门前区小弯侧有长 2～3cm 的半月形隆起，随胃张力的不同而改变。

（5）胃窦舒缩功能紊乱：双对比造影时胃窦不能如囊状扩张，而呈半收缩状态。

3. 胆汁反流性胃炎 X 线表现

（1）幽门管松弛、增宽（横径超过 8mm）或长时间处于开放状，甚至不能关闭。

（2）立位下可见十二指肠球部钡剂反流入胃呈水柱状、线条状，称之为"倒水征"。

（3）十二指肠明显逆蠕动。

（4）胃张力减低，蠕动功能减弱甚至消失，呈"静止胃"。

（5）无十二指肠球溃疡、胃下垂、肠系膜上动脉压迫综合征等改变。

其中，（1）、（2）为主要征象，（3）～（5）为次要征象，必须具备（1）、（2）、（5）三项者才有诊断意义。对临床上怀疑为慢性胃炎的患者，不能应用 X 线检查作为主要的诊断方法；但如经其他方法已诊断为慢性胃炎的患者，气钡双重对比检查可用于定期随访及有助于了解治疗的结果。

4. 疣状胃炎 X 线表现

（1）气钡双重造影显示黏膜表面多发圆形或椭圆形丘状隆起，大小在 0.3～1.0cm 之间，中心见点状龛影，压迫像呈痘疮样充盈缺损。

（2）息肉样隆起，显示胃内多发圆形或类圆形隆起，边缘清楚，表面糜烂不明显。病变区黏膜皱襞不规则增粗，痘疮样及息肉样病变沿增粗、迂曲的黏膜皱襞分布。

第八章 慢性胃炎常用药物

第一节 慢性胃炎常用中药

一、陈皮

【性味归经】 辛、苦，温。归脾、肺经。

【功效应用】 理气健脾，燥湿化痰。陈皮辛能散，苦能泄，温能通，善于理气健脾，燥湿化痰，为脾肺两经气分药，既能用于脾胃气滞之脘腹胀满、不思饮食、恶心呕吐，又能用于痰湿壅肺之咳嗽痰多、胸闷气喘等。治疗脾胃气滞、脘腹胀痛、呕恶纳呆等，常与枳壳、木香等配伍；若脾虚气滞，腹痛喜按，食后腹胀，纳呆便溏者，常与党参、白术、茯苓等配伍。

【现代研究】 陈皮含有挥发油、黄酮苷、川皮酮、维生素 B_1、维生素 C 等成分，其所含的挥发油对消化道有轻微的刺激作用，有利于胃肠积气的排出，能促进胃液的分泌，有助于消化，同时对胃肠平滑肌有松弛作用。陈皮为临床常用的中药之一，主要用于治疗上呼吸道感染、支气管炎、支气管哮喘、百日咳、消化不良、急慢性肝炎、急慢性胃炎、胆囊炎、胃及十二指肠溃疡、急性乳腺炎等。为了调理中焦脾胃功能，临床上 70% 以上的中药处方中都用有陈皮。陈皮用于治疗慢性胃炎多与其他药物配伍应用，对缓解脘腹胀满、纳差腹痛等症状效果显著，适用于中医辨证出现脾虚气滞、脾虚湿阻病理机制的患者。

【用法用量】 水煎服，3~10g。

【注意事项】 实热及阴虚内热者应慎用。

二、半夏

【性味归经】 辛，温，有毒。归脾、胃、肺经。

【功效应用】 燥湿化痰，降逆止呕，消痞散结，和胃安神。半夏辛散苦降，能和胃降逆止呕，故常用于呕吐反胃等证。《主治秘要》谓之"燥胃湿，化痰，益脾胃气，消肿散结，除胸中痰涎"。半夏燥湿祛痰的作用较佳，尤善于治脏腑之湿痰，常用于治疗湿痰阻肺之咳嗽气逆、痰多质稀，寒痰伏肺之呼吸急促、喉中哮鸣，痰浊中阻之眩晕，以及癫狂、痰厥、中风之阴闭证等。根据半夏降逆止呕、消痞散结、和胃安神之功效，还用于治疗各种呕吐、心下痞、结胸、梅核气、瘿瘤痰核、痈疽肿毒以及不寐症等。

姜半夏多用于降逆止呕，法半夏多用于燥湿化痰。半夏可用于多种病因的呕吐，尤其适宜于寒饮或畏寒呕吐，常配生姜同用；胃热呕吐，配黄连、竹茹等清胃止呕药物；胃气虚呕吐，配人参、白蜜等补中益气药；胃阴虚呕吐，则配石斛、麦冬等养胃阴药。

【现代研究】 半夏含有 β - 谷甾醇、葡萄糖苷、多种氨基酸、挥发油、皂苷、辛辣性醇类、胆碱、左旋麻黄碱等生物碱以及少量淀粉、脂肪等，具有祛痰、镇咳、镇吐、镇静催眠、降压、抗癌等作用，能调节自主神经功能，纠正心律失常，改善微循环，现在广泛应用于高血压、神经衰弱、高脂血症、糖尿病、内耳眩晕症、急慢性胃炎、冠心病、中风等疾病的治疗。半夏是脾胃两经的要药，慢性胃炎患者多有痰浊阻滞之病机，常出现胃脘部痞塞不适、纳呆恶心等症状，故治疗慢性胃炎常用半夏，不过临床中多根据辨证取复方制剂，单独应用者较为少见。

【用法用量】 水煎服，3～10g。一般宜制用，制半夏有姜半夏、法半夏、半夏曲、竹沥半夏等。姜半夏长于降逆止呕，法半夏长于燥湿化痰且温性较弱，半夏曲则有化痰消食之功，至于竹沥半夏，药性由温变凉，能清化热痰，主治热痰、风痰之证。

【注意事项】 反乌头。其性温燥，阴虚燥咳、血证、热痰、燥痰者应慎用，如经过适当配伍热痰证亦可用之。

三、党参

【性味归经】 甘，平。归脾、肺经。

【功效应用】 益气，生津，养血。《本草正义》中说党参"力能补脾养胃，润肺生津，健运中气，本与人参不甚相远，其尤可贵者，健脾而不燥，滋胃阴而不湿，润肺而不犯寒凉，养血而不偏滋腻，鼓舞清阳、振动中气而无刚燥之弊"，《本草从新》中也说党参"主补中益气，和脾胃，除烦渴。中气微弱，用以调补，甚为平妥"。适用于中气不足的体虚倦怠、食少便溏，脾胃虚弱之胃脘隐痛、胃纳呆滞，肺气亏虚的咳嗽气促、语声低弱，气津两伤的气短口渴，气血双亏的面色萎黄、头晕心悸，以及气虚外感及正虚邪实之证等。

【现代研究】 党参含有皂苷、微量生物碱、糖类、维生素 B_1、维生素 B_2、多种人体必需的微量元素及氨基酸等成分，对神经系统有兴奋作用，能增强机体免疫功能，调节胃肠运动，扩张周围血管而降低血压，同时还能抑制胃酸分泌、抗溃疡、降低胃蛋白酶活性，并对化疗、放射线所引起的白细胞减少有提升作用。现在广泛应用于神经衰弱、高脂血症、贫血、慢性胃炎、胃溃疡、肾炎、高血压、糖尿病、慢性肝炎、围绝经期综合征等的治疗。党参具有补益脾胃之功效，慢性胃炎患者多有脾胃虚弱的表现，所以在慢性胃炎的治疗中，党参应用较多，但通常根据中医辨证与其他药物配伍应用，单独使用者鲜见。

【用法用量】　水煎服，10～30g。

【注意事项】　湿热中满者不宜用。

四、白术

【性味归经】　苦、甘，温。归脾、胃经。

【功效应用】　本品具有良好的补气健脾作用；又能燥湿利水，固表止汗，适用于脾胃气虚、运化无力所致的纳差食少、便溏腹泻、脘腹胀满、倦怠乏力，脾虚水停之痰饮、水肿、小便不利，以及表虚自汗、风痰眩晕、中风、疟疾等。本品能和中益气，健运脾胃，为治脾虚诸证之要药。治脾气虚弱之食少神疲，常配人参、茯苓、炙甘草等同用，以益气补脾；治脾胃虚寒之腹满泄泻，常配人参、干姜、炙甘草等同用，以温中健脾；治脾虚而有积滞之脘腹痞满，常配枳实同用，以消补兼施。

【现代研究】　白术含有挥发油，油中主要成分为苍术醇和苍术酮，并含有维生素A、胡萝卜素、甾醇、三萜醋等物质。具有增强免疫功能、抗肝损伤、抗肿瘤、强壮、利尿以及镇静、抗凝血、降血糖和促进胃肠道分泌等作用。作为补脾益气的要药，白术是临床上常用的中药之一，广泛应用于高血压、神经衰弱、胎动不安、内耳眩晕症、白细胞减少症、肝炎、肝硬化腹水、急慢性胃炎、老年性便秘、中风等多种疾病的治疗。慢性胃炎患者中医辨证属脾胃虚弱者居多，白术有较好的健脾益气和胃作用，所以白术是治疗慢性胃炎的主要药物之一。白术治疗慢性胃炎多取其健脾益气燥湿的功效与其他药物配伍应用，常用方剂如香砂六君子汤、参苓白术散等。

【用法用量】　水煎服，10～15g。燥湿利水宜生用，补气健脾宜炒用，健脾止泻宜炒焦用。

【注意事项】　阴虚燥渴、气滞胀闷者慎用。

五、枳实

【性味归经】　苦、辛，微寒。归脾、胃、大肠经。

【功效应用】　本品具有破气除痞，化痰消积之功效。《药品化义》中说："枳实专泄胃实，开导坚结。"枳实辛行苦降，善破气除痞、消积导滞，适用于食积、胃肠热结气滞所致的脘腹痞满胀痛、大便秘结、嗳腐吞酸、恶心呕吐、食少纳呆。根据枳实行气化痰以消痞，破气除满而止痛的功效，也用于痰滞之胸脘痞闷、胸痹结胸、心下痞满等。治食积不化，脘腹痞满胀痛、嗳腐气臭等，常配山楂、神曲、麦芽等同用；若热结便秘、腹痞胀痛，可与厚朴、大黄等配伍，以行气破结、邪热通便；脾虚食积，食后脘腹痞满作胀者，可配伍白术，以消补兼施、健脾消痞；如湿热积滞，脘痞腹痛、泻痢后重者，可配大黄、黄连等。

【现代研究】 枳实含有橙皮苷、新橙皮苷、柚皮苷、对羟福林等成分，能促进消化、增进食欲，对胃肠道平滑肌有双向调节作用。枳实是临床常用的理气药，也是治疗慢性胃炎胃脘痛的天然良药，通常与其他药物配伍应用，适用于出现食滞痰浊、肝郁气滞、积热阻滞中焦的患者，常用方剂如枳实导滞丸、枳实消痞丸等。另外，本品还具有强心、降压、利尿等作用。

【用法用量】 水煎服，3～10g；大剂量可用至30g。炒后性较平和。

【注意事项】 其破气力较强，孕妇慎用。

六、茯苓

【性味归经】 甘、淡，平。归心、脾、肾经。

【功效应用】 本品具有利水渗湿，健脾安神之作用。可用于脾虚诸证，水肿泄泻，小便不利，痰饮，心悸，失眠。茯苓功能利水渗湿，而药性平和，利水而不伤正气，为利水渗湿要药；茯苓既能健脾，又能渗湿，对脾虚不能运化水湿，停聚化生痰饮之症具有治疗作用；与半夏、陈皮同用，对于脾虚运化失常所致泄泻有明显治疗作用。

【现代研究】 本品主要含有茯苓聚糖、乙酰茯苓酸、茯苓酸、麦角甾醇、胆碱、组氨酸及钾盐等物质。本品煎剂具有镇静、抗溃疡、防治肝细胞坏死、保肝、强心、抗肿瘤等作用。茯苓醇浸剂具有明显的利尿作用。

【用法用量】 煎服，10～15g。

【注意事项】 阴虚而无湿热，虚寒滑精，气虚下陷者慎用。

七、山药

【性味归经】 甘，平。归肺、脾、肾经。

【功效应用】 补脾益气，养阴生津，益肺补肾，固精止带。《本草纲目》中谓山药："益肾气，健脾胃，止泻痢，化痰涎，润皮毛。"本品既能补脾气，又能补胃阴，无论脾气虚弱、胃阴不足，均可用之，平补气阴，不热不燥，补而不腻。常配人参（或党参）、白术、茯苓等同用，以健脾益气、渗湿止泻。多用于治疗脾胃虚弱所致的脘腹痞胀、纳食减少、面色萎黄、肢倦乏力、腹泻便溏，肺虚喘咳，肾虚遗精，带下，尿频，虚热消渴等。

【现代研究】　山药含有薯蓣皂苷元、胆碱、植酸、止杈素、甘露聚糖、多种维生素等成分，具有滋补、助消化、止咳、祛痰、脱敏和降血糖等作用。山药是日常生活中常用的滋补食品，也是治疗脾胃虚弱、肺肾虚弱以及阴虚内热诸证的良药，慢性胃炎患者病程较长，多数有脾胃虚弱的情况存在，所以山药是治疗慢性胃炎的常用药物，也是慢性胃炎患者的食疗佳品。另外，山药还具有滋补、降血糖、抗衰老、护肾等功效。

山药治疗慢性胃炎多与其他药物配伍组成复方应用，不论是浅表性胃炎还是萎缩性胃炎，只要有脾胃虚弱的情况存在，都可选用。有报道，用以山药为主药组成的方剂参苓白术散加减治疗脾胃虚弱型慢性非萎缩性胃炎患者 70 例，结果痊愈 46 例，有效 22 例，总有效率为 97.1%。

【用法用量】　水煎服，10～30g；大剂量可用 60～250g。研末吞服，每次 6～10g。补阴生津宜生用；健脾止泻宜炒用。

【注意事项】　有实邪者忌服。

八、白芍

【性味归经】　甘、苦、酸，微寒。归肝、脾经。

【功效应用】　平抑肝阳，养血敛阴，缓急止痛，调经。适用于肝阴不足、肝阳上亢所致的头胀头痛、眩晕耳鸣、烦躁易怒，血虚所致的月经不调、痛经、崩漏、自汗盗汗，肝气郁滞、肝胃不和引起的胸胁脘腹疼痛，以及血不养筋所致的颈肩酸痛、手足肌肉痉挛疼痛等。作为敛阴养血、平肝止痛之良药，许多著名的方剂中均用到白芍。

【现代研究】　白芍含有芍药苷、羟基芍药苷、芍药内酯苷、苯甲酰芍药苷以及苯甲酸、鞣质、挥发油、脂肪油、糖类、黏液质、蛋白质、牡丹酚、三萜类化合物等成分，能缓和胃肠蠕动，解除肠痉挛，具有镇静、镇痛、降压、抗惊厥、扩张血管以及抗炎、抗溃疡、保肝、抑制血小板聚集、抗血栓形成等多种作用，临床中常用于治疗高血压、类风湿关节炎、颈椎病、急慢性胃炎、胃溃疡、脑血管痉挛、病毒性肝炎、冠心病、贫血等。白芍治疗慢性胃炎主要取其滋阴养血敛阴、平肝柔肝缓急止痛之功，以缓肝气之恣横，使其柔和而解胸胁胀满疼痛、嗳气反酸等症状，适用于慢性胃炎出现肝郁脾虚、阴虚火旺、阴血亏虚、肝郁气滞及肝胃不和者。临床研究表明，白芍对胃肠平滑肌有不同程度的松弛作用，对慢性胃炎出现的脘腹疼痛有明显的缓解作用，与甘草配伍组成的芍药甘草汤可明显增加其疗效；以白芍为主药组方的逍遥散对改善慢性胃炎患者胃脘部胀痛不适、嗳气嘈杂、纳差脘痞等自觉症状有显著的作用，据报道，用药半个月，症状改善率在80%以上。

【用法用量】 水煎服，10～15g；大剂量可用15～30g。平肝敛阴多生用，养血调经多炒用或酒炒用。

【注意事项】 反藜芦。阳衰虚寒之证不宜单独使用。

九、甘草

【性味归经】 甘，平。归心、肺、脾、胃经。

【功效应用】 本品具有益气补中，清热解毒，祛痰止咳，缓急止痛，调和诸药之功效。用于脾胃虚弱，倦怠乏力，心悸气短，咳嗽痰多，脘腹、四肢挛急疼痛，痈肿疮毒，缓解药物毒性、烈性。炙甘草用于脾胃虚弱，气血不足，倦怠乏力，心动悸，脉结代等。甘草常配伍人参、白术、茯苓，有益气健脾之效。

【现代研究】 甘草主要含甘草酸素、甘草次酸、甘草黄苷、异甘草黄苷、甘草素、异甘草素、多糖、多种氨基酸等。本品具有明显的抗消化道溃疡作用，保护黏膜，减轻损伤，对胃肠平滑肌有解痉作用。本品还具有免疫调节、解毒、类肾上腺皮质激素样作用，镇咳祛痰、降血脂、抗炎、抗过敏等作用。

【用法用量】 水煎服，3～10g。清热解毒宜生用；补中缓急宜炙用。

【注意事项】 湿热壅滞或湿邪内阻所致的中满、水肿。

十、砂仁

【性味归经】 辛，温。归脾、胃经。

【功效应用】 本品具有化湿开胃，温中止呕止泻，理气安胎之功效。《本草纲目》中说砂仁："补脾醒脾，养胃益肾，理元气，通滞气，散寒饮胀痞，噎膈呕吐，止女子崩中，除咽喉口齿浮热，化铜铁骨梗。"适用于湿阻中焦及脾胃气滞所致的腹胀食少、胸脘痞闷，脾胃虚寒的腹痛泄泻，以及气滞胎动不安、妊娠恶阻等。治湿阻或气滞所致脾胃不和诸证，证属寒湿气滞者尤宜，常配厚朴、陈皮、枳实等；若证兼脾气虚弱者，又常配木香、人参、白术等。

【现代研究】 砂仁含有龙脑、右旋樟脑、龙脑乙酸酯等多种挥发油，有芳香健胃作用，对消化道有兴奋作用，能促进消化液分泌，促进胃肠平滑肌蠕动，可排除消化道内的积气，对慢性胃炎所致的胃中湿阻呕吐、疼痛、腹胀、纳呆有明显的改善作用。砂仁治疗慢性胃炎多取其醒脾开胃、化湿行气之功能，与其他药物配伍应用，不仅可改善患者的食欲和自觉症状，对胃黏膜的修复也有一定的作用。本品还可用于抗菌、抑制血小板聚集。

【用法用量】　水煎服，5～10g。宜后下。

【注意事项】　阴虚有热者不宜用。

十一、鸡内金

【性味归经】　甘，平。归脾、胃、小肠、膀胱经。

【功效应用】　消食健胃，涩精止遗，通淋化石。《滇南本草》中说鸡内金"消食磨胃，临证用治食积内停，消化不良诸症，皆有神效"。适用于饮食停滞、食积不化之脘腹胀满疼痛、嗳腐吞酸、恶心呕吐、大便黏臭不爽或泄泻。因其还有涩精止遗、通淋化石之效，所以还用于治疗肾虚遗精、遗尿及石淋等。

【现代研究】　鸡内金含有角蛋白、氨基酸及微量胃蛋白酶、淀粉等，具有促进胃液分泌、使胃液的酸度及消化能力增强的作用，同时还可使胃运动加强，排空加快，减少胃肠胀气。鸡内金是临床常用的消食健胃药，其消食健胃消胀的功效显著，大凡慢性胃炎出现饮食积滞者均可应用，不仅可与其他药物配合应用，也可单独研末服用。

【用法用量】　水煎服，3～10g；研末服，每次1.5～3g。研末用效果比煎剂好。

【注意事项】　无积滞者不宜用。

十二、竹茹

【性味归经】　甘，微寒。归肺、胃经。

【功效应用】　清热化痰，除烦止呕。《本草逢原》中谓竹茹"清胃府之热，为虚烦烦渴胃虚呕逆之要药"。作为清热化痰、除烦止呕之佳品，竹茹用于治疗胃热呕吐、呃逆、嗳气，以及痰热咳嗽、心烦不眠等，因其还有凉血止血的作用，所以还用于治疗吐血、衄血、崩漏等。

【现代研究】　竹茹能抑制幽门螺杆菌，有助于消除胃黏膜炎症，还是治疗呕吐的常用中药之一，大凡急慢性胃炎、胃及十二指肠溃疡、胃下垂等出现恶心呕吐者，都可根据病情选用。竹茹治疗慢性胃炎多与半夏、枳实、陈皮等配合应用，对慢性胃炎出现胃热呕吐、脘腹痞满不适者，用之每获良效。有报道以橘皮竹茹汤加减治疗慢性非萎缩性胃炎80例，结果显效56例，有效12例，总有效率为85%，其中恶心呕吐的缓解率达100%。

【用法用量】　水煎服，6～10g。生用清化痰热，姜汁炙用止呕。

【注意事项】　胃寒呕吐及感寒夹食作呕者忌服。

十三、黄连

【性味归经】　苦，寒。归心、肝、胃、大肠经。

【功效应用】 清热燥湿，泻火解毒。适用于温热病高热烦躁、神昏谵语，血热妄行之衄血、吐血，湿热中阻之脘腹痞满、恶心呕吐、泄泻痢疾，胃火炽盛之呕吐吞酸、消谷善饥，以及暑温、黄疸、目赤肿痛、皮肤湿疹、痈肿疔疮、口舌生疮、牙痛等。

【现代研究】 黄连含有小檗碱、黄连碱、防己碱、药根碱、木兰花碱等大量生物碱以及阿魏酸、黄柏酮、黄柏内酯等成分，具有抗细菌、抗病毒、消炎利胆、解热健胃、镇静降压、抗胃溃疡、抗肿瘤、降血糖等作用，对幽门螺杆菌有较强的抑制作用，可使胃肠平滑肌兴奋，能健胃消食，扩张血管，保护心肌，纠正心律失常，改善心功能，同时还有降血脂和抗血小板聚集等功效。黄连是现今临床常用的中药之一，广泛应用于急慢性肠炎、痢疾、上呼吸道感染、各种痈肿、胆囊炎、烧伤、高血压、心律失常、充血性心力衰竭、中风、急慢性肝炎、胃炎、胃溃疡等疾病的治疗。黄连治疗慢性胃炎多根据其清热燥湿、泻火解毒的功能复方入药，对寒热错杂型、脾胃湿热型以及热伤胃络型者尤为适宜，常用方剂如左金丸、半夏泻心汤等。

【用法用量】 水煎服，2~10g；研末吞服，1~1.5g，每日3次。炒用能降低寒性，姜汁炙用清胃止呕，酒炙清上焦火，猪胆汁炒泻肝胆实火。

【注意事项】 本品大苦大寒，过服久服易伤脾胃，脾胃虚寒者忌服。苦燥伤津，阴虚津伤者慎用。

十四、乌梅

【性味归经】 酸、涩，平。归肝、脾、肺、大肠经。

【功效应用】 敛肺止咳，涩肠止泻，安蛔止痛，生津止渴。《本草逢原》中说乌梅"酸收，益精开胃，能敛肺涩肠，止呕敛汗，定喘安蛔"，适用于胃酸缺乏、胃阴不足、虚火灼胃所致的胃脘灼痛，口舌干燥，大便秘结；蛔厥腹痛呕吐、虚热消渴，以及肺虚久咳、久泻久痢等。

【现代研究】 乌梅含有柠檬酸、苹果酸、琥珀酸、谷甾醇、蜡样物质及齐墩果酸样物质等，能增强机体免疫功能，对幽门螺杆菌有明显的抑制作用，同时能松弛奥狄括约肌，并能使胆囊收缩，促进胆汁分泌，有解痉、驱蛔止痛的作用。乌梅治疗慢性胃炎多根据辨证复方入药，适用于胃阴不足、胃酸缺乏的患者，在慢性萎缩性胃炎中尤其常用。

【用法用量】 水煎服，3~10g；大剂量可用30g。止泻止血宜炒炭用。

【注意事项】 外有表邪或内有实热积滞者均不宜用。胃酸过多者慎服。

十五、麦芽

【性味归经】 甘，平。归脾、胃、肝经。

【功效应用】 消食健胃，回乳消胀。《本草纲目》中说麦芽"消化一切米面诸果食积"，《别录》中说其"消食和中"，《药性论》中则有"麦芽，消化宿食，破冷气，去心腹胀满"之记载。适用于脾胃虚弱、肝郁气滞之脘腹胀满、食欲不振、嗳腐吞酸、大便秽臭。因其还有回乳消胀之功效，所以还用于断乳乳房胀痛等。

生麦芽健脾和胃，疏肝行气；炒麦芽行气消食回乳。单用本品煎服既可消食化积，也可与谷芽、山楂、神曲等配伍；若脾胃虚弱、运化无力而致食积不消、食后腹胀等，可与党参、白术、陈皮等健脾行气药配伍。

【现代研究】 麦芽含有淀粉酶、转化糖酶、蛋白质分解酶、B族维生素、麦芽糖、葡萄糖、磷脂及微量大麦芽碱等，其中所含的消化酶及B族维生素有助消化作用，麦芽煎剂对胃酸和胃蛋白酶的分泌有促进作用。麦芽是临床常用的消食健胃药之一，也是治疗慢性胃炎的良药，通常取其消食健胃的功效与其他药物配伍应用。

【用法用量】 水煎服，10～15g；大剂量可用30～120g。生麦芽功偏消食健胃，炒麦芽多用于回乳消胀。

【注意事项】 哺乳期妇女不宜使用。

十六、神曲

【性味归经】 甘、辛，温。归脾、胃经。

【功效应用】 本品具有消食和胃之功效。《本草纲目》中说神曲"消食下气，除痰逆霍乱泄痢胀满诸气"，《药性论》中说其"化水谷宿食，癥结积滞，健脾暖胃"。治食积不化、脘腹胀满、纳呆呕吐、腹痛泻痢，常配伍麦芽、山楂、莱菔子等同用；治脾胃虚弱、运化不良、食滞中阻，可与党参、白术、陈皮等健脾行气药同用；治积滞日久不化，脘腹攻痛胀满，可与木香、厚朴、三棱等同用。

【现代研究】 神曲含有酵母菌、酶类、B族维生素、麦角固醇、挥发油、苷类等成分，具有促进消化、增进食欲等作用。神曲是临床常用的消食健胃药之一，也是治疗慢性胃炎的良药，通常取其消食和胃之功效与其他药物配伍应用，对中医辨证属饮食停滞型者尤为适宜，常用方剂如保和丸。

【用法用量】 水煎服，6～15g。

【注意事项】 阴虚火盛、无食滞者慎用。

十七、莱菔子

【性味归经】 辛、甘，平。归脾、胃、肺经。

【功效应用】 本品具有消食除胀，降气化痰之功效。《医学衷中参西录》中称："莱菔子，无论或生或炒，皆能顺气开郁，消除胀满，此乃化气之品，非破气之品。"莱菔子味辛能行散，消食化积之中尤善行气消胀通便，适用于食积气滞所致的脘腹胀满、腹痛泄泻等症状，常与山楂、神曲、陈皮等配伍；或用上方加白术攻补兼施，治食积气滞兼脾虚者。

【现代研究】 莱菔子含有挥发油、芥子碱、芥子碱硫酸氢盐、莱菔子素、黄酮等成分，具有促进消化、改善胃肠功能之功效，同时还有降压、抗炎及抑制大肠杆菌、痢疾杆菌、伤寒杆菌等作用。莱菔子用于治疗慢性胃炎主要取其消食除胀降气之功效与其他药物配合应用，适用于食积气滞、肝胃不和、胃失和降之患者，可有效缓解胃脘部胀满疼痛、纳差恶心、嗳气吞酸、大便秘结等症状。

【用法用量】 水煎服，6～10g。生用涌吐风痰，炒用消食下气化痰。

【注意事项】 本品辛散耗气，气虚及无食积、痰滞者慎用。不宜与人参同用。

十八、厚朴

【性味归经】 苦、辛，温。归脾、胃、肺、大肠经。

【功效应用】 行气，燥湿，消积，平喘。《本草汇言》中说："厚朴，宽中化滞，平胃气之药也。凡气滞于中、郁而不散，食积于胃、羁而不行，或湿郁积而不去，湿痰聚而不散，用厚朴之温可以燥湿，辛可以清痰，苦可以下气也。"适用于湿阻中焦、气滞不利所致的脘痞腹胀腹痛，恶心呕吐；肠胃积滞之脘腹胀满，嗳气吞酸，纳差恶心，大便秘结，以及痰饮喘咳、胸闷等。

【现代研究】 厚朴含有厚朴酚、四氢厚朴酚、异厚朴酚和挥发油、木兰箭毒碱等成分，对幽门螺杆菌、肺炎球菌、痢疾杆菌、金黄色葡萄球菌、溶血性链球菌等多种细菌有抑制作用，对胃肠平滑肌有双向调节作用。厚朴治疗慢性胃炎主要取其行气燥湿消积之功效与其他药物配合应用，适用于出现湿阻中焦、肠胃积滞的患者，可有效缓解胃脘部胀满不适、疼痛、纳差、嗳气、恶心呕吐等症状，常用方剂如平胃散、厚朴三物汤等。

【用法用量】 水煎服，3～10g。

【注意事项】 孕妇慎用。

十九、山楂

【性味归经】 酸、甘，微温。归脾、胃、肝经。

【功效应用】 本品具有消食健胃，行气散瘀，化浊降脂之功效。《本草衍义补遗》中谓山楂"健胃，行结气，治妇人产后儿枕痛，恶露不尽"。《本草纲目》中则说山楂"化饮食，消肉积、癥瘕、痰饮、痞满吞酸、滞血痛胀"。作为消食健胃、行气化积散瘀之佳品，山楂用于治疗肉积不消、腹胀腹痛、食积腹泻以及血瘀阻滞的产后腹痛、恶露不尽、癥瘕痞块等。近年来常用于治疗高血压、冠心病、高脂血症、慢性肝炎、慢性胃炎、肝硬化、细菌性痢疾、神经衰弱、消化不良等。另外，本品还可用于泻痢腹痛、瘀阻肿痛等。

本品单用煎服有效，或配伍神曲、炒麦芽等，以增强消食之力；若食积气滞、腹胀满痛较甚者，可配伍陈皮、枳实、砂仁等行气调中药同用。

【现代研究】 山楂含有山楂酸、鞣质、果糖、苷类、维生素 C 等成分，能增加胃中消化酶的分泌，促进消化，同时还有降血脂、降血压、止痛、抗癌、调节免疫功能、改善微循环、抗菌等多种作用。山楂用于治疗慢性胃炎多取其消食健胃、活血化瘀的功能，与其他药物配伍应用，对慢性胃炎出现消化不良、腹胀、腹痛者，用之每获良效。慢性萎缩性胃炎应用山楂，不仅可增进食欲，缓解腹胀腹痛等症状，还可有效减轻其"血瘀证"。

【用法用量】 水煎服，10～15g；大剂量可用 30g。生山楂用于消食散瘀，焦山楂用于止泻止痢。

【注意事项】 无积滞者及胃酸过多者慎服。

二十、白豆蔻

【性味归经】 辛，温。归肺、脾、胃经。

【功效应用】 化湿行气，温中止呕。《开宝本草》中说白豆蔻"主积冷气，止呕逆反胃，消谷下气"。适用于湿滞中焦及脾胃气滞之脘腹胀满，不思饮食，胃寒湿阻气滞之恶心呕吐等。

【现代研究】 白豆蔻含有挥发油，油中主要成分为右旋龙脑及右旋樟脑，具有促进胃液分泌，增进胃肠蠕动，制止肠内异常发酵，祛除胃肠积气，以及芳香健胃、止呕等作用。白豆蔻是临床常用的化湿行气止呕药，在慢性胃炎患者中湿浊阻滞者相当常见，所以白豆蔻是治疗慢性胃炎的主要药物之一。白豆蔻治疗慢性胃炎通常与砂仁、厚朴、陈皮等药配合应用，可有效地缓解胃脘部胀满不适、纳差恶心、嗳气吞酸等症状。

【用法用量】 水煎服，3～6g。入散剂为好，入汤剂宜后下。

【注意事项】 阴虚血燥而无寒湿者不宜用。

二十一、石斛

【性味归经】 甘，微寒。归胃、肾经。

【功效应用】 养阴清热，益胃生津。《本草纲目拾遗》中说石斛"清胃，除虚热，生津，已虚损。以之代茶，开胃健脾"。适用于胃阴不足、胃热炽盛之口渴咽干、胃脘嘈杂、隐痛或灼痛、食少呕逆；热病伤津之低热烦渴、口燥咽干。由于其还有补肾养肝明目及强筋骨之功效，所以也用于治疗肾虚目暗、视力减退、内障失明等。

【现代研究】 石斛含有石斛碱、石斛胺碱、石斛次碱、石斛星碱、石斛因碱以及黏膜质、淀粉等，能增强胃肠蠕动，具有促进胃液分泌、助消化之功效，同时还有增强代谢、抗衰老等作用。作为益胃生津的良药，石斛治疗慢性胃炎常与麦冬、竹茹、白芍等配伍应用，主要用于中医辨证属胃阴不足、胃热津伤、胃热炽盛之患者。由于慢性萎缩性胃炎多有胃阴不足的情况存在，所以石斛在慢性萎缩性胃炎的治疗中应用较多。

【用法用量】 水煎服，10~15g，鲜品用15~30g。

【注意事项】 虚而无火、实热苔腻、腹胀饱满者皆不宜用。

二十二、香橼

【性味归经】 辛、微苦、酸，温。归肝、脾、胃、肺经。

【功效应用】 疏肝解郁，理气宽中，化痰止咳。《本草从新》中说香橼"平肝舒郁，理肺气，通经利水"。《本草便读》中则有"下气消痰，宽中快膈"的记载。适用于脾胃气滞之脘腹胀痛、嗳气吞酸、呕恶食少，肝郁胸胁胀痛，以及湿痰咳嗽痰多等。

【现代研究】 香橼含有橙皮苷、柠檬酸、苹果酸、维生素C及挥发油等成分，具有促进胃肠蠕动、助消化及止痛等作用。香橼是临床常用的理气药，也是治疗慢性胃炎胃脘痛的良药，其止痛消胀作用显著，通常与佛手、柴胡等配合应用以增强疗效，大凡慢性胃炎出现肝郁气滞及脾胃气滞者均可应用。

【用法用量】 水煎服，3~10g。

【注意事项】 阴虚血燥及孕妇气虚者慎用。

二十三、乌贼骨

【性味归经】 咸，微温。归肝、肾经。

【功效应用】 收敛止血，制酸止痛，固精止带，收湿敛疮。适用于胃脘疼痛、泛吐酸水、出血（便血、吐血、外伤出血），以及妇女崩漏下血、赤白带下，男子遗精，疮疡、湿疹、溃疡久不愈合等。

【现代研究】 乌贼骨含有碳酸钙、壳角质、黏液质、氯化钠、磷酸钙等成分，具有中和胃酸的作用，能在溃疡表面上形成一层保护膜，并使出血趋于凝结，从而促使溃疡面炎症吸收，阻止出血，减轻局部疼痛。乌贼骨制酸止痛的功效显著，其治疗慢性胃炎通常与延胡索、白及、贝母、瓦楞子等药配合应用，适用于胃脘部疼痛、反酸及伴有出血的患者。

【用法用量】　水煎服，6～12g。

【注意事项】　阴虚多热者慎用。

二十四、佛手

【性味归经】　辛、苦，温。归肝、脾、胃、肺经。

【功效应用】　疏肝解郁，理气和中，燥湿化痰。《本草便读》中说佛手"理气快膈，唯肝脾气滞者宜之"。适用于肝郁胸胁胀痛，肝胃气痛，脾胃气滞之脘腹胀痛、呕恶食少，以及久咳痰多、胸闷胁痛等。

【现代研究】　佛手含有柠檬油素及微量香叶木苷和橙皮苷等成分，具有显著的缓解胃肠平滑肌痉挛的作用，大凡气机郁滞所致的脘腹胀满疼痛、恶心呕吐诸症均可应用。佛手是临床常用的理气药，也是治疗慢性胃炎的常用中药之一，为了调理中焦脾胃，临床上70%以上的治疗慢性胃炎的中药处方中都用有佛手。佛手用于治疗慢性胃炎多与生姜、青皮、木香、砂仁、白术等配伍应用，对缓解脘腹胀满、纳差腹痛等症状效果显著，适用于肝郁气痛、脾胃气滞的患者。

【用法用量】　水煎服，3～10g。

【注意事项】　阴虚火旺、无气滞者慎用。

二十五、木香

【性味归经】　辛、苦，温。归脾、胃、大肠、胆、三焦经。

【功效应用】　行气止痛。《本草纲目》中称"木香乃三焦之气药，能升降诸气"。《药性论》云："治女子血气刺心，心痛不可忍，末，酒服之。治九种心痛，积年冷气，痃癖癥块胀痛，逐诸壅气上冲烦闷。"本品长于行肠胃滞气并有止痛作用，适用于肝郁不舒、脾胃气滞之腹胀痛，脾虚气滞之脘腹胀满、食少便溏，饮食积滞之脘腹胀痛、大便秘结或泻而不爽，湿热泻痢之里急后重，以及胸腹胁痛、黄疸等。

【现代研究】　木香含有挥发油、树脂、木香碱等成分，其中挥发油主要含有单紫杉烯、α-紫罗兰酮、木香烯内酯、木香酸、木香醇、水芹烯等。木香对消化系统功能呈双向调节作用，既能抑制胃肠运动，又能兴奋胃肠运动，并能促使消化液分泌，同时还能缓解胃肠气胀所致的腹痛诸症。木香是临床常用的理气类中药之一，广泛应用于急慢性肠炎、急慢性胃炎、痢疾、胆石症、胆绞痛、黄疸、大便秘结等的治疗。慢性胃炎患者常有胃脘部痞满不适、腹胀、腹痛、纳差等症状，木香有行气止痛消胀之功效，能有效缓解上述症状。木香治疗慢性胃炎多取其行气止痛之功效入药，常用方剂有香砂六君子汤、木香槟榔丸、香连丸等。

【用法用量】　水煎服，3～10g。生用行气力强，煨用行气力缓而多用于止泻。

【注意事项】　阴虚津液不足者慎用。

二十六、瓦楞子

【性味归经】　咸，平。归肺、胃、肝经。

【功效应用】　消痰软坚，化瘀散结，制酸止痛。《医林纂要》中说瓦楞子"去一切痰积，血积，气块，破癥瘕，攻瘰疬"。适用于瘰疬瘿瘤、癥瘕痞块。由于其具有制酸止痛之功效，所以也用于治疗胃酸过多、肝胃不和之胃痛吐酸等。

【现代研究】　瓦楞子主要含有碳酸钙，并含有机质及少量镁、铁、硅酸盐、磷酸盐等，具有中和胃酸、减轻胃溃疡、消除胃脘部疼痛之功效。瓦楞子治疗慢性胃炎主要取其制酸止痛之功效与其他药物配合应用，大凡慢性胃炎出现胃脘部疼痛、吐酸症状者均可应用，对胃酸分泌过多的患者尤为适宜。

【用法用量】　水煎服，10～15g，宜先煎。研末服，每次1～3g。生用消痰散结，煅用制酸止痛。

【注意事项】　无痰积及胃酸缺乏者不宜用。

二十七、玉竹

【性味归经】　甘，微寒。归肺、胃经。

【功效应用】　养阴润燥，生津止渴。《本草正义》中说："玉竹，味甘多脂，柔润之品……今唯肺胃燥热，津液枯涸，口渴嗌干等症，而胃火炽盛，燥渴消谷，多食易饥者，尤有甚效。"适用于胃热炽盛，阴津耗伤所致的消谷易饥，胃脘灼热疼痛；阴虚肺燥的干咳少痰，以及热病伤津之烦热口渴、消渴等。

【现代研究】　玉竹含有铃兰苦苷、铃兰苷、小奈酚苷、槲皮醇苷和维生素A、黏液质等，有促进胃液分泌及健胃等作用。玉竹乃养阴生津之良药，慢性胃炎尤其是慢性萎缩性胃炎多有胃阴不足的情况存在，所以在慢性胃炎的治疗中常用玉竹。玉竹治疗慢性胃炎多与生地、麦冬等药配伍应用，代表方剂如益胃汤，对缓解胃脘部灼热疼痛、消谷善饥等症状效果显著，只要慢性胃炎出现胃阴不足之病机，均可选用。

【用法用量】　水煎服，10～15g。

【注意事项】　阳衰阴盛、脾胃有痰湿气滞者不宜用。

第二节　慢性胃炎常用药对

一、半夏、生姜

【单味功用】

（1）半夏：辛，温。有毒。归脾、胃、肺经。功效：燥湿化痰，降逆止呕，消痞散结，和胃安神。《主治秘要》云："燥胃湿，化痰，益脾胃气，消肿散结，除胸中痰涎。"半夏燥湿祛痰的作用较佳，尤善于治脏腑之湿痰，常用于治疗湿痰阻肺之咳嗽气逆、痰多质稀，寒痰伏肺之呼吸急促、喉中哮鸣，痰浊中阻之眩晕，以及癫狂、痰厥、中风之阴闭证等。根据半夏降逆止呕、消痞散结、和胃安神之功效，还用于治疗各种呕吐、心下痞、结胸、梅核气、瘿瘤痰核、痈疽肿毒以及不寐症等。

现代研究及应用：现代研究表明，半夏含有 P-谷甾醇、葡萄糖苷、多种氨基酸、挥发油、皂苷、辛辣性醇类、胆碱、左旋麻黄碱等生物碱以及少量淀粉、脂肪等，具有祛痰、镇咳、镇吐、镇静催眠、降压、抗癌等作用，能调节自主神经功能，纠正心律失常，改善微循环。现在广泛应用于高血压病、神经衰弱、高脂血症、糖尿病、内耳眩晕症、急慢性胃炎、冠心病、中风等疾病的治疗。半夏的主要功能为燥湿化痰、和胃消痞、降逆止呕，是脾胃两经的要药，慢性胃炎患者多有痰浊阻滞之病理机制，常出现胃脘部痞塞不适、纳呆恶心等症状，故为治疗慢性胃炎的常用药物，不过临床中多根据辨证取复方制剂，单独应用者较为少见。

（2）生姜：性味辛、微温。功效：发汗解表，温中止呕，温肺止咳，解鱼蟹毒，解药毒。本品为芳香性辛辣健胃药，有温暖、兴奋、发汗、止呕、解毒等作用，特别对于鱼蟹毒，半夏、天南星等药物中毒有解毒作用。适用于外感风寒、头痛、痰饮、咳嗽、胃寒呕吐；在遭受冰雪、水湿、寒冷侵袭后，急以姜汤饮之，可增进血行，驱散寒邪。现代药理证明本品对消化道有轻度刺激作用，可使肠张力、节律及蠕动增加，有时继之以降低，可用于因胀气或其他原因引起的肠绞痛。

【配对应用】　半夏、生姜性味相同，辛温燥散，均具降逆、止呕、和胃、化痰之功。二药配伍，协同为用，半夏降逆止呕为主，生姜化水止呕为辅，且又具温中化饮之功，以见"佐"效；半夏降气化痰，"使"意显见，各身兼双职，药半功倍，堪称配伍一绝。另外，半夏为有毒之品，生姜可制半夏之毒，自属相畏配对，制其所短，展其所功，更好地发挥和胃降逆作用。临床应用于水饮停胃而见呕吐清水痰涎，苔白腻等症。

【用法用量】　半夏6~10g，生姜10g。

【应用禁忌】　半夏、生姜性温燥，故热痰、燥痰之证不宜。

二、川楝子、延胡索

【单味功用】

（1）川楝子：苦，寒。归肝、胃、小肠、膀胱经。本品苦能胜湿，寒可泄热，它既能疏肝泄热、解郁止痛，用于治疗肝郁气滞、肝胆火旺所引起的两胁胀痛、闷痛、脘腹疼痛，以及疝气疼痛，甚则痛引腰腹；又能杀虫、行气止痛，用于治疗肠道寄生虫病引起的腹痛等症。

（2）延胡索：又名元胡，辛、苦，温。归肝、脾、心经。功效：活血，行气，止痛。《本草纲目》中说："延胡索，能行血中气滞，气中血滞，故专治一身上下诸痛。"适用于气血瘀滞之诸痛证，大凡胸痹心痛、胃痛、肝郁气滞之胁肋胀痛，以及产后瘀滞腹痛、寒疝腹痛、风湿痹痛等均可用之。

现代研究证明：延胡索含有延胡索甲素、延胡索丙素、延胡索乙素、右旋海碱、黄连碱、延胡索丑素等成分，具有明显的镇痛及镇静作用，能抑制胃酸分泌，使胃酸总量显著减少，并具有抗溃疡的功效；延胡索用于治疗慢性胃炎主要取其行气活血止痛的功效与其他药物配合应用，常用方剂如金铃子散，大凡慢性胃炎出现胃脘部疼痛不适症状者均可应用，对中医辨证属气血瘀阻之患者尤为适宜。

【配对应用】 川楝子苦寒降泻，清肝火、除湿热、止疼痛；延胡索辛散温通、活血散瘀，理气止痛。二药伍用，相得益彰，清热除湿、行气活血、理气止痛甚效。临床应用于慢性胃炎及胃、十二指肠溃疡引起的胃痛不舒。

【用法用量】 川楝子 $6 \sim 10g$，延胡索 $6 \sim 10g$。

【应用禁忌】 无特殊禁忌。

三、百合、乌药

【单味功用】

（1）百合：甘，微寒。归肺、心经。功效：润肺止咳，清心安神。百合味甘而善润肺补虚止咳，清热养阴。而《药性论》谓其能"除心下急、满、痛"，陈修园在《时方妙用》中的百合汤，选用了百合与乌药配伍，两者寒热并用，则刚柔相济，主治心口痛、气痛等。而现代运用百合与行气止痛的乌药、川楝子等，治疗胃脘痛，疗效甚好，对于顽固性疼痛，再合丹参饮，则疗效更佳，临床每多取效。此外，百合与丹参、合欢皮、生地、麦冬等药配伍，清心补虚安神，用于心悸怔忡。

现代药理证明：百合水提液有强壮、耐缺氧、镇静、抗过敏等作用；能抑制癌细胞有丝分裂，阻止癌细胞的增殖。

（2）乌药：辛，温。归肺、脾、肾、膀胱经。功效：行气止痛，温肾散寒。适用于寒凝气滞所致的胸腹诸痛，宿食不消，反胃呕吐。由于其还能温肾散寒、缩尿止遗，所以还用于治疗尿频、遗尿、寒庙腹痛等。现代研究证明：乌药含有生物碱和挥发油，油中主要成分为乌药烷、乌药烃、乌药醇、乌药酸、乌药醇酯等。乌药对胃肠道平滑肌有兴奋和抑制的双向调节作用，能促进消化液的分泌，增进肠蠕动，促进肠道气体的排除。乌药治疗慢性胃炎通常根据辨证与其他药物配伍应用，适用于出现寒凝气滞之患者，常用方剂如天台乌药散，单独应用者鲜见。

【配对应用】　《本经》言"百合，味甘平，主邪气，腹胀心痛"。《丹溪心法》释曰："心痛，即胃脘痛。"乌药味辛性温，能开郁散寒，疏畅经气，调肝宽中，且善止痛。二药一动一静，润而不滞，共奏行气解郁，清热止痛之功。对于慢性萎缩性胃炎由于气郁阴伤，胃镜下黏膜变薄、皱襞细小，黏膜呈灰白色者用之最恰。

【用法用量】　百合 6～12g，乌药 3～9g。

【应用禁忌】　风寒痰嗽和中寒便溏者慎服。

四、黄连、吴茱萸

【单味功用】

(1) 黄连：苦，寒。归心、肝、胃、大肠经。其功效为清热燥湿，泻火解毒。适用于温热病高热烦躁、神昏谵语、血热妄行之衄血、吐血，湿热中阻之脘腹痞满、恶心呕吐、泄泻痢疾、胃火炽盛之呕吐吞酸、消谷善肌，以及暑温、黄疸、目赤肿痛、皮肤湿疹、痈肿疔疮、口舌生疮、牙痛等。

现代研究证明：黄连含有小檗碱、黄连碱、防己碱、药根碱、木兰花碱等大量生物碱以及阿魏酸、黄柏酮、黄柏内酯等成分，具有抗细菌、抗病毒、消炎利胆、解热健胃、镇静降压、抗胃溃疡、抗肿瘤、降血糖等作用，对幽门螺杆菌有较强的抑制作用，可使胃肠平滑肌兴奋，能健胃消食，扩张血管，保护心肌，纠正心律失常，改善心功能，同时还有降血脂和抗血小板聚集等功效。黄连是现今临床最常用的中药之一，广泛应用于急慢性肠炎、痢疾、上呼吸道感染、各种痈肿、胆囊炎、烧伤、高血压病、心律失常、充血性心力衰竭、脑卒中、糖尿病、急慢性肝炎、胃炎、胃溃疡等疾病的治疗。黄连用于治疗慢性胃炎多根据其清热燥湿、泻火解毒的功能复方入药，对寒热错杂型、脾胃湿热型以及热伤胃络型尤为适宜，常用方剂如左金丸、半夏泻心汤等。

(2) 吴茱萸：辛、苦，热；有小毒。归肝、脾、胃、肾经。功效：散寒止痛，温中止呕，温阳止泻。本品辛散苦泄，性热温通，善于温散寒凝止痛，用于治疗各种寒痛证。如治疗肝胃气痛，取其疏肝暖胃、散寒止痛的作用，治疗肝郁胃寒的脘腹胀痛，如本品常与丁香、高良姜、砂仁等相配，治疗胃寒痛，若肝火犯胃，呕吐吞酸，多用吴茱萸与黄连相伍，如《丹溪心法》的左金丸，用吴茱萸1份、黄连6份为丸服即是此义，临证中常加入柴胡、白芍、竹茹等增强疗效。本品还长于温中散寒、降逆止呕止呃，用于治疗胃寒的呕逆证、呃逆证。有人报道用吴茱萸配肉桂研末，以醋调，敷于双侧涌泉穴，可以治疗顽固性呃逆。本品尚有散寒燥湿的作用，宜用于阳虚寒湿的泄泻证，以单味吴茱萸研末，醋调外敷于脐部，治疗腹泻有较好疗效。

现代药理证明：本品有镇痛作用。煎剂口服有止呕及抗盐酸性胃溃疡、消炎痛加乙醇性胃溃疡的作用。对水侵应激性和结扎幽门性胃溃疡有抑制形成的倾向。其煎剂对离体兔小肠活动有双向作用，当低浓度时兴奋，高浓度时抑制。本品还能制止肠胃异常发酵，并有抑菌作用。

【配对应用】　黄连苦寒，清热燥湿，泻火解毒，清心除烦；吴茱萸辛苦且热，辛散温通，性质沉降，入中焦，长于温暖脾胃阳气以散寒止痛，又能降胃气而止呕，且温肝暖肾。二药寒热配对，"黄连为主，以实则泻子之法，以直折其上炎之势；吴茱萸从类相求，引热下行，并以辛燥，开其肝郁"（《删补名医方论》）共奏清泻肝火、降逆和胃、开郁散结之功。另外，黄连清肠止痢，吴茱萸温中行气，两药合用，还有清热燥湿止痛之能。临床应用于：①肝郁化火横逆犯胃所致胁肋胀痛，呕吐吞酸，嗳气，口苦咽干者。②便中带血、痔疮肿痛等症。③胃炎、食道炎、胃溃疡等症。

【用法用量】　黄连3~9g，吴茱萸1~6g。

【应用禁忌】　无特殊禁忌。

五、五灵脂、蒲黄

【单味功用】

（1）五灵脂：为鼯鼠科动物复齿鼯鼠的干燥粪便。本品如凝脂，受五行之灵气而得名。苦、甘，性温。归肝、脾经。能通利血脉、散瘀止痛、用于治疗气血瘀滞，心（包括冠心病心绞痛）、腹（包括胃痛、病痛）、胁、肋诸痛，以及痛经、经闭、产后瘀阻等症。五灵脂炒用，能够化瘀止血，用于治疗妇女崩漏、月经过多等症。

（2）蒲黄：为香蒲科植物水烛香蒲、东方香蒲或同属植物的成熟花粉。甘、辛，凉。归肝、心包经。本品生用性滑，长于行血消瘀，用于治疗心痛、胃痛、腹痛、痛经、产后瘀滞腹痛等症；炒用收涩、善于止血，用于治疗咳血、吐血、衄血、尿血、便血，以及崩漏下血等症。

【配对应用】　蒲黄辛香行散，性凉而利，专入血分，功善凉血止血，活血消瘀；五灵脂气味俱厚，专走血分，功专活血行瘀，行气止痛。二药伍用，通利血脉、活血散瘀、消肿止痛的力量增强。临床应用于慢性胃炎引起的胃脘痛。

【用法用量】 五灵脂 3~9g，蒲黄 6~9g。

【应用禁忌】 无特殊禁忌。

六、刺猬皮、九香虫

【单味功用】

（1）刺猬皮：为刺猬的干燥外皮。苦、甘，平。功用：凉血，解毒，止痛。主治：胃脘疼痛、反胃呕吐、便血、血痢、痔疮等症。

（2）九香虫：为蝽科昆虫九香虫的干燥体。咸，温。归肝、脾、经。能理气止痛，温中助阳。用于胃寒胀痛，肝胃气痛，肾虚阳痿，腰膝酸痛。

【配对应用】 刺猬皮与九香虫，前者味苦性平，能降气止痛、凉血止血，后者味咸性温，能理气止痛、温中壮阳，二者配合，一理一降，一寒一温，共奏祛瘀通络止痛之功。

【用法用量】 刺猬皮 6~12g，九香虫 3~9g。

【应用禁忌】 阴虚阳亢者慎服。

七、三七、白及

【单味功用】

（1）三七：甘、微苦，温。归肝、胃、大肠经。主要功效为化瘀止血，消肿定痛。本品甘微苦，活血化瘀，具有止血不留瘀的特点，对出血兼有瘀滞者最为适宜且消肿定痛，常用于跌打损伤，瘀血肿痛等证，此外近年用本品治疗冠心病心绞痛有一定疗效。

现代药理研究，三七含有三七皂苷、五加皂苷、槲皮素、β-谷甾醇。有明显抗凝作用，能抑制血小板聚集，促进纤溶，并使全血黏度下降；能增加冠脉流量，降低心肌耗氧量，促进冠脉梗塞区侧支循环的形成，增加心输出量并有抗心律失常作用；有抗炎及镇痛，镇静作用；此外，还有增强"肾上腺皮质"，调节代谢、保肝、抗衰老及抗肿瘤作用。

（2）白及：苦、甘、涩，微寒。归肺、肝、胃三经。主要功效为收敛止血，消肿生肌，杀虫敛疮。本品取植物白及的块茎，长于苦涩，专擅收敛止血，消肿生肌。《本草纲目》言之"入肺止血"，堪称治疗咯血之要药，故不论是咯血、吐血、鼻衄及外伤出血均可用之；又因其味苦收涩，涩可收敛生肌，为疮疡已溃未溃之良药，亦可治疗手足皲裂、肛裂等。

现代药理研究，新鲜白及块茎含水分14.6%，淀粉30.48%，葡萄糖1.5%，又含挥发油、黏液质等。黏液质能缩短凝血时间及抑制纤溶作用，具有良好的局部止血作用，并能形成人工血栓而止血。

【配对应用】 三七甘温微苦，为止血化瘀之佳品，且止血而不留瘀。《本草求真》云："三七，世人仅知功能止血止痛，殊不知因血瘀而疼作，血因敷散则血止，三七气味苦温，能入血分化其血瘀。"白及苦甘性凉，质黏而涩，为收敛止血良药，擅入肺、胃两经，以收敛止血、消肿生肌为其长。三七以散为主，白及以收为要。二药相配，相辅相助，增强止血之力。三七随白及入肺，共同发挥宁肺络止血的作用，三七行散之力又可制白及黏腻收涩之性，以防血止留瘀。二者一散一敛，相互制约，其止血化瘀消肿之力更强。临床应用于慢性胃炎及胃溃疡引起的胃出血等。

【用法用量】 三七3~6g，白及6~10g。

【应用禁忌】 本药对主要用于胃出血症状，无出血性病变则应慎用。

八、三七、珍珠粉

【单味功用】

(1) 三七：见三七、白及药对。

(2) 珍珠粉：是用三角帆蚌、褶纹冠蚌、马氏珠母贝等贝类动物所产珍珠，磨制而成的粉状物，珍珠具有安神定惊、明目去翳、解毒生肌等功效，现代研究还表明，珍珠在提高人体免疫力、延缓衰老、祛斑美白、补充钙质等方面都具有独特的作用。

【配对应用】 三七可散瘀和血、消肿定痛、止血；珍珠粉亦能止血止痛。二药相合，相得益彰，可活血化瘀，善治血瘀脘痛，共奏散瘀止痛、化瘀止血之功。

【用法用量】 三七3~6g，珍珠粉1~3g。

【应用禁忌】 本药对主要用于胃出血症状，无出血性病变则应慎用。

九、旋覆花、代赭石

【单味功用】

(1) 旋覆花：微苦、辛，微温。归肺、脾、胃、大肠经。本品能下气散结、宣肺平喘、行水消痰、降气止噫，用于治疗痰涎壅肺、咳喘痰多以及痰饮蓄结、胸膈痞闷等；还能治疗胃气上逆、呃逆、噫气、呕吐等。

(2) 代赭石：苦，寒。归肝、心经。功效：平肝潜阳，重镇降逆，凉血止血。《医学衷中参西录》中说："治吐衄之证，当以降胃气为主，而降胃气之药，实以代赭石为最效。"代赭石质重性寒，功专"清""降"，适用于肝肾阴虚、肝阳上亢所致的头晕头痛、目胀耳鸣，胃气上逆之呕吐、呃逆、噫气，肺肾不足引起的气逆喘息，血热妄行所致的吐血、衄血、牙宣，以及肝肾不足、冲任不固、气虚血热所致的崩漏下血等证。

现代研究证明：代赭石主含三氧化二铁，混有镉、镁、钴、铬、铜等成分，其中铁含量在40%左右。现代研究表明，代赭石能促进红细胞及血红蛋白的新生，具有镇静中枢神经、止呕吐的作用，对肠管有兴奋作用，使肠蠕动增强，并能收敛胃肠壁，保持黏膜面。根据辨证复方入药，代赭石广泛应用于高血压病、神经衰弱、脑动脉硬化、梅尼埃综合征、脑梗死、慢性胃炎、胃溃疡等疾病的治疗。代赭石用于治疗慢性胃炎主要取其平肝降逆之功效与其他药物配合应用，适用于肝胃不和、胃失和降之患者，可有效缓解胃脘部胀满不适、恶心呕吐、呃逆嗳气等症状。

【配对应用】　旋覆花性温而能下气消痰，降逆以止呕吐，除噫气。代赭石性寒质重，重镇以降逆。一降肺胃之气，一镇肝胃之逆，合用则降逆止呕作用加强，用于痰浊中阻，呕吐痰涎以及嗳气、呃逆之症最为合拍，对神经性呕吐也有良效。

【用法用量】　旋覆花6～10g，代赭石10～30g。

【应用禁忌】　因代赭石含有微量砷，故不宜长期服用。

十、乌贼骨、浙贝母

【单味功用】

（1）乌贼骨：咸，微温。归肝、肾经。功效：收敛止血，制酸止痛，固精止带，收湿敛疮。适用于胃脘疼痛、泛吐酸水，便血、吐血、外伤出血，以及妇女崩漏下血、赤白带下，男子遗精，疮疡、湿疹、溃疡久不愈合等证。

现代研究证明：乌贼骨含有碳酸钙、壳角质、黏膜质、氯化钠、磷酸钙等成分，具有中和胃酸的作用，能在溃疡表面上形成一层保护膜，并使出血趋于凝结，从而促使溃疡面炎症吸收，阻止出血，减轻局部疼痛。乌贼骨制酸止痛的功效显著，用于治疗慢性胃炎通常与延胡索、白及、贝母、瓦楞子等药配合应用，适用于胃脘部疼痛泛酸及伴有出血的患者。

（2）浙贝母：苦，寒，主归肺、心经。功效：清化热痰，开郁散结。浙贝母鳞茎主要含浙贝母碱、去氢浙贝母碱、贝母醇。浙贝母碱在低浓度时对支气管平滑肌有明显扩张作用，高浓度则显著收缩。前者类似阿托品的作用，后者可能系直接兴奋支气管平滑肌所致。浙贝母生物碱大剂量可使血压中等程度降低，呼吸抑制，小量可使血压微升。

【配对应用】　乌贼骨咸涩微温，收敛固涩，中和胃酸，保护黏膜，止酸、止血、止痛；浙贝母苦寒，宣肺化痰，开郁散结。乌贼骨以止酸为主，浙贝母以化痰为要。二药参合，去痰火、中和胃酸，促进创面愈合力增。

【用法用量】　乌贼骨 5 ~ 12g，浙贝母 3 ~ 12g。

【应用禁忌】　无特殊禁忌。

十一、浙贝母、薏苡仁

【单味功用】

（1）浙贝母：见乌贼骨、浙贝母药对。

（2）薏苡仁：甘、淡，微寒。主归脾、肺、肾经。功效：利水渗湿，健脾止泻。本品能渗利水湿，又能健脾而止泻，尤宜于脾虚夹湿之泄泻，如《太平惠民和剂局方》中的参苓白术散，以之与人参、茯苓、白术等同用。又如山药粥，以之与山药、土炒白术、云苓、糯米同用，研细末煮粥食，以健脾养胃。现代药理证明薏苡仁油对离体兔小肠，小剂量时兴奋，大剂量时抑制，薏苡仁醇或水提物对实验动物一些癌细胞有一定的抑制作用，有些成分可使细胞核分裂停止于中期。薏苡仁有抗炎和增强免疫功能的作用。

【配对应用】　浙贝母性味苦寒，功能清肺化痰，开郁散结；薏苡仁性味甘淡，能行气散满，温中止泻。二药伍用，相使相辅，有良好的健脾渗湿止泻、开郁消食除胀之功。临床应用气滞痰聚，兼见脾土失运之腹胀等症。

【用法用量】　浙贝母 3 ~ 12g，薏苡仁 10 ~ 30g。

【应用禁忌】　无特殊禁忌。

第三节　慢性胃炎常用方剂

一、百合乌药汤

【出处】　百合乌药汤出自《医学三字经·心腹痛胸痹第七》，书中提到："心胃疼，有九种，真心痛不治。今所云心痛者，皆心胞络及胃脘痛也。共有九种，宜细辨之……三气痛，香苏专，因大怒及七情之气作痛，宜香苏饮，加延胡索索二钱，七气汤亦妙。又方，用百合一两、乌药三钱，水煎服。""百合汤，治心口痛诸药不效。亦属气痛。百合（一两），乌药（三钱），水二杯，煎八分服。此方余自海坛得来。"

【组成】　百合 30g，乌药 9g。

【用法】　水 200mL，煎至 160mL 温服。

【功效】　和胃止痛。

【方解】　百合最早记载于《神农本草经》，其性甘、微寒；归肺、胃、心经，具有润肺止咳、清心安神和胃之功效。乌药辛，温。归肺、脾、肾、膀胱经，具有行气止痛，温中散寒之功用。百合甘润而又微寒，既可调气又可清热透邪，而乌药可行气温经止痛，两药寒温相配，一走一守，既能透邪健脾和胃，又可发挥行气止痛之功。

加减化裁：寒痛甚者加高良姜、桂枝；湿热内阻者加黄连、公英；胃阴不足者加石斛、玉竹；胃酸过多者加煅瓦楞、乌贼骨；气滞者加佛手、枳实；兼血瘀者加延胡索、五灵脂；脾胃气虚者加党参、黄芪。

【古代应用】　清代陈修园在《时方歌括》中说："百合合众瓣而成，有百脉一宗之象，其色白而入肺，肺气得将，诸气得调。"《药品化义》："乌药，气雄性温，故快气宣通，疏散凝滞，甚于香附。外解表而理肌，内宽中而顺气。以之散寒气，则客寒冷气自除；驱邪气则天行疫瘴即却；开郁气，中恶腹痛，胸膈胀痛，顿然可减；疏经气，中风四肢不遂，初产血气凝滞，渐次能通，皆藉其气雄之功也。"

【现代应用】　用于治疗慢性胃炎、消化道溃疡等消化系统疾病。

二、柴胡疏肝散

【出处】　柴胡疏肝散出自《医学统旨》，书中提到："柴胡二钱，陈皮（醋炒）二钱，川芎一钱半，芍药一钱半，枳壳（麸炒）一钱半，甘草（炙）五分，香附一钱半。"

【组成】　柴胡6g，陈皮6g，川芎5g，芍药5g，枳壳5g，香附5g，炙甘草3g。

【用法】　水一盅半，煎八分，食前服。现代用法：水煎服。

【功效】　疏肝解郁，行气止痛。

【方解】　方中用柴胡疏肝解郁为君药；香附理气疏肝，助柴胡以解肝郁；川芎行气活血而止痛，助柴胡以解肝经之郁滞，二药相合，增其行气止痛之功，为臣药；陈皮、枳壳理气行滞；芍药、甘草养血柔肝，缓急止痛，为佐药；甘草兼调诸药，亦为使药之用。诸药相合，共奏疏肝行气，活血止痛之功。使肝气条达，血脉通畅，营卫自和，痛止而寒热亦除。

本方是四逆散去枳实，加香附、陈皮、枳壳、川芎而成，虽由四逆散加味，而且各药用量已变，尤其是减甘草用量，使其疏肝解郁、行气止痛之力大增。

加减化裁：若胁肋痛甚者，酌加郁金、青皮、当归、乌药等以增强其行气活血之力；肝郁化火者，可酌加山栀、黄芩、川楝子以清热泻火。

【古代应用】　《医学心悟·胁痛》："柴胡疏肝散治左胁痛。"

【现代应用】　慢性肝炎、急性黄疸型肝炎、慢性胃炎，肋间神经痛等属肝郁气滞者可加减使用。柴胡疏肝散药理作用比较广泛，其对肝脏的强大保护作用及抗溃疡作用，以及强大的抗感染、抗炎、抗氧化损伤及免疫增强、促进、调整作用必然对各种肝炎、慢性胃炎发挥强大的治疗作用；其对神经、内分泌及免疫功能的调节作用，对胁间神经痛有一定治疗作用。但通过现代药理分析发现，对其他感染性炎症、免疫性疾病，以及内分泌障碍性疾病也可大胆试用该方剂，以扩大其治疗范围。

三、失笑散

【出处】　失笑散出自《太平惠民和剂局方》，书中："失笑散治产后心腹痛欲死，百药不效，服此顿愈。蒲黄（炒香），五灵脂（酒研，淘去砂土，各等分，为末），上先用酽醋调二钱熬成膏，入水一盏，煎七分，食前热服。"

【组成】　五灵脂（酒研，淘去沙土）、蒲黄（炒香）各6g。

【用法】　先用酽醋调二钱，熬成膏，入水一盏，煎七分，食前热服。现代用法：共为细末，每服6g，用黄酒或醋冲服，亦可每日取8～12g，用纱布包煎，作汤剂服。

【功效】　活血祛瘀，散结止痛。

【方解】　本方所治诸症，均由瘀血内停，脉道阻滞所致。瘀血内停，脉络阻滞，血行不畅，不通则痛，故见心腹刺痛、或少腹急痛；瘀阻胞宫，则月经不调、或产后恶露不行。治宜活血祛瘀止痛。方中五灵脂苦咸甘温，入肝经血分，功擅通利血脉，散瘀止痛；蒲黄甘平，行血消瘀，炒用并能止血，二者相须为用，为化瘀散结止痛的常用组合。调以米醋，或用黄酒冲服，乃取其活血脉、行药力、化瘀血，以加强五灵脂、蒲黄活血止痛之功，且制五灵脂气味之腥臊。

加减化裁：若瘀血甚者，可酌加当归、赤芍、川芎、桃仁、红花、丹参等以加强活血祛瘀之力；若兼见血虚者，可合四物汤同用，以增强养血调经之功；若疼痛较剧者，可加乳香、没药、延胡索等以化瘀止痛；兼气滞者，可加香附、川楝子，或配合金铃子散以行气止痛；兼寒者，加炮姜、艾叶、小茴香等以温经散寒。

【古代应用】　《医宗金鉴·删补名医方论》卷五录吴于宣："凡兹者，由寒凝不消散，气滞不流行，恶露停留，小腹结痛，迷阿欲绝，非纯用甘温破血行血之剂，不能攻逐荡平也。是方用灵脂之甘温走肝，生用则行血；蒲黄甘平入肝，生用则破血；佐酒煎以行其力，庶可直抉厥阴之滞，而有推陈致新之功。甘不伤脾，辛能散瘀，不觉诸症悉除，直可以一笑而置之矣。"《幼科心法要诀》："痛引腰脊小肠气，加味香苏温散宜，上冲心痛失笑散，有形胡芦巴丸医。"

【现代应用】　可用于治疗慢性萎缩性胃炎、幽门螺杆菌相关性胃病等消化系统疾病；原发性痛经、月经病、胎动不安等妇科疾病及痤疮等皮肤科疾病。

心得体会：李老认为失笑散对于痰瘀混杂者最为对症，方中五灵脂味甘性温，入肝经，主入血分，《本草经疏》谓其功长于破血行血，故凡瘀血停滞作痛者在所必用；蒲黄味甘平，亦入血分，《本草正义》谓其以清香之气兼行气分，故能导瘀结而治气血凝滞之痛。两药相须为用，气血兼调、活血祛瘀、散结止痛。李老经常用失笑散加减治疗慢性萎缩性胃炎，运用"活血祛瘀，化浊解毒"法治疗 CAG，临床疗效甚佳。

四、益胃汤

【出处】　益胃汤出自《温病条辨》，书中云："阳明温病，下后汗出，当复其阴，益胃汤主之。益胃汤方（甘凉法），沙参（三钱），麦冬（五钱），冰糖（一钱），细生地（五钱），玉竹（炒香，一钱五分）。水五杯，煮取二杯，分二次服，渣再煮一杯服。"

【组成】　沙参9g，麦冬15g，冰糖3g，细生地黄15g，玉竹4.5g（炒香）。

【用法】　以水五杯，煮取二杯，分两次服，渣再煮一杯服。

【功效】　养阴益胃。

【方解】　本方重用生地黄、麦冬为君，味甘性寒，功擅养阴清热、生津润燥，为甘凉益胃之上品，共为君药。北沙参、玉竹，养阴生津，加强生地、麦冬益胃养阴之力，共为臣药。冰糖濡养肺胃、调和诸药，为使药。方用一派养阴之品，以复胃阴，纳饮食，以治病求本。

加减化裁：若汗多，气短，兼有气虚者，加党参、五味子以益气敛汗；食后脘胀者，加陈皮、神曲以理气消食。

【古代应用】　《成方便读》："夫伤寒传入阳明，首虑亡津液，而况温病传入阳明，更加汗、下后者乎？故虽邪解，胃中之津液枯槁已盛，若不急复其阴，恐将来液亏燥起，干咳身热等证有自来矣。阳明主津液，胃者五脏六腑之海。凡人之常气，皆禀于胃，胃中津液一枯，则脏腑皆失其润泽。故以一派甘寒润泽之品，使之饮入胃中，以复其阴，自然输精于脾，脾气散精，上输于肺，通调水道，下输膀胱，五经并行，津自生而形自复耳。"

【现代应用】　可用于治疗肺结核、慢性萎缩性胃炎、胃癌、消化道溃疡、干燥综合征、痤疮等属胃阴虚者。结合现代药理学研究，得出本方可以调节内分泌；调节机体免疫力；抗炎、抗变态反应，抗病原微生物。

五、黄连解毒汤

【出处】　黄连解毒汤出自《外台秘要》，书中云："又前军督护刘车者，得时

105

疾三日已汗解，因饮酒复剧，苦烦闷干呕，口燥呻吟，错语不得卧，余思作此黄连解毒汤方。黄连（三两），黄芩、黄柏（各二两），栀子（十四枚擘）。上四味切，以水六升，煮取二升，分二服，一服目明，再服进粥，于此渐瘥，余以疗凡大热盛烦呕呻吟错语不得眠，皆佳，传语诸人，用之亦效，此直解热毒，除酷热，不必饮酒剧者，此汤疗五日中神效。忌猪肉冷水。"

【组成】　黄连9g，黄芩、黄柏各9g，栀子9g。

【用法】　上四味切，以水六升，煮取二升，分二服。

【功效】　泻火解毒。

【方解】　黄连大苦大寒，清泻心火，兼泻中焦之火，为君药，心火宁则诸经之火自降；黄芩性味苦寒，泻上焦之火，为臣药；黄柏性味苦寒，泻下焦之火，栀子性味苦寒，泻三焦之火，导热下行，引邪热从小便而出，共为佐药。本方聚苦寒清热药于一方，苦寒直折火毒，上下俱轻，三焦兼顾。

用方要点：本方用于三焦火毒证。临床应用以大热烦躁，口燥咽干，热病吐血、衄血；或热甚发斑，舌红苔黄，脉数有力为辨证要点。

加减化裁：便秘者，加大黄泻下焦实热；吐血、衄血、发斑，加玄参、生地黄、牡丹皮以清热凉血；黄疸者，加大黄、茵陈清热祛湿退黄；疮疡肿毒者，加蒲公英、连翘以清热解毒。

【古代应用】　《肘后备急方》："烦呕不得眠。"《删补名医方论》："黄连解毒汤治一切阳热火盛，面赤口干，狂燥心烦，错语不眠，大热干呕，吐血衄血，及下后而便不实，热仍不已者。"

【现代应用】　本方用于治疗急性肠炎、急性细菌性痢疾、急性黄疸性肝炎、败血症、脓毒血症、肺炎、急性泌尿系感染、流行性脑脊髓膜炎、流行性乙型脑炎、带状疱疹、银屑病、痤疮，以及其它感染性炎症等属于火毒热盛者。

心得体会：李老说黄连解毒汤是清热解毒方中的经典方剂，方能清热泻火解毒，其性峻猛，在根治幽门螺杆菌、调节肠道菌群、保护损伤的肠炎组织等胃肠道疾病治疗中广泛应用。

六、三仁汤

【出处】　三仁汤出自《温病条辨》："头痛恶寒，身重疼痛，舌白不渴，脉弦细而濡，面色淡黄，胸闷不饥，午后身热，状若阴虚，病难速已，名曰湿温。汗之则神昏耳聋，甚则目瞑不欲言，下之则洞泄，润之则病深不解，长夏深秋冬日同法，三仁汤主之。三仁汤方，杏仁（五钱），飞滑石（六钱），白通草（二钱），白蔻仁（二钱），竹叶（二钱），浓朴（二钱），生薏仁（六钱），半夏（五钱）。甘澜水八碗，煮取三碗，每服一碗，日三服。"

【组成】　杏仁、半夏各15g，飞滑石、生薏苡仁各18g，白通草、白蔻仁、竹叶、厚朴各6g。

【用法】　甘澜水八碗，煮取三碗，每服一碗，日三服。现代用法：水煎服。

【功效】　宣畅气机，清利湿热。

【方解】　方中杏仁宣利上焦肺气，气行则湿化；白蔻仁芳香化湿，行气宽中，畅中焦之脾气；薏苡仁甘淡性寒，渗湿利水而健脾，使湿热从下焦而去。三仁合用，三焦分消，是为君药。滑石、通草、竹叶甘寒淡渗，加强君药利湿清热之功，是为臣药。半夏、厚朴行气化湿，散结除满，是为佐药。综观全方，体现了宣上、畅中、渗下，三焦分消的配伍特点，气畅湿行，暑解热清，三焦通畅，诸症自除。

用方要点：本方主治属湿温初起，湿重于热之证。临床应用以头痛恶寒，身重疼痛，午后身热，苔白不渴为辨证要点。

加减化裁：若湿温初起，卫分症状较明显者，可加藿香、香薷以解表化湿；若寒热往来者，可加青蒿、草果以和解化湿。

【古代应用】　《清代名医医案精华》中医案："又前日左关独浮而弦，系少阳头痛，因暑而发。用清胆络法。兹左关已平其半，但缓甚。舌苔白厚而滑，胸中痞闷，暑中之热已解，而湿尚存也。议先宣上焦气分之湿：生薏仁、飞滑石、藿香梗、杏仁泥、半夏、广郁金、旋覆花、广皮、白通草、茯苓皮、白蔻仁。"《医学摘粹》："三仁证，湿温头痛恶寒侵，午后周身热不禁，舌白体疼兼口渴，浮虚脉象细推寻。"

【现代应用】　本方多用于肠伤寒、胃肠炎、肾盂肾炎、肾小球肾炎、布氏杆菌病、2型糖尿病等病属于湿重于热者。

七、蒿芩清胆汤

【出处】　《重订通俗伤寒论》："暑湿疟……当辨其暑重于湿者为暑疟……暑疟，先与蒿芩清胆汤清其暑。"

【组成】　青蒿脑4.5~6g，淡竹茹9g，仙半夏4.5g，赤茯苓9g，青子芩4.5~9g，生枳壳4.5g，陈广皮4.5g，碧玉散（包）9g。

【用法】　水煎服。

【功效】　清胆利湿，和胃化痰。

【方解】　方中青蒿清透少阳邪热；黄芩善清胆热，并燥湿。两药合用，既能清透少阳湿热，又能祛邪外出，故为君药。竹茹善清胆胃之热，化痰止呕；枳壳下气宽中，除痰消痞；半夏燥湿化痰，和胃降逆；陈皮理气化痰。四药配合，使热清湿化痰除，故为臣药。赤茯苓、碧玉散清热利湿，导邪从小便而出，故为佐使药。青蒿、黄芩配赤茯苓、碧玉散，和解中兼清里热，理气化痰。

加减化裁：若呕多，加黄连、苏叶清热止呕；湿重，加藿香、薏苡仁、白豆蔻以化湿浊；小便不利，加车前子、泽泻、通草以利小便。

【现代应用】　感染性疾病、传染性疾病及不明原因的发热，尤其是病毒性感染疾病，如肠伤寒、急性胆囊炎、急性黄疸型肝炎、胆汁返流性胃炎、慢性胰腺炎、急性胃炎、耳源性眩晕、肾盂肾炎、盆腔炎、钩端螺旋体病以及非典型性肺炎等辨证属少阳湿热痰阻者，效果显著。

八、达原饮

【出处】　达原饮出自《温疫论》："槟榔能消能磨，除伏邪，为疏利之药，又除岭南瘴气；厚朴破戾气所结；草果辛烈气雄，除伏邪盘踞，三味协力，直达其巢穴，使邪气溃败，速离膜原，是以为达原也。热伤津液，加知母以滋阴；热伤营气，加白芍以和血；黄芩清燥热之余；甘草为和中之用。以后四品，乃调和之剂，如渴与饮，非拔病之药也。"

【组成】　槟榔 6g，厚朴 3g，草果仁 15g，知母 3g，芍药 3g，黄芩 3g，甘草 1.5g。

【用法】　用水二盅，煎八分，午后温服（现代用法：水煎温服）。

【功效】　开达膜原，辟秽化浊。

【方解】　方用槟榔辛散湿邪，化痰破结，使邪速溃，为君药。厚朴芳香化浊，理气祛湿；草果辛香化浊，辟秽止呕，宣透伏邪，共为臣药。以上三药气味辛烈，可直达膜原，逐邪外出。凡温热疫毒之邪，最易化火伤阴，故用白芍、知母清热滋阴，并可防诸辛燥药之耗散阴津；黄芩苦寒，清热燥湿，共为佐药。配以甘草生用为使者，既能清热解毒，又可调和诸药。全方合用，共奏开达膜原，辟秽化浊，清热解毒之功，可使秽浊得化，热毒得清，阴津得复，则邪气溃散，速离膜原。

加减化裁：若热重者，可加金银花、连翘以清热解毒；若湿浊明显胸闷者，可去知母、芍药，加苍术以燥湿化浊。若胁痛耳聋，寒热往来，呕而口苦者，此邪热溢于少阳经，可加柴胡以引经。

【古代应用】　温疫或疟疾，邪伏膜原证。憎寒壮热，或一日 3 次，或一日 1 次，发无定时，胸闷呕恶，头痛烦躁，脉弦数，舌边深红，舌苔垢腻，或苔白厚如积粉。

【现代应用】　本方常用于治疗胃溃疡、溃疡性结肠炎等证属湿热中阻证者；疟疾、流行性感冒、病毒性脑炎属温热疫毒伏于膜原者。

九、清胃散

【出处】　清胃散出自《脾胃论》："清胃散治因服补胃热药，而致上下牙痛不可忍，牵引头脑满热，发大痛，此足阳明别络入脑也。喜寒恶热，此阳明经中热盛而作也。真生地、黄芪、当归身（以上各三分），牡丹皮（半钱），黄连（拣净，六分，如黄连不好，更加二分，如夏月倍之，大抵黄连临时，增减无定），升麻（一钱），上为细末。"

【组成】　黄连9g，生地黄6g，当归6g，牡丹皮9g，升麻9g。

【用法】　上药为细末，都作一服，水一盏半，煎至七分，去滓，放冷服之（现代用法：汤剂，水煎温服）。

【功效】　清胃凉血解毒。

【方解】　方中苦寒泻火之黄连为君，直折胃腑之热。臣以甘辛微寒之升麻，一取其清热解毒，以治胃火牙痛；一取其轻清升散透发，可宣达郁遏之火，升清与降浊并用，有"火郁发之"之意，为臣药。黄连得升麻，降中寓升，则泻火而无凉遏之弊；升麻得黄连，则散火而无升焰之虞。胃热盛已侵及血分，进而伤耗阴血，故以生地黄凉血滋阴；牡丹皮凉血清热，皆为臣药；当归养血活血，以助消肿止痛，为佐药。升麻兼以引经为使。诸药合用，共奏清胃凉血之效，以使上炎之火得降，血分之热得除，循经外发诸症皆可因热毒内彻而解。

加减化裁：兼肠燥便秘难下者，加大黄以导热下行；口干欲饮，去当归，加芦根、石膏清热生津；口疮日久难愈，加连翘、竹叶、儿茶清心凉血。胃火炽盛之牙宣出血，加牛膝导血热下行。

【古代应用】　胃有积热上冲，胃火牙痛。牙痛牵引头疼，面颊发热，其齿喜冷恶热，或牙宣出血，或牙龈红肿溃烂，或唇舌腮颊肿痛，口气热臭，口干舌燥，舌红苔黄，脉弦大滑数。

【现代应用】　本方常用于慢性萎缩性胃炎、胆汁反流性胃炎、糜烂性胃炎等证属脾胃湿热、浊毒内蕴者，及口腔炎、牙周炎、三叉神经痛等属胃火上攻者。

十、甘露消毒饮/甘露消毒丹

【出处】　甘露消毒丹出自《医效秘传》："时毒疠气……邪从口鼻皮毛而入，病从湿化者，发热目黄，胸满，丹疹，泄泻，其舌或淡白，或舌心干焦，湿邪犹在气分者，用甘露消毒丹治之。"

【组成】　滑石450g，茵陈330g，黄芩1300g，石菖蒲180g，川贝母150g，木通150g，藿香120g，射干120g，连翘120g，薄荷120g，白豆蔻120g。

【用法】　生研细末，每服9g，开水调服；或以神曲糊丸，如弹子大（9g重），开水化服（现代用法：散剂，每服6～9g；丸剂，每服9～12g；汤剂，水煎温服）。

【功效】　利湿化浊，清热解毒。

【方解】　方中重用滑石、茵陈、黄芩三药为君，滑石性寒滑利，既清热解暑，又渗利湿热；茵陈善清肝胆脾胃之浊毒，亦能利浊毒下行退黄；黄芩清热泻火解毒，燥湿化浊，三药相配，清热化浊两擅长。湿热滞留，易阻气机，故臣以石菖蒲、白蔻仁、藿香芳香化浊，行气化湿，醒脾和中，令气畅湿行。木通助清热利湿通淋，使湿热浊毒从小便而去，以益其清热利湿之力。贝母、射干散结消肿而利咽，连翘、薄荷疏泄上焦而清热解毒。佐以诸药合用，使湿去而热清，浊化而毒解，气机调畅，诸症得解。

加减化裁：咽喉肿痛甚时，加山豆根、板蓝根、夏枯草以增解毒利咽之功；黄疸明显时，加栀子、大黄以加强利胆退黄之功。

【古代应用】　湿温时疫，邪在气分，湿热并重之证，为夏令暑湿季节常用方，故王士雄誉之为"治湿温时疫之主方"。发热困倦，胸闷腹胀，肢酸咽肿，身目发黄，颐肿口渴，小便短赤，泄泻浊淋，大便不调，舌苔淡白或厚腻或干黄者。

【现代应用】　本方常用于治疗病毒性肝炎、肝硬化、糜烂性胃炎、急性肠胃炎、肠伤寒、胆囊炎、钩端螺旋体病等胃肠、肝胆病证属湿热并重者及上呼吸道感染湿热郁肺等。

十一、藿朴夏苓汤

【出处】　藿朴夏苓汤出自《感证辑要》，引《医原》："藿香二钱，川朴一钱，姜半夏一钱半，赤苓三钱，杏仁三钱，生苡仁四钱，白蔻仁一钱，猪苓三钱，淡香豉三钱，泽泻一钱半，通草一钱，湿温初起，身热恶寒，肢体困倦，胸闷口腻，舌苔薄白，脉濡缓。"

【组成】　藿香6g，厚朴3g，姜半夏4.5g，茯苓9g，杏仁9g，生薏苡仁12g，白蔻仁1.8g，猪苓4.5g，淡豆豉9g，泽泻4.5g。

【用法】　水煎温服。

【功效】　理气化浊，疏表和中。

【方解】　方中香豉、藿香芳化宣透以疏表浊，使阳不内郁；藿香、白蔻仁、厚朴芳香化浊；厚朴、半夏燥湿运脾，使脾能运化水湿，不为湿邪所困。再用杏仁开泄肺气于上，使肺气宣降，则水道自调；茯苓、猪苓、泽泻、薏苡仁淡渗利浊于下，使水道畅通，则浊有去路。全方用药照顾到了上、中、下三焦，以燥湿芳香化浊为主，开宣肺气，淡渗利浊为辅，与三仁汤结构略同，而利湿作用过之。

加减化裁：内湿化热，舌苔兼黄者，加黄连、栀子；兼饮食停滞，吞酸吐腐，加神曲、莱菔子以消食化滞。

【古代应用】　湿温初起。恶寒无汗，身热不扬，肢体困倦，肌肉烦疼，面色垢腻，口不渴或渴不欲饮，胸脘痞闷，大便溏而不爽，舌苔白滑或腻，脉濡缓或沉细似伏。

【现代应用】　本方常用于治疗慢性萎缩性胃炎、慢性糜烂性胃炎、慢性肝炎、糖尿病、小儿夏季热、功能性消化不良、带状疱疹、痤疮等证属湿热中阻者。

十二、枳实导滞丸

【出处】　枳实导滞丸出自《内外伤辨惑论》："枳实导滞丸，治伤湿热之物，不得施化，而作痞满，闷乱不安。大黄（一两），枳实（麸炒，去瓤），神曲（炒，以上各五钱），茯苓（去皮），黄芩（去腐），黄连（拣净），白术（以上各三钱），泽泻（二钱）。上件为细末，汤浸蒸饼为丸，如梧桐子大，每服五十丸至七十丸，温水送下，食远，量虚实加减服之。"

【组成】　大黄30g，神曲15g，枳实15g，黄芩9g，黄连9g，白术9g，茯苓9g，泽泻6g。

【用法】　上为细末，汤浸蒸饼为丸，如梧桐子大，每服五十至七十丸，温开水送下，食远（现代用法：共为细末，水泛为丸，每服6～9g，食后温开水送服每日2次）。

【功效】　消滞利浊，泻热通便。

【方解】　方中重要大黄为君，苦寒攻积泻热。枳实为臣药，苦辛微寒，行气消积。两者相合，攻下破气，排除积滞，积滞消除，则腹部胀痛立减，即所谓"通则不痛"。黄连、黄芩相佐，燥湿清热，厚肠止痢；泽泻、茯苓，利浊下行；四药清利浊毒，在大黄、枳实的配合之下使肠中垢腻浊邪得以外泄，刺激因素得以消除，所以泄痢得之可止，便秘得之可通；神曲甘辛性温，消食健脾食消则脾胃和，白术甘苦性温，燥湿健脾，使攻积而不防正，以防黄芩、黄连、大黄苦寒伤胃，共为佐药。诸药相伍，使积滞去，湿热清，气机畅，诸症自解。

加减化裁：胀满较重，里急后重者，可加木香、槟榔等以理气导滞；若热毒泻痢者，宜加金银花、白头翁以清热解毒止痢；若兼呕吐者，宜加竹茹以清胃止呕。

【古代应用】　湿热积滞证。脘腹痞闷，腹痛，下痢泄泻，或大便不通，小便黄赤涩少，舌苔黄腻，脉沉有力。

【现代应用】　本方常用于胃肠功能紊乱、小儿积滞、慢性痢疾、糖尿病及其相关疾病等属湿热积滞者。

十三、血府逐瘀汤

【出处】 血府逐瘀汤出自《医林改错》："头痛，胸痛，胸不任物，胸任重物，天亮出汗，食自胸右下，心里热（名曰灯笼病），瞀闷，急躁，夜睡梦多，呃逆，饮水即呛，不眠，小儿夜啼，心跳心忙，夜不安，俗言肝气病，干呕，晚发一阵热。当归三钱，生地三钱，桃仁四钱，红花三钱，枳壳二钱，赤芍二钱，柴胡一钱，甘草一钱，桔梗一钱半，川芎一钱半，牛膝三钱。水煎服。"

【组成】 桃仁12g，红花9g，当归9g，生地黄9g，川芎4.5g，赤芍6g，牛膝9g，桔梗4.5g，柴胡3g，枳壳6g，甘草6g。

【用法】 水煎服。

【功效】 活血化瘀，行气止痛。

【方解】 方中桃仁破血行滞而润燥，红花活血祛瘀以止痛，共为君药。赤芍、川芎助君药活血祛瘀；牛膝活血通经，祛瘀止痛，引血下行，共为臣药。生地、当归养血益阴，清热活血；桔梗、枳壳，一升一降，宽胸行气；柴胡疏肝解郁，升达清阳，与桔梗、枳壳同用，尤善理气行滞，使气行则血行，以上均为佐药。桔梗并能载药上行，兼有使药之用；甘草调和诸药，亦为使药。合而用之，使血活瘀化气行，则诸症可愈，为治胸中血瘀证之良方。

加减化裁：若瘀痛入络，可加全蝎、穿山甲、地龙、三棱、莪术等以破血通络止痛；气机郁滞较重，加川楝子、香附、青皮等以疏肝理气止痛；血瘀经闭、痛经者，可用本方去桔梗，加香附、益母草、泽兰等以活血调经止痛；胁下有痞块，属血瘀者，可酌加丹参、郁金、䗪虫、水蛭等以活血破瘀，消癥化滞。

【古代应用】 胸中血瘀证。胸痛，头痛，日久不愈，痛如针刺而有定处，或呃逆日久不止，或饮水即呛，干呕，或内热瞀闷，或心悸怔忡，失眠多梦，急躁易怒，入暮潮热，唇暗或两目暗黑，舌质暗红，或舌有瘀斑、瘀点，脉涩或弦紧。

【现代应用】 本方常用于治疗慢性萎缩性胃炎、胆汁反流性胃炎、冠心病心绞痛、风湿性心脏病、胸部挫伤及肋软骨炎之胸痛，以及脑血栓形成、高血压、高脂血症、血栓闭塞性脉管炎、神经官能症、脑震荡后遗症之头痛、头晕等属瘀阻气滞者。

第四节 慢性胃炎常用自制中成药

一、茵连和胃颗粒（丸）

【药物组成】 茵陈、黄连、石菖蒲、当归、瓜蒌、荔枝核、茯苓、地榆、三七粉、郁金、白芍、五味子、鸡内金、泽泻、麦冬、川芎、仙鹤草、白术。辅料：糊精、蔗糖粉（蜂蜜）。

【功能主治】　和胃降逆，调气理血，化湿清热，解痉止痛。用于胃失和降，气机郁滞，湿热中阻，瘀血阻络所致的胃疼、胃胀、嗳气、纳呆、烧心等；浅表性胃炎，萎缩性胃炎，疣状胃炎，胃酸分泌功能失调见上证候者。

【用法用量】　温开水送服。一次 1 袋，一日 3 次；3 个月为 1 个疗程。儿童服用量酌减或遵医嘱。

【禁忌】　禁生冷、硬、黏、腻、烫、辛辣、刺激性食物，以及酒（啤酒）、浓茶、咖啡等。

二、芍药和胃颗粒

【药物组成】　白芍、地榆、麦冬、茯苓、香附、五味子、白术、鸡内金、石菖蒲、仙鹤草、当归、川芎、郁金、三七粉、瓜蒌、泽泻、茵陈、荔枝核。辅料：糊精、蔗糖粉。

【功能主治】　和胃健脾，调气和血，化湿通络，解痉止痛。用于胃失和降，气机郁滞，湿邪中阻，瘀血阻络所致的胃疼、胃胀、嗳气、纳呆、烧心等；浅表性胃炎，萎缩性胃炎，疣状胃炎见上证候者。

【用法用量】　米汤或白开水送服。一次 1 袋，一日 3 次；3 个月为 1 个疗程。儿童服用量酌减或遵医嘱。

【禁忌】　禁硬、烫、辛辣、刺激性食物，以及酒（啤酒）、浓茶等。

三、葛根清肠颗粒

【药物组成】　葛根、诃子肉、地榆、黄连、秦皮、龙骨、金樱子、五倍子、儿茶、香附、白芍、茯苓、青皮、木香。辅料：糊精、蔗糖粉。

【功能主治】　和胃理肠，清化湿热，行气消胀，止泻定痛。用于胃肠湿热，气机郁滞所致的泄泻、便溏、腹痛、肠鸣、里急后重、食少倦怠等；胃肠性腹泻见于上述证候者。

【用法用量】　米汤或白开水送服。一次 1 袋，一日 3 次；儿童及危重病人用量遵医嘱。

【禁忌】　忌生冷、黏滑、油腻之物。

四、十味百合颗粒

【药物组成】　百合、苦参、白芍、青皮、仙鹤草、制没药、醋延胡索、蒲公英、三七粉、甘草。辅料：糊精、蔗糖粉。

【功能主治】 清化湿热，和胃安肠，消胀定痛。用于湿热蕴结，胃失和降，脾失健运所致的胃痛、胀满、烧心等症；消化性溃疡见上述证候者。

【用法用量】 口服，一次1袋，一日3次。儿童服用量酌减或遵医嘱。

【禁忌】 禁止生冷、硬、油腻、辛辣食物及酒、浓茶等。

五、苁芦通便胶囊

【药物组成】 肉苁蓉、墨旱莲、女贞子、决明子、牛膝、芦荟、琥珀、玄明粉、青黛。

【功能主治】 补肾，清胃，凉肝，润肠，通便。用于肾虚，胃热，肝火所致的便秘，以及因此而引起的头痛、恶心、咽喉肿痛、腹胀、腹痛、食欲不振等；习惯性便秘见上述证候者。

【用法用量】 饭后温开水送服。一次2粒，一日3次。

六、金石利咽颗粒

【药物组成】 金银花、石膏、儿茶、板蓝根、玄参、天花粉、冰片、珍珠粉、赤芍、白芷、蝉蜕、威灵仙、乌梅、甘草。辅料：糊精、蔗糖粉。

【功能主治】 清肺利咽，清胃利膈，解毒散结，生津润燥。用于肺胃蕴热，热毒内结，津液损伤所致的咽喉干燥、肿痛、梗塞感、声音嘶哑等；慢性咽喉炎、扁桃体炎见上述证候者。

【用法用量】 温开水送服。一次1袋，一日3次。

【禁忌】 服药期间禁烟酒、辛辣、油腻之物。

七、苦地颗粒

【药物组成】 石膏、栀子、苦参、地榆、蒲公英、地黄、白及、三七粉、防风、细辛、青皮、甘草。辅料：糊精、甜菊糖。

【功能主治】 清化湿热，消肿止痛，生肌疗疮。用于湿热蕴结所致的口舌生疮、牙龈肿痛、舌红苔黄、脉弦数等；复发性口疮见上述证候者。

【用法用量】 温开水送服。一次1~2袋，一日2~3次。儿童及老年人按医嘱服用。

【禁忌】 忌辛辣、刺激性食物。

八、辛芷通窍颗粒

【药物组成】 辛夷、苍耳子、白芷、薄荷、麻黄、金银花、黄芩、石膏、鱼腥草、川芎、牡丹皮、茜草、陈皮、甘草。辅料：糊精、蔗糖粉。

【功能主治】 疏风通窍，清热解毒，凉血活血。用于风邪侵袭，热毒内蕴所致的鼻塞、打喷嚏、流脓涕、头痛头胀、嗅觉不灵敏；急、慢性鼻炎，鼻窦炎，过敏性鼻炎见上述证候者。

【用法用量】 口服，温开水送服。一次1袋，一日3次。

【禁忌】 脾胃虚寒患者慎用，肾功能受损者慎用。

九、三仙消食颗粒

【药物组成】 炒山楂、神曲、麦芽、茯苓、陈皮、莱菔子、半夏、砂仁、鸡内金、厚朴、连翘、广藿香、胡黄连、枳壳。辅料：糊精、蔗糖粉。

【功能主治】 和胃理气，消导化滞。用于小儿气滞食积所致的停食停乳，脘腹胀满，腹痛拒按，呕吐酸嗖，大便泄下臭秽，面黄手足心热，舌苔厚腻。

【用法用量】 两岁以下，一次半袋，一日2次；3～5岁，一次1袋，一日2次；五岁以上，一次1袋，一日3次。

【禁忌】 勿食生冷、油腻食物，脾胃虚弱者慎用。

十、玄麦颗粒

【药物组成】 石膏、知母、黄连、麦冬、天花粉、玄参、葛根、旱墨莲、牡丹皮、金银花、菊花、桑叶、水牛角浓缩粉、珍珠粉、羚羊角、三七粉。辅料：糊精、蔗糖粉。

【功能主治】 清早养阴，凉血和络，止渴解烦。用于阴虚燥热所致的口渴多饮，口苦易饥，尿频量多，乏力消瘦，身痒出汗，甚至皮肤疖肿；糖尿病见上述证候者。

【用法用量】 温开水冲服，一次1袋，一日2次；重者一次2袋，一日3次。

【禁忌】 脾胃虚寒、便溏者忌用。

十一、泽坤胶囊

【药物组成】 泽泻、芫花、赤小豆、紫苏梗、猪苓、白术、益母草、百合、茵陈、当归、川芎、赤芍、猪牙皂、瓜蒌、牛膝、牵牛子、女贞子。

【功能主治】 豁痰行瘀，祛湿逐饮。用于痰饮内阻，湿饮停聚所致的头痛，眩晕，胸痞腹胀，胁肋胀痛，大便不爽，小便不畅等；高脂血症见上述证候者。

【用法用量】 一次3粒，一日3次。

【禁忌】 孕妇、哺乳妇禁用。

十二、青葛解热颗粒

【药物组成】 大青叶、金银花、板蓝根、草河车、荆芥、薄荷、菊花、青蒿、麦冬、石膏、藁本、辛夷、百合、葛根、柴胡、焦三仙、黄芩、甘草。辅料：糊精、蔗糖粉。

【功能主治】 疏风解表，清热解毒。用于温热病表邪未解兼内热所致的发热，微恶风寒，鼻塞，声重，头痛，口渴，咽痛，咳嗽，口干，口苦等。

【用法用量】 温开水冲服，一次1袋，一日2次；发热者一次2袋，一日3次。

【禁忌】 忌食辛辣油腻。

十三、龙胆清热合剂

【药物组成】 石膏、龙胆、赤芍、威灵仙、玄参、三七粉、白芷、白芍、青皮、薄荷、枸骨叶、甘草。

【功能主治】 清热滋阴，消肿定痛。用于火毒内盛伤阴所致的风火牙痛、龈肿、出血、口舌生疮、口臭、口干、口渴，见舌苔黄腻，脉滑者。

【用法用量】 加热后服用或漱口。一次1袋，一日2次，重症者2袋或遵医嘱。

【禁忌】 孕妇及无实火者勿服。

十四、板蒿解热合剂

【药物组成】 大青叶、板蓝根、金银花、葛根、柴胡、菊花、黄芩、北沙参、麦冬、天花粉、青蒿、石膏、焦三仙、石菖蒲、香附、藁本、甘草。

【功能主治】 疏风解表、清热解毒。用于外感风热，热毒内蕴所致的发热，咽痛，咳嗽，关节酸痛，口干，舌燥，便干尿赤，手足烦热；单纯性疱疹，外感后低热见上述证候者。

【用法用量】 加热后服用。一次1袋，一日2次；重者一次2袋，一日3次；老人、儿童患者用量酌减或遵医嘱。

【禁忌】 孕妇慎用。

十五、珍龙安神胶囊

【药物组成】 炒枣仁、龙齿、琥珀、珍珠粉、黄连、莲子心、黄柏、羚羊角粉、元参、五味子、冰片、胆南星。

【功能主治】 养心安神，清热镇惊。用于心血不足，心肝热盛所致的失眠、烦躁、心悸、眩晕、汗出、乏力、健忘等症。

【用法用量】　睡前温开水送服。一次 2 粒，一日 1 次；重者每午、晚各 1 次，每次 3 ~ 4 粒。

第五节　慢性胃炎常用西药

一、治疗 Hp 的药物

1. 枸橼酸铋钾

（1）规格：颗粒剂：0.11 克/包，胶囊：0.3 克/粒（相当于 0.11g 铋），片剂：0.3 克/片（相当于 0.11g 铋）。

（2）用法：每次 0.22g，口服，每日 2 次，连续 14 天。

（3）注意事项：①服用期间口内可能带有氨味，并可使舌苔及大便呈灰黑色，停药后自行消失，偶见恶心、便秘。②本药不宜长期大剂量服用，连续用药不宜超过 2 个月。③牛奶干扰本药作用，不宜同时进服。④妊娠及哺乳期妇女、严重肾功能不全者禁用。

2. 克拉霉素

（1）规格：片剂：0.25 克/片。

（2）用法：每次 0.5g，口服，每日 2 次，连续 7 天。

（3）注意事项：①可有胃肠道不适，如恶心、胃灼热、腹痛或腹泻。②可有头痛和皮疹，转氨酶暂时性升高。③可有过敏反应，如药疹、荨麻疹、过敏性休克。对本药或大环内酯类药物过敏、严重肝功能损害、某些心脏病（如心律失常、Q - T 间期延长、缺血性心脏病、充血性心衰）及水电解质紊乱者、服用特非那定治疗者禁用。④妊娠、哺乳期妇女禁用，肝功能不良或肾功能严重损害者慎用。

3. 阿莫西林

（1）规格：胶囊：0.5 克/粒，0.25 克/粒。

（2）用法：每次 1.0g，口服，每日 2 次，连续 7 天。

（3）注意事项：①偶有腹泻、恶心、呕吐等胃肠反应及皮疹。②青霉素过敏及青霉素皮肤试验阳性患者禁用。③有哮喘、湿疹、荨麻疹等过敏性疾病史者及肾功能严重损害者慎用。

4. 甲硝唑

（1）规格片剂：0.2 克/片。

（2）用法：每次 0.4g，口服，每日 2 次，连续 7 天或 14 天。

（3）注意事项：①有食欲减退、恶心、腹痛、舌炎、皮炎、口中有金属味，头晕、膀胱炎、排尿困难、荨麻疹、白细胞减少等不良反应。偶有周围神经炎和惊厥等。②妊娠3个月内及哺乳期妇女、血液病患者、器质性中枢神经系统疾病者禁用。③甲硝唑服药期间及停药24小时内禁止饮用含乙醇的饮料。

5. 呋喃唑酮

（1）规格：片剂：0.1克/片。

（2）用法：每次0.1g，口服，每日2次，连续7天。

（3）注意事项：①恶心、呕吐、食欲减退、皮疹、荨麻疹等不良反应较常见，长期大剂量服用（总剂量超过3g）可发生多发性神经炎。②用药期及停药5天内，不宜饮酒或含乙醇饮料。

二、抑酸或制酸药物

1. 西咪替丁（泰胃美）

西咪替丁为第一代 H_2 受体拮抗剂，1977年进入临床使用，它能明显地抑制胃酸分泌，使胃酸的来源减少，也使胃蛋白酶的活性降低，减弱其对胃黏膜及溃疡面的侵蚀、消化作用，有利于溃疡的愈合。另外，西咪替丁还能减弱免疫抑制细胞的活性，增强人体免疫反应。临床用于治疗消化道出血、消化性溃疡、反流性食管炎等。

（1）规格：片剂：0.2克/片，胶囊剂：0.2克/粒。

（2）用法：每次0.2g，每日3次，进餐时服用，睡前再服用0.4g，一般4~6周为1个疗程。

（3）注意事项：①一般轻微不良反应包括腹泻、便秘、恶心、头痛、头晕、疲乏、困倦、肌肉痛、一过性皮疹等。用药剂量较大时（每日在1.6g以上）可引起男性乳房发育、阳痿和精神错乱，后者常见于伴有肝肾功能不全的老年人，停药后可消失。②妊娠及哺乳期的妇女不宜服用，以免影响胎儿和婴儿的生长发育。③碱性抗酸药（碳酸氢钠、氢氧化铝）可使西咪替丁的血浓度降低，不宜同时服用，两药应至少间隔1小时。

2. 雷尼替丁

雷尼替丁为第二代 H_2 受体拮抗剂，对胃酸的抑制作用比西咪替丁强5~8倍，且有长效特点。本品可抑制夜间和食物激发的胃液的容量和浓度。用于：①胃酸过多，胃炎等病的治疗。②很多用西咪替丁治疗无效的消化性溃疡患者及不能耐受西咪替丁的患者。

（1）规格：片剂：150克/片，注射剂：2mL，50mg；2mL，150mg。

（2）用法：每次150mg，每日2次，早晨及睡前口服。静脉注射：每次50mg

稀释后缓慢静脉滴注，每日 2 次。

（3）注意事项：①一般轻微不良反应包括上腹痛、消化不良、腹胀、腹泻、恶心、呕吐、头痛、头晕、肌肉痛、一过性皮疹等。②个别患者有白细胞或血小板减少，或转氨酶升高，但停药后即可恢复。③肝、肾功能不全者应适当减量或慎用。④本品可从乳汁排泄，故哺乳期妇女慎用。妊娠期妇女及 8 岁以下儿童禁止使用。

3. 法莫替丁（高舒达）

法莫替丁为第三代 H_2 受体阻断药，抑制强度比西咪替丁大 30～100 倍，比雷尼替丁大 6～10 倍，作用能维持 12 小时以上。它能明显地抑制胃酸分泌，使胃酸的来源减少，也使胃蛋白酶的活性降低，减弱其对胃黏膜及溃疡面的侵蚀、消化作用。临床用于治疗消化道出血、消化性溃疡、反流性食管炎等。

（1）规格：片剂：20 毫克/片，注射剂：20 毫克/支。

（2）用法：每次 20mg，每日 2 次，口服。静脉滴注，每次 20mg，每日 2 次，或 40mg，每日 1 次。

（3）注意事项：①少数患者可有口干、头晕、失眠、便秘、腹泻、皮疹、面部潮红、白细胞减少。②偶有轻度一过性转氨酶增高等。③对本品过敏者、严重肾功能不全者禁用；妊娠、哺乳期妇女禁用。④应排除胃癌后才能使用。

4. 罗沙替丁

罗沙替丁可阻断 H_2 受体，半衰期长、作用强、不良反应少、缓解疼痛快、不需空腹用药、不受抗酸药影响。

（1）规格：胶囊（缓释）剂：75 毫克/粒。

（2）用法：通常成人每次 75mg，每日 2 次（早餐后及临睡前），维持量为每晚 75mg。可按年龄、症状适当增减。

（3）注意事项：①偶见过敏性皮疹、痛痒感（均应停药）。②嗜酸性粒细胞增多，白细胞减少，ALT 与 AST 上升。③可有便秘、腹泻、恶心、腹部胀满感，罕见失眠、头痛以及倦怠感。④有药物过敏史及肝肾功能不全的患者，以及妊娠及哺乳期妇女慎用。

5. 奥美拉唑（洛赛克）

奥美拉唑为第一个进入临床使用且迄今使用最广泛的质子泵抑制剂，1988 年上市应用，通过转化为亚磺酰胺与质子泵（$H^+ - K^+ - ATP$ 酶）巯基形成不可逆结合而抑制壁细胞 H^+ 分泌到胃腔。本品对组胺、五肽促胃液素及刺激迷走神经引起的胃酸分泌有明显的抑制作用，对 HZ 受体拮抗剂不能抑制的由二丁基环腺苷酸引起的胃酸分泌也有强而持久的抑制作用。由于本药与质子泵作用具有不可逆性，故抑酸时间长，可维持 24 小时。适用于胃溃疡、十二指肠溃疡、应激性溃疡、反流性食管炎和促胃液素瘤。

（1）规格：片剂：20毫克/片，注射剂：40毫克/支。

（2）用法：口服，每次20mg，每日1~2次。静脉注射或滴注，每次40mg，每日1~2次。

（3）注意事项：①不良反应很少，可有轻度恶心、腹痛、腹胀等；神经系统可有感觉异常、头晕、头痛等不适。②皮疹、ALT和胆红素升高也有发生，一般是轻微和短暂的，大多不影响治疗。③肝肾功能不全者慎用。

6. 兰索拉唑（达克普隆）

兰索拉唑为继奥美拉唑开发后的第二个新型质子泵抑制剂，作用机制同奥美拉唑，对基础胃酸分泌和由组胺、五肽促胃液素、胆碱、食物等引起的胃酸形成与分泌有强力持久的抑制作用，同时对胃肠黏膜有保护作用。本品抑制诱发的胃、十二指肠的急性损害同法莫替丁一样有效，而抑制反流性食管炎、促进溃疡愈合却优于后者。主要用于治疗十二指肠溃疡、反流性食管炎、促胃液素瘤。

（1）规格：片剂：30毫克/片，肠溶胶囊剂：30毫克/粒。

（2）用法：每次30mg，每日1次，口服。

（3）注意事项：常见的不良反应为腹泻、头痛、便秘、瘙痒、疲倦，与剂量无关。其他注意事项请参阅奥美拉唑。

7. 泮托拉唑（潘妥洛克）

泮托拉唑为第三代新型质子泵抑制剂，与质子泵活性部位结合，其选择性较同类药物更高，抑酸效果更佳，同时对P450酶亲和力较低，故与其他通过该酶代谢的药物相互作用小。对各种原因引起的胃酸过度分泌均有很强的持续（24小时）抑制作用，安全范围广且耐受性好，与其他药物的相互作用也少。与奥美拉唑、兰索拉唑相比抑制作用强而不良反应少，适用于活动性消化性溃疡及其出血，急性胃黏膜病变和应激性溃疡出血，反流性食管炎和促胃液素瘤等。

（1）规格：片剂：40毫克/片，胶囊剂：40毫克/粒，针剂：40毫克/支。

（2）用法：每次40mg，每日1次，早晨顿服。十二指肠溃疡2~4周为1个疗程，胃溃疡、反流性食管炎4~8周为1个疗程。静脉滴注：每次40mg，每日1~2次，加入100mL生理盐水稀释后给药。

（3）注意事项：①不良反应少而小，偶见有轻度的头痛、头晕、失眠、恶心、腹泻、便秘、皮疹等。②对本品过敏者、哺乳期妇女、妊娠3个月以内的妇女禁用，肝肾功能不全者慎用。

8. 铝碳酸镁（达喜）

铝碳酸镁为水化碳酸氢氧化镁铝，与胃酸作用迅速而持久，只作用于病灶部位，并不吸收，可中和过多胃酸，持续阻止胃蛋白酶和胆酸对胃黏膜损害，并可增强胃黏膜保护因子的作用，有利于溃疡面的修复。用于急、慢性胃炎，胃、十二指肠溃疡，反流性食管炎，尤其是胆汁反流性胃炎，与酸有关的胃部不适症状，如胃痛、胃灼烧、酸性嗳气、饱胀等。

（1）规格：片剂：0.5 克/片。

（2）用法：在饭后 1～2 小时、睡前或胃不适时服用 1～2 片，每日不超过 14 片。

（3）不良反应：①大剂量服用可导致软糊状和大便次数增多。②妊娠期前 3 个月，严重心、肾功能不全者及高镁血症、高钙血症者慎用。③本品不宜与四环素类抗生素配伍使用，必须合用时应间隔 12 小时服用。

三、胃黏膜保护药物

1. 硫糖铝

该药能与胃蛋白酶络合，抑制该酶分解蛋白质，并能与胃黏膜蛋白络合成保护膜，阻止胃酸、胃蛋白酶和胆汁酸的渗透、侵蚀。此外，本药亦能促进胃黏膜细胞的新陈代谢。用于治疗消化性溃疡、上消化道出血及胃炎。

（1）规格：片剂：0.25 克/片，0.5 克/片。

（2）用法：口服，一次 1g，一日 4 次，饭前 1 小时及睡前空腹嚼碎服用。

（3）注意事项：①较常见的不良反应是便秘。偶见腰痛、腹泻、恶心、嗜睡、口干、消化不良等。②本品必须与制酸药合用，制酸药应在硫糖铝服后 1 小时给予。③长期大剂量服用本品，可能会造成体液中磷的缺乏，导致低磷血症，因此甲状腺功能亢进、佝偻病等低磷血症患者不宜长期服用。④治疗剂量的硫糖铝一般不引起铝蓄积中毒，但肾功能不全时慎用。⑤本品可通过乳汁排泄，哺乳期妇女慎用。

2. 胶体果胶铋

胶体果胶铋是一种胶态铋制剂。本品在酸性介质中具有较强的胶体特性，可在胃黏膜上形成一层牢固的保护膜，增强胃黏膜的屏障保护作用，因此本品对消化性溃疡和胃炎有较好的治疗作用。本品与受损伤黏膜的黏附性具有高度选择性，且对消化道出血有止血作用。主要用于消化性溃疡，也可用于胃炎和消化道出血的治疗。

（1）规格：胶囊剂：50 毫克/粒。

（2）用法：成人一次 3 粒，一日 4 次，餐前半小时与睡前服用。

（3）注意事项：①偶见便秘，服药期间本品可使大便呈黑褐色。②长期服用可能引起铋性脑病，连续服用不宜超过 2 个月。③妊娠期妇女、肾功能不全者禁用。④不得与牛奶同服。

3. 吉法酯（惠加强）

吉法酯通过提高胃黏膜组织内前列腺水平及氨基己糖浓度以恢复或加强胃黏膜屏障的保护作用，增加胃黏膜血流量，促使溃疡部上皮再生。

（1）规格：片剂：0.4克/片。

（2）用法：每次1~2片，每日3次，饭后服用。

（3）注意事项：①可有口干、口渴等，急性中毒时可出现运动失调、四肢无力及呼吸困难等。②妊娠期妇女禁用。③老年人、青光眼患者、前列腺肥大患者慎用。

4. 替普瑞酮（施维舒）

替普瑞酮是萜烯的衍生物，其主要药理作用包括：①促进胃黏膜上皮微粒体中高分子糖蛋白合成，增加胃黏膜和黏液中糖蛋白含量。②增加胃黏膜疏水层的磷脂含量。③增加局部内源性PG，尤其是PGE_2的合成。④改善胃黏膜血流。⑤促进胃黏膜再生。

（1）规格：颗粒剂：50毫克/粒。

（2）用法：饭后30分钟内口服，每日3次，每次1粒。

（3）注意事项：不良反应有便秘、腹胀、AST及ALT轻度升高、头痛、皮疹及总胆固醇升高等。

5. 麦滋林–S

该药能抑制炎症、增加黏膜内前列腺E_2的合成保护胃黏膜。增加肠黏膜上皮氨基己糖及葡萄糖胺的合成，参与促进组织修复。主要用于胃和十二指肠溃疡、急性和慢性胃炎。

（1）规格：颗粒剂：670毫克/包。

（2）用法：每次670mg，每日3次，饭后口服。还可根据年龄和症状适当增减剂量，一般疗程为4周。

（3）注意事项：少数患者出现恶心、呕吐、便秘、腹胀、腹痛、胃部不适、面部潮红等。

6. 瑞巴派特（膜固思达）

瑞巴派特通过上调胃黏膜内各种生长因子及前列腺素E_2表达，起到促进组织修复、抑制炎症反应、增强黏膜屏障功能及抑制氧自由基损伤等作用。用于胃溃疡、急性胃炎、慢性胃炎引起的糜烂、出血及炎症。

（1）规格：片剂：100毫克/片。

（2）用法：每次100mg，每日3次，早、晚及睡前口服。

（3）注意事项：①胃肠道可有暖气、呃逆、呕吐、腹部不适、便秘或腹泻等，发生率小于0.1%。②对本药过敏者及妊娠期妇女禁用。

7. 尿囊素铝

尿囊素铝含尿囊素和氢氧化铝成分，尿囊素有保护胃黏膜及促进上皮细胞修复作用；氢氧化铝具有吸附保护胃黏膜及中和胃酸作用。适用于胃溃疡、十二指肠球部溃疡、急性及慢性胃炎。

（1）规格：片剂：每片含尿囊素 55mg，氢氧化铝 45mg。

（2）用法：每次 2～3 片，口服，每日 3 次。

（3）注意事项：①个别病例出现轻微口干，但停药后逐渐消失。②对于妊娠或哺乳期妇女用药安全性尚未明确，慎用。

8. 米索前列醇（喜克溃）

米索前列醇为前列腺素 E_1 衍生物，具有较强胃酸分泌抑制作用，还可抑制胃蛋白酶的分泌，刺激胃黏液及碳酸氢盐的分泌，增加胃黏膜血流量，加强胃黏膜屏障，具有黏膜保护作用。主要用于治疗胃、十二指肠惯溃疡和预防 NSAID 引起的消化性溃疡。还与抗孕激素药物米非司酮序贯同用，用于终止早期妊娠。

（1）规格：片剂：200 微克/片。

（2）用法：每次 200μg，每日 4 次，于餐前和睡前口服，疗程 4～8 周。预防非甾体类药物引起的胃、十二指肠溃疡。每次 200μg，每日 3～4 次。

（3）注意事项：①主要不良反应为稀便或腹泻，发生率约为 8%，但大多数不影响治疗。偶有消化不良，肠胀气，恶心，呕吐；月经，过多，阴道出血；皮肤瘙痒，眩晕。②本品对妊娠子宫有收缩作用，因而妊娠期妇女禁用；对前列腺素类过敏者禁用。③本品虽在治疗剂量下并不导致低血压，但有脑血管或冠状动脉病变的患者仍应慎用。

四、促胃肠动力药物

1. 甲氧氯普胺（灭吐灵）

甲氧氯普胺为多巴胺受体阻断剂，可作用于延髓催吐化学感受区，具有强大的中枢镇吐作用。它能兴奋胃肠平滑肌，使胃运动功能亢进，促进食管和胃的收缩，加速胃排空，提高食物通过率，防止胃肠道内容物的反流。广泛用于治疗各种原因引起的恶心、呕吐。该药对于胃肠胀气性消化不良、食欲不振、嗳气也有较好的疗效。

（1）规格：片剂：5 毫克/片，注射液：100 毫克/支。

（2）用法：每次 5～10mg，每日 3 次，饭前 30 分钟口服。肌内注射：每次 10～20mg。

（3）注意事项：①主要不良反应为镇静作用（如嗜睡）及中枢锥体外系的表

现，后者常见于年轻人，表现为帕金森综合征、肌张力障碍、烦躁、面肌抽搐、共济失调等。②注射给药可能引起体位性低血压。③该药能增加血中催乳素水平，因而哺乳期妇女慎用。④对怀疑有机械性肠梗阻及胃肠穿孔者慎用。⑤抗胆碱药（阿托品等）能减弱本品的止吐效应，两药合用时应予注意。

2. 多潘立酮（吗丁啉）

多潘立酮为作用较强的一种外周多巴胺受体拮抗剂，使胃排空速率加快，并抑制各种原因所致的恶心、呕吐。用于由胃排空延缓、胃食管反流、慢性胃炎、食管炎引起的消化不良，包括恶心、呕吐、嗳气、上腹闷胀、腹痛、腹胀。

（1）片剂：10毫克/片。

（2）用法：每次10mg，每日3次，饭前15～30分钟口服。

（3）注意事项：①反复服用一般无明显不良反应，偶有口干、眩晕、一过性皮疹、头痛、口渴及腹泻等，无中枢神经系统不良反应。②胃肠道梗阻或穿孔时禁用。③该药能增加血中催乳素水平，但停药后可恢复正常，妊娠、哺乳期妇女、婴幼儿慎用。

3. 莫沙必利（快力）

莫沙必利为5-羟色胺4（5-HT$_4$）受体激动剂，促进乙酰胆碱的释放，增加胃肠平滑肌收缩，增强下食管括约肌压力，本药促进胃排空作用与西沙必利相当。用于功能性消化不良伴有腹胀、腹痛、胃灼热、嗳气、恶心、呕吐、早饱等消化道症状；也可用于胃食管反流性疾病、糖尿病性胃轻瘫及部分胃切除患者的胃功能障碍。

（1）片剂：5毫克/片。

（2）用法：口服，一次5～10mg，每日3次，饭前服用。

（3）注意事项：①在服药过程中偶见腹泻、腹痛、口干、皮疹及倦怠、头晕等症。②妊娠及哺乳期妇女应慎用本品。③与抗胆碱药物（如阿托品、东莨菪碱）合用可能减弱本品的作用，因此与抗胆碱药并用时应分开间隔服用。

4. 替加色罗（泽马可）

本品为吲哚类选择性5-HT$_4$受体部分激动剂，通过激活胃肠道5-HT$_4$受体，刺激胃肠道蠕动和分泌，抑制内脏敏感性。主要用于慢性便秘和女性便秘型肠易激综合征缓解症状的短期治疗。

（1）规格：片剂：2毫克/片，6毫克/片。

（2）用法：每次6mg，口服，每日2次，于早晚餐前空腹使用，4～6周为1个疗程。

（3）注意事项：①可引起腹泻、恶心、腹痛、腹胀、头痛、头晕、关节病、背痛、流感样症状以及低血压、心纹痛、心律不齐等心血管系统症状。②对替加色罗过敏、严重的肝肾功能不全、肠梗阻、症状性胆囊疾病、可疑肝胰壶腹括约肌功能障碍、有肠粘连史者禁用。胃肠道出血或穿孔者、心血管疾病、轻中度肾功能不全及轻度肝功能不全者禁用。③目前对妊娠、哺乳期妇女、儿童以及男性用药安全性及疗效尚未证实，故不推荐使用。④在治疗的第一周内有可能出现腹泻症状，此后腹泻症状会随着治疗而消失。

5. 曲美布汀（瑞健）

曲美布汀具有对胃肠平滑肌的双向调节作用。能调整胃运动节律，改善胃排空功能，改善腹胀、腹痛等消化不良症状，同时具有末梢性镇吐作用；调整肠运动节律，改善肠易激综合征伴随的食欲减退、腹痛、腹泻、便秘症状。用于胃肠运动功能紊乱引起的食欲不振、恶心、呕吐、嗳气、腹胀、肠鸣、腹痛、腹泻、便秘等症状。

（1）规格：胶囊：0.1克/粒。

（2）用法：慢性胃炎：每次0.1g，口服，每日3次或遵医嘱。

（3）注意事项：①主要不良反应为皮疹、便秘、腹泻、口渴等。②通常老年人生理功能较弱，需注意减量用药。③妊娠、可能妊娠及哺乳的妇女慎用。

6. 西沙必利（普瑞博思）

西沙必利曾是临床上应用最广泛的5 – HT$_4$受体激动剂，促进肠肌间神经丛中乙酰胆碱的释放，具有全胃肠道促动力作用。由于西沙必利对心脏可产生心电图Q – T间期延长、室性心律不齐等严重不良反应，所以目前临床已很少应用。

（1）规格：片剂：5毫克/片，10毫克/片。

（2）用法：每次5mg，口服，每日3~4次，饭前15~30分钟和睡前服用；症状严重时，剂量加倍，每次10mg，每日3~4次，或每次20mg，每日2次。老年人和儿童用药酌减量。

（3）注意事项：①有腹泻、肠鸣、瞬时性腹部痉挛、头痛、头晕、剂量相关性尿频、肝功能异常和中枢神经系统症状等不良反应。②对西沙必利过敏者、妊娠和哺乳期妇女禁用；禁止同时口服或非肠道服用酮康唑、伊曲康唑、咪康唑、氟康唑、红霉素、克拉霉素。肝肾功能不全、患有心血管疾病者慎用。

五、助消化药物

1. 胰酶

胰酶为多种酶的混合物，来自动物的胰腺，主要为胰蛋白酶、胰淀粉酶和胰脂肪酶。本品在中性或弱碱性环境中活性较强，促进蛋白质和淀粉的消化，对脂肪亦有一定的消化作用。主要用于消化不良、食欲不振及肝、胰疾病及糖尿病引起的消化障碍。

（1）肠溶片：0.3克/片。

（2）用法：每次0.3～0.6g，每日3次，饭前口服。

（3）注意事项：①偶见变态反应，如有打喷嚏、流泪、皮疹、鼻炎和哮喘等。②服用时不可嚼碎，以免药粉残留于口腔内、消化口腔黏膜而发生严重的口腔溃疡。

2. 康彼申片（复合多酶片，泌特达吉）

康彼申片含多种消化酶，具有促进食物消化，驱动肠内气体和利胆作用。可提高胆汁分泌和加强消化吸收。用于胃肠道、胰腺消化功能不全，肠道异常消化不良，胆囊切除患者的消化不良，脂肪性食物引起的消化不良，胆汁分泌不全及胆囊炎，胆管炎等。

（1）用法：每次1～2片，每日3次，进食时用开水吞服。如有需要剂量可适当增加。

（2）注意事项：①个别病例会出现过敏反应。②急性胰腺炎，慢性胰腺炎的急性期禁用。③12岁以下儿童，妊娠或哺乳期妇女不宜服用本品。

3. 胃蛋白酶

本品为一种消化酶。得自牛、猪、羊等动物的胃黏膜，能使蛋白分解成胨，但不能进一步使之分解成氨基酸。常用于因进食蛋白性食物过多所致消化不良、病后恢复期消化功能衰退以及慢性萎缩性胃炎、胃癌、恶性贫血所致的胃蛋白酶缺乏。

（1）规格：片剂：0.1克/片，合剂：3%稀盐酸。

（2）用法：片剂，0.2～0.4克/次；合剂，10～20mL，每日3次，饭时或饭前服。

4. 淀粉酶

本品可直接使淀粉性食物分解成糊精与麦芽糖，促进胃肠消化作用，用于治疗进食淀粉过多引起的消化不良、食欲不振等症状，也可用于治疗胃炎及胃张力减低。

（1）规格：片剂：0.2克/片。

（2）用法：1～2片/次，饭前或饭时口服。

5. 其他助消化药

（1）稀盐酸：能增加胃内酸度，有利于胃蛋白酶原转化为胃蛋白酶，并增强其活性，从而消化蛋白质。当稀盐酸进入十二指肠后，可促进胰液和胆汁分泌，使十二指肠的内容物呈酸性，有利于铁和钙的吸收。故适用于治疗多种原因引起的胃酸缺乏症，如萎缩性胃炎及发酵性消化不良等，于饭前或饭时服，常与胃蛋白酶合用。用前需用温开水稀释成1%溶液，服后用水漱口，以免腐蚀牙齿，造成脱钙。长期服用易引起便秘。若用时不慎接触了皮肤，应迅速用水冲洗。

（2）康胃素：又称卡尼汀。可促进唾液、胃液、胰液、胆汁、肠液等消化液的分泌，能增强消化酶的活性和调整胃肠功能。适用于治疗胃酸缺乏症、消化不良、食欲减退、慢性胃炎及腹胀、嗳气等，也可用于婴幼儿厌食与孕妇的胃肠功能障碍，于饭前服。但不宜与碱性药物合用。胃酸过多或急、慢性胰腺炎患者禁用。

（3）乳酶生片：又称表飞鸣。含有大量活的乳酸杆菌，在肠内能分解糖类，生成乳酸，使肠腔酸度增高，从而抑制肠内病原菌的生长繁殖，且能防止蛋白质发酵和减少肠内产气，故适用于治疗消化不良、肠胀气及小儿饮食失调引起的腹泻等症。也可辅助治疗长期使用广谱抗生素导致的菌群失调症。此药于饭后用冷水送服，不可用开水冲服，以免杀灭乳酸杆菌；也不宜与抗菌药物或吸附性药物（如药用炭等）合用，以防抑制或杀灭乳酸杆菌。用毕应密闭贮存于冷暗处。若已超过有效期，或结块、发霉有臭味等，均不可服用。

（4）消胀片：含有二甲硅油与氢氧化铝成分，可降低胃肠内气体微泡的表面张力，以促使微气泡破裂而释放出气体，排出体外，适用于治疗胃肠胀气，在气体排出后，有助于消化。但过多服用，易引起便秘。

第九章 慢性胃炎常见类型

第一节 慢性非萎缩性胃炎

一、概述

慢性非萎缩性胃炎（chronic non – atrophic gastritis，CNAG）是临床最多见的一种，胃黏膜病变较轻，炎症浸润和渗出只限于黏膜浅层的固有膜和胃小凹。CNAG是一种慢性胃黏膜浅表性炎症，在胃镜检查中占全部慢性胃炎的50%~85%，胃镜可见胃黏膜主要为红、白相间，以红为主，或轻度花斑样改变，轻度充血、水肿，有时可见到轻度的新、旧出血点。其症状可轻可重，轻者仅有上腹不适感，重者出现腹痛、腹胀、恶心、呕吐。只要去除发病诱因，临床症状大多可缓解，只有少数症状明显的患者，需要药物治疗。慢性非萎缩性胃炎可治愈，但也有少数人可发展为糜烂性胃炎或转变为萎缩性胃炎。

二、病因及发病机制

（一）西医病因病理

1. 病因

（1）幽门螺杆菌（helicobacter pylori，Hp）感染：目前的研究表明，幽门螺杆菌感染是引发慢性胃炎的主要病因之一。

（2）急性胃炎的遗患：各种原因引起的急性胃炎若治疗不当或其他原因使胃黏膜的炎症经久不愈，均能转化为慢性非萎缩性胃炎。

（3）食物刺激：经常无规律地进食、暴饮暴食、长期进食过冷过热食物，以及过多食用花椒、胡椒、辣椒、生蒜、生葱、芥末等烈性调味品，可促进胃酸的分泌，易刺激胃黏膜，引起胃黏膜损伤，形成慢性胃炎。

（4）饮酒：饮酒不仅可损伤胃黏膜引起急性胃炎，长期大量地饮用烈性酒，也是诱发胃黏膜慢性损伤引起胃黏膜慢性炎症的重要原因。

（5）药物：药物特别是非甾体类抗炎药，如保泰松、阿司匹林、吲哚美辛等，以及肾上腺皮质激素类药，都可引起胃黏膜损伤糜烂，形成慢性非萎缩性胃炎。

（6）中枢神经功能失调：慢性胃炎的发生与精神状态有着密切的关系。在正常情况下，大脑皮质作为最高调节中枢，分析和综合外部感受器和内部感受器传来的刺激，从而调节各器官的生理功能。过度的精神刺激、忧郁、劳累与其他的精神因素的反复作用，均可导致皮质及皮质下中枢兴奋与抑制失去协调，使自主神经系统功能紊乱，导致胃壁血管痉挛性收缩，形成缺血区，使胃黏膜发生营养不良，胃腺分泌异常和运动功能障碍，久而久之形成胃黏膜慢性炎症。

（7）鼻腔、口腔、咽部慢性炎症：这些部位的慢性感染病灶的细菌或其毒素吞入胃内，对胃黏膜长期刺激而引起慢性炎症。

（8）吸烟：能抑制胃黏膜前列腺素合成，减少胃黏膜血流量，促进胃酸分泌，减少胆汁和胰液的分泌，使十二指肠内持续酸化；同时烟草中的烟碱对中枢神经系统有先兴奋后抑制的作用，对消化系统造成不良影响；烟碱还可使幽门括约肌张力减低，胆汁反流增加，破坏胃黏膜。

（9）阻塞性充血：慢性心力衰竭，尤其是右心衰竭或门静脉高压症，均可使胃黏膜长期瘀血，胃壁组织处于缺氧状态，营养受到障碍，引起胃黏膜的慢性炎症。

（10）胃内潴留：任何原因引起的长期胃内潴留均可引起胃炎，常为胃窦部的慢性浅表性炎症。

（11）遗传因素：有学者对胃窦炎的研究，发现其有家庭聚集现象，A型胃炎（胃体胃炎）亦有遗传倾向，这些研究表明，人体的遗传易感性在慢性胃炎发病中显然起到了一定的作用。

2. 病理

浅表性胃炎有胃黏膜充血、水肿，或伴渗出物，少数有糜烂及出血等，组织学检查发现胃腺体保持正常，黏膜浅层有淋巴细胞及浆细胞浸润等。此外，某些浅表性胃炎可呈现较多的糜烂灶，常位于胃窦部，伴有数目较多的脐状突起，称为慢性糜烂或疣状胃炎。

（二）中医病因病机

1. 病因

（1）六淫所伤：人体与自然界的气候变化息息相关，特别是脾胃与外界气候变化的关系则更为密切。六淫之邪阻滞脾胃，经脉气血无以输布，脏腑功能受遏，从而导致各种脾胃病的发生。

外感风邪，可直接侵袭脾胃而致病，可见胃痛、呕吐、厌食、腹胀、痞满等多种病症。寒邪最易损伤脾胃阳气，阻碍气机，导致脾胃的纳化、传导功能失常，而出现脘腹冷痛、恶心呕吐等症。长夏多雨潮湿，易困脾胃，使脾失健运，胃失和降，升降失职，出现胃脘痞满、不思饮食、四肢困倦等。秋燥之邪耗伤胃阴，或外感温热之邪伤及阳明胃腑，热灼津液，均可出现口燥咽干、饮食减少等症。

古人云"正气存内，邪不可干""邪之所凑，其气必虚"。在机体正气不足，抵抗力下降的情况下，六淫之邪乘虚而入，损伤脾胃而发病。

（2）饮食所伤：饮食因素为慢性胃炎之主要原因之一。饮食以适为宜，若饮食过量，暴饮暴食，超过脾胃的消化、吸收和运化能力，可导致食物壅滞于胃，使脾胃损伤，出现脘腹胀满、嗳腐泛酸、厌食、呕吐等症。所以《素问·痹论》中说："饮食自倍，肠胃乃伤。"

饮食不洁，可损伤脾胃，引起多种脾胃疾病，出现腹痛、腹胀、痞满、呕吐等症。

饮食偏嗜，可以引起脾胃及其他脏腑的病变。如过酸、过苦、过甜等，均可导致脾胃疾病的发生。过食生冷瓜果，可损伤脾胃阳气，化生寒湿，而致胃痛、呕吐、腹胀等症；嗜食偏辣，进食过热、过快，日久伤胃，可导致腹痛、腹胀、嘈杂、吞酸等症。嗜烟酒也是导致胃炎的重要因素之一。饮酒过度可损伤脾胃，使胃气壅滞，失于和降，脾胃运化失职，而出现胃痛、腹胀、嗳气、反酸等症，还可助热动火，伤及胃络，引起吐血、黑粪等症。嗜烟可耗伤胃阴，导致脾胃功能失调，而出现胃阴不足方面的病症。

（3）情志失调：如长期精神抑郁、忧愁焦虑或恼怒过度，气郁伤肝，肝失疏泄，则气机郁滞，使脾胃运化失常，而出现脘腹痞满，不思饮食等症。如情绪紧张，肝气郁结，则疏泄无能，或肝气过盛，疏泄太过，横逆乘脾犯胃，脾胃气机失常，则见胸闷善太息，胃脘疼痛痞满，腹痛、腹胀泄泻等症。肝气犯胃，胃气不降，可致呃逆、呕吐、嗳气、吞酸等症。或暴怒之下，肝气暴张，火动于内，气逆于上，胃络受伤而致吐血。

（4）素体脾胃虚弱或劳逸过度：《脾胃论》中说"形体劳役则脾病，病脾则怠惰嗜卧，四肢不收，大便泄泻，脾既病则其胃不能独引津液，故亦从而病焉"，所以说脾胃素弱或体力劳动过度则伤脾胃之气。过度脑力劳动亦可伤脾耗气，脾胃运化功能失职，气血运行不畅，出现四肢乏力、精神萎靡不振，食欲缺乏。若过度安逸，不参加劳动及体育锻炼，则使人体气血不畅，脾胃功能减弱，可出现食少乏力，精神不振，肢体发软，或发胖臃肿，动则心悸汗出等症。

2. 病机

（1）运化失职：运化，包括运化水谷和水湿。运化水谷，是脾对饮食中精微物质的消化、吸收和输布。运化水湿，是脾参与水液代谢的功能。脾虚运化无力或湿邪阻滞气机，都可使运化失健，产生脘腹胀满、纳呆呕恶、肢软乏力等病症。

1）气虚不化：饮食中精微物质的消化、吸收和输布，是由脾气来完成的，所谓"脾为胃行其津液"即指此而言。如脾气虚则消化无力，纳呆运迟，食后腹胀；吸收障碍则腹泻便溏，甚则完谷不化。

2）气虚湿阻：脾气虚弱，不能为胃行其津液以致水湿内停，酿湿生痰，或水湿泛滥全身而为水肿。所谓"诸湿肿满，皆属于脾"，即是指脾的运化失职而言。脾运化失职，以致湿从中生，外湿乘虚而入。由于脾喜燥恶湿，湿邪最易困脾，故寒湿阻滞，困遏脾阳，可致腹胀便溏，纳呆食少，身体困重，头重头蒙，舌苔白腻等症；湿热蕴结脾胃，使脾失和降，可出现脘腹痞满，呕恶厌食，舌苔黄腻等症。

3）气机阻滞：脾运化功能，还有赖于气机的调达。如湿气困脾，脾阳虚衰，阻遏气机；或脾虚生湿，外邪客于脾胃，使气机阻滞，阻碍脾的运化，使传导失常；若食积于胃，亦可阻塞气机；或胃气不降而上逆，导致胃气壅滞；或情志不畅，肝气乘脾犯胃，可使脾胃气机通畅失司，而出现脘腹胀满疼痛、嗳气呕逆等症。所以说，脾虚、湿浊、外感、食积、气滞皆可导致脾胃气机阻滞不通，病理上互为因果，相互转变。

（2）受纳腐熟异常

1）胃失腐熟：胃为水谷之海，与脾共司升清降浊，食物只有经过胃的腐熟，脾才能将其吸收、运化。如因饮食不节，饥饱失常，或冷热不适，食积于胃，都能损伤胃气。若胃火素盛，加之过食辛辣之品，致使胃阴亏虚，胃失润降，而出现饥不欲食、干呕呃逆、大便干燥、舌红少苔、脉细等症。如过食生冷、脘腹受凉、寒凝于胃，损伤脾阳，则可见脘腹冷痛，大便溏泄等症。

2）胃失和降：胃失和降是指胃气不能下行的病变。正常情况下，胃气以通为和，以降为顺。只有胃气的通降，使胃内容物下行至肠中，始能重新受纳水谷。如六淫邪气犯胃；或痰饮停蓄于胃；或肝气犯胃，其气不能下行；或因胃气虚弱不能运化，胃阴不足失于濡润，以致胃气失于通降，则为痞满；胃气上逆则嗳气、呃逆、恶心、呕吐，甚则反胃。

（3）升降失常：脾胃为气机升降之枢纽。脾主升，胃主降，脾气不升，则不能助胃消化，而且吸收转输水谷精微的功能障碍，同时统摄、升提内脏的功能失常。胃气不降，则传化失职，饮食物则不能顺利下行，而且经初步消化后的水谷精微物质亦不能正常下传给小肠进一步吸收。其病机表现在脾气不升，影响胃气不降，升降失调，运化转输无能，则可出现痞满、腹胀、食后困倦、嗜卧乏力、腹泻、消瘦等症。

（4）久病入络：若久病不愈，耗伤气阴，或劳倦过度，伤及中气，致使邪热内蕴，热耗气阴，终成气阴两虚，胃失濡养；久病入络，气滞不行，日久则血脉凝涩，胃络受损，气血失和，而致瘀血内停，瘀阻作痛。

三、临床表现

1. 症状

慢性胃炎缺乏特异性症状，而且症状的轻重与胃黏膜的病理变化也不一致。有的患者症状明显但胃黏膜却无明显炎症，有的患者症状较轻但胃镜检查显示有明显的炎症、糜烂甚至出血，也有一部分患者可无症状。临床上慢性胃炎较常见的症状主要有上腹痛、饱胀、嗳气、反酸、食欲缺乏、上消化道出血等。

（1）上腹痛：上腹痛多发生于餐后，可能与所进食物刺激胃黏膜有关，随着胃内食物的消化和排空，上腹痛逐渐减轻。

（2）饱胀：由于胃的容受性舒张功能障碍，虽进食不多，但仍觉得过饱，上腹胀满。

（3）嗳气：由于消化不良，胃酸分泌过多，胃排空及蠕动功能减弱，使胃内气体逆流入食管，出现嗳气。

（4）反酸：胃炎患者的胃酸分泌过多，加之幽门螺杆菌感染，使得胃酸经常通过食管反流入口腔，呈现反酸之症状。

（5）食欲缺乏：由于胃黏膜炎症使排空及蠕动减弱，胃的消化功能降低，胃内食物滞留等，导致食欲缺乏。

（6）上消化道出血：胃炎的炎性出血较多见，尤其是合并糜烂者。糜烂面可反复小量渗血，也可大出血而出现呕血或黑粪。

（7）其他症状：除上述症状外，慢性胃炎还可有恶心、呕吐、乏力、头晕、腹泻等症状。慢性萎缩性胃炎还可出现贫血、脆甲、舌炎或舌乳头萎缩等。

2. 体征

慢性胃炎最常见的体征是上腹部轻度压痛，一般无肌紧张及反跳痛。多数患者舌苔厚腻，病史长者因长期饮食不佳而出现消瘦，部分糜烂、出血性胃炎患者可有贫血、黑便，少见呕血。

四、辅助检查

用于慢性胃炎的辅助检查较多，常用的有胃镜及活组织病理检查、幽门螺杆菌检查、胃液分析检查、X线钡剂检查以及自身免疫性胃炎的相关检查等。

1. 胃镜及活组织病理检查

胃镜检查并同时取活组织做组织学病理检查是诊断慢性胃炎最可靠的方法。胃镜下慢性非萎缩性胃炎可见红斑（点、片状或条状），黏膜粗糙不平、出血点或斑；慢性萎缩性胃炎可见黏膜呈颗粒状、黏膜血管显露、色泽灰暗、皱襞细小。胃镜下两种胃炎皆可伴有糜烂、胆汁反流。由于胃镜所见与活组织病理检查的表现常不一致，因此诊断时应两者结合，在充分活检基础上以活组织病理学诊断为准。

2. 幽门螺杆菌检查

活组织病理检查时可同时检测幽门螺杆菌，并可在内镜检查时再多取 1 块活组织做快速尿素酶检查，以增加诊断的可靠性。

3. 胃液分析检查

通过胃液分析检查，测定基础胃液分泌量及增加组胺或五肽胃泌素后测定最大泌酸量和高峰泌酸量，以判断胃泌酸功能，有助于诊断及指导临床治疗。浅表性胃炎胃酸多正常，广泛而严重的萎缩性胃炎胃酸减少。

4. 钡餐检查

钡剂检查就是通过喝下不透 X 线的钡剂，让它"涂抹"于胃的黏膜上，通过 X 线透视或摄片，来间接反映胃黏膜上有无病变。X 线钡剂检查的优点是方便简单、无创伤，患者容易接受，但是由于它为间接征象，不能直接观察到胃黏膜表面情况，轻微病变及小的病灶不易发现，临床上需与胃镜等其他检查方法配合应用。

5. 自身免疫性胃炎的相关检查

怀疑为自身免疫性胃炎者应检测血清壁细胞抗体和内因子抗体，如为该病，壁细胞抗体多为阳性；伴恶性贫血时内因子抗体多呈阳性。血清维生素 B_{12} 浓度测定及维生素 B_{12} 吸收试验有助于恶性贫血的诊断。当胃黏膜出现明显萎缩时，空腹血清胃泌素水平明显升高而胃液分析显示胃酸分泌缺乏（多灶萎缩性胃炎血清胃泌素正常或偏低、胃酸分泌正常或偏低）。

五、诊断

1. 诊断要点

由于慢性胃炎患者的体征多不明显，临床症状也无特异性，故仅靠其症状及体征做出慢性胃炎的诊断是不可靠的，确诊有赖胃镜检查，必要时还应进行活组织病理检查。

中医临床辨证当分虚实两类：如寒邪客胃，饮食伤胃，肝气犯胃，瘀血停胃等，多属实证；如胃阴不足，脾胃阳虚，多属虚证；若久病因虚而导致气滞血瘀者，属于本虚标实。实证多痛急而拒按；虚证则多痛缓而有休止，痛而喜按，病情缠绵而难愈。

2. 鉴别诊断

（1）消化性溃疡：消化性溃疡以青壮年多见，病程长，以上腹疼痛、反酸为主要症状，常呈季节性反复发作，具有规律性上腹部疼痛的特点，通过胃镜及 X 线钡剂造影检查可以明确诊断。

（2）胃癌：上腹部疼痛、反酸、胀满不适、饮食减少等上消化道症状，呈进行性加重，可伴有贫血、体重下降、粪便隐血试验阳性等，晚期可于上腹部触及肿块。X线钡剂造影检查及胃镜检查有助于明确诊断。

（3）慢性胆道疾病：慢性胆道疾病主要指慢性胆囊炎、胆石症，均有上腹部胀闷不适、嗳气等症状，多与进食油腻食物有关，上腹部疼痛较明显，可放射至胁肋及背部，B超、CT等检查可以确诊。

（4）功能性消化不良：功能性消化不良主要表现为上腹部饱胀、嗳气、恶心、食欲缺乏等，多数患者伴有精神神经症状，其发病或病情加重常与精神因素关系密切。胃排空检查及胃电活动记录呈异常胃排空的表现，胃镜、X线钡剂等检查正常。

（5）胃食管反流病：胃食管反流病主要表现为胃灼热感、反酸、上腹及胸骨后痛，严重者可发生吞咽困难。本病与慢性胃炎有诸多相似之处，有许多胃食管反流病患者同时患有慢性胃炎，但胃食管反流病的发生主要是由于食管括约肌松弛，食管排空能力减弱所致，经胃镜、食管24小时监测、食管测压、滴酸试验及X线钡剂等检查可以确诊。

（6）十二指肠憩室：十二指肠憩室有上腹部疼痛、反酸、嗳气、呕吐等症状，餐后加重。X线钡剂检查可为诊断提供主要依据，十二指肠镜检查可明确诊断。

（7）慢性胰腺炎：慢性胰腺炎在临床上与慢性胃炎难以鉴别。慢性胰腺炎多有急性胰腺炎病史，且反复发作，B超检查可提示胰腺增大，尚可伴有假性囊肿，生化检查显示胰腺分泌功能降低。

（8）胃下垂：胃下垂与慢性胃炎在临床表现上也有诸多相似之处，况且有时胃下垂可伴有慢性胃炎，所以应注意鉴别。胃下垂多见于瘦长体型患者，以胃脘胀痛、进食减少为主要症状。胃下垂之胃痛伴有坠胀感，站立时加重，卧位时减轻。胃肠X线钡剂检查，胃下垂患者胃蠕动无力，胃小弯弧线最低点在髂嵴连线以下，结合胃镜检查可明确诊断。

（9）慢性肝病：慢性肝病主要是指慢性肝炎及肝硬化，此类患者可有饮食减少、乏力、腹胀等症状，由于肝硬化门脉高压性胃病的存在，症状与慢性胃炎相似，但此类患者多有肝炎病史。肝功能和乙型肝炎、丙型肝炎病毒学检测及胃镜、B超等检查有助于鉴别诊断。

六、治疗

（一）西医治疗

多数慢性非萎缩性胃炎症状可自行消失，经过数月或数年病变也可完全恢复。

1. 消除病因

如戒烟酒，减少食盐摄入，纠正不良饮食习惯，避免对胃有刺激的饮食，饮食宜软易消化，避免过于粗糙、过于浓烈的香辛料和过热、过冷饮食。少吃盐渍、烟熏、不新鲜食物，以及停服某些刺激胃黏膜的药物，特别是阿司匹林等非甾体类消炎药，有鼻腔和咽部慢性感染灶应予以清除。

2. 药物治疗

（1）保护胃黏膜药常用的药物有胶体次枸橼酸铋（colloidal bismuth subcitrate，CBS）、硫糖铝、思密达、麦滋林－S、氢氧化铝凝胶、胃膜素及盖胃平等。

（2）调整胃肠运动功能药物上腹饱胀用胃复安或多潘立酮等。打嗝、腹胀或有反流现象为主者，可用胃动力药，如胃复安、吗叮啉、莫沙比利。

（3）抗生素如果胃镜检查发现幽门螺杆菌阳性，应服用抗生素，克拉霉素、羟氨苄青霉素等，都有清除Hp的作用，一般可选用两种，常与胃黏膜保护剂和制酸剂联合应用。

（4）制酸剂常用的药物有西咪替丁、雷尼替丁、法莫替丁、碳酸氢钠（小苏打）、氢氧化镁、氢氧化铝凝胶、盖胃平等。

（5）止痛药上腹疼痛较重者可口服阿托品、普鲁本辛、颠茄片或654－2，以减少胃酸分泌和缓解腹痛症状。

（6）还可用助消化药如胰酶、酵母片、乳酶生、消胀片等。如有反酸现象也可用抑酸药如泰胃美、雷尼替丁、法莫替丁等。防止胆汁反流可服铝碳酸镁、消胆胺以吸附胆汁；有呕血便血者，甲氰米胍口服。

（二）中医辨证分型

1. 饮食停滞型

（1）临床表现：胃脘疼痛，脘腹胀满，嗳腐吞酸，或吐不消化食物，吐食或矢气后痛减，或大便不爽，苔厚腻，脉滑。

（2）辨证分析：暴饮多食，饮食停滞，致胃中气机阻塞，故胃痛脘腹胀满。健运失司，腐熟无权，谷浊之气不得下行而上逆，所以嗳腐吞酸，吐不消化食物。吐者宿食上越，矢气则腐浊下排，故吐食或矢气后痛减。胃中饮食停滞，导致肠道传导受阻，故大便不爽。苔厚腻为食滞之象，脉滑为宿食之征。本型多数患者有暴饮多食史。

（3）治疗原则：消食导滞，和胃降逆。

（4）常用方剂：保和丸加减。

（5）药物组成：焦山楂18g，制半夏、茯苓、枳实各9g，神曲、莱菔子、连翘、砂仁（后下）、木香（后下）、陈皮各6g。

（6）随症加减：若食积较重、痞满腹胀甚者，加厚朴、枳壳；若食积化热、口苦、烦躁、苔黄、脉滑数者，加黄连；若兼脾虚者，加白术、党参；若食积较多、腹满便秘者，可加大黄、槟榔导滞通腑。

2. 肝气犯胃型

（1）临床表现：胃脘胀闷，攻撑作痛，脘痛连胁，嗳气频繁，大便不畅，每因情志因素而痛作，苔多薄白，脉沉弦。

（2）辨证分析：肝主疏泄而喜条达，若情志不舒，则肝气郁结不得疏泄，横逆犯胃而作痛。胁乃肝之分野，而气多走窜游移，故疼痛攻撑连胁。气机不利，肝胃气逆，故脘胀嗳气。气滞肠道传导失常，故大便不畅。如情志不和，则肝郁更甚，气结复加，故每因情志而痛作。病在气分而湿浊不甚，故苔多薄白。病在里而属肝主痛，故见脉沉弦。辨证以胃痛胀闷，攻撑连胁为特点。

（3）治疗原则：疏肝理气和胃。

（4）常用方剂：柴胡疏肝汤加减。

（5）药物组成：柴胡、川芎、香附、枳壳、白芍、郁金、青皮各9g，木香（后下）、九香虫、佛手各6g，甘草3g。

（6）随症加减：若兼食积、痞满腹胀者，加厚朴、莱菔子、焦三仙以化食消滞；若肝郁化热者，加竹茹、蒲公英各25g，化郁清热，和胃降逆。

3. 胃阴亏虚型

（1）临床表现：胃痛隐隐，口燥咽干，大便干结，舌红少津，脉细数。

（2）辨证分析：胃痛日久郁热伤阴胃失濡养，故见胃痛隐隐。阴虚津少，无以上承，则口燥咽干。阴虚液耗，无以下溉，则肠道失润而大便干结。舌红少津为阴虚液耗之象。脉象细数，乃阴虚内热之证。

（3）治疗原则：养阴益胃。

（4）常用方剂：一贯煎加减。

（5）药物组成：沙参、麦冬、当归、香橼各10g，生地黄30g，枸杞子、川楝子、白芍各15~20g，甘草6g。

4. 脾胃虚寒型

（1）临床表现：胃痛隐隐，喜温喜按，空腹痛甚，得食痛减，泛吐清水，食欲缺乏，神疲乏力，甚则手足不温，大便溏薄，舌淡苔白，脉虚弱或迟缓。

（2）辨证分析：脾胃虚寒，病属正虚，故胃痛隐隐。寒得温而散，气得按而行，所以喜温喜按。脾虚中寒，水不运化而上逆，故泛吐清水。脾胃虚寒，则受纳运化失常，故食欲缺乏。胃虚得食，则产热助正以抗邪，所以进食痛止。脾主肌肉而健运四旁，中阳不振，则健运无权，肌肉筋脉皆失其温养，所以疲乏，手足不温。

脾虚生湿而下渗肠间，故大便溏薄。舌淡脉虚弱或迟缓，皆为脾胃虚寒，中气不足之象。

（3）治疗原则：温中健脾。

（4）常用方剂：黄芪建中汤加减。

（5）药物组成：黄芪15g，白芍、桂枝、吴茱萸、干姜各10g，炙甘草6g，大枣4枚，饴糖30g。

5. 寒邪客胃型

（1）临床表现：胃痛暴作，恶寒喜暖，脘腹得温则痛减，遇寒则痛增，口和不渴，喜热饮，苔薄白，脉弦紧。

（2）辨证分析：寒主收引，寒邪内客于胃，则阳气被寒邪所遏而不得舒展，致气机阻滞，故胃痛暴作。寒邪得阳则散，遇阴则凝，所以得温则痛减，遇寒则痛增。胃无热邪，则口不渴。热能胜寒，故喜热饮。苔薄白属寒，脉弦主痛，紧主寒。

（3）治疗原则：散寒止痛。

（4）常用方剂：良附丸加减。

（5）药物组成：良附、香附、吴茱萸各9g，生姜5片。

6. 浊毒内蕴型

（1）临床表现：胃脘灼热疼痛，或伴痞闷、嘈杂，或口干喜冷饮，口臭，或牙龈肿痛，口舌生疮，或心烦不寐，大便秘结或黏腻不爽，排便不畅，小便短赤，舌暗红苔黄厚腻或薄黄腻，脉滑或滑数、弦滑。

（2）辨证分析：胃病日久，湿浊之气留滞中焦，郁久化热，故胃脘部灼热疼痛，湿热浊毒之气耗伤气阴，则见口干，浊毒之气内蕴于中焦脏腑，气机不通，可见大便秘结或黏腻不爽，排便不畅，舌暗红苔黄厚腻或薄黄腻，脉滑或滑数、弦滑，为浊毒内蕴，湿热中阻之象。

（3）治疗原则：化浊解毒。

（4）常用方剂：止痛4号方加减。

（5）药物组成：百合、乌药、黄芩、黄连、绞股蓝、藿香、佩兰、茵陈、茯苓各12g，半边莲、半枝莲各15g，紫蔻、砂仁各9g。

7. 瘀血停滞型

（1）临床表现：胃脘疼痛，痛有定处而拒按，或痛有针刺感，食后痛甚，或见吐血便黑，舌质紫黯，脉涩。

（2）辨证分析：气为血帅，血随气行，气滞日久，则导致瘀血内停，由于瘀血有形，故痛有定处而拒按。瘀停之处，脉络壅阻而不通，故痛如针刺。进食则触动其瘀，故食后痛甚。若瘀停于胃者，则多见呕血；瘀停于肠者，则多见黑粪；血瘀则舌少滋荣，故舌色紫黯；血瘀则血行不通，故脉艰滞而涩。

（3）治疗原则：活血化瘀。

（4）常用方剂：失笑散和丹参饮加减。

（5）药物组成：五灵脂、蒲黄各9g，丹参30g，川芎、檀香、砂仁（后下）、木香（后下）各6g。

（三）中医特色疗法及护理技术

1. 中医特色疗法

根据病情需要可选用2～4种中医特色外治疗法：针刺治疗、穴位注射、穴位埋线、拔罐、中药封包治疗、中药热硬膏疗法、中药穴位贴敷、中药涂擦或熏洗、子午流注治疗仪、隔物灸、中药TDP离子导入、手指点穴、刮痧、药罐、耳针、灸法、姜疗、胃肠动力治疗仪等。

（1）穴位注射

1）取穴：足三里、内关。

2）药物：甲氧氯普胺、维生素B_6。

3）功能：降逆止呕，调畅气机。

4）主治：痞满、嗳气、恶心、呕吐等。

5）用法：盐酸甲氧氯普胺10mg或维生素B_6 0.1g，单侧足三里或内关封闭，每日1～2次。

6）禁忌：孕妇、对本药过敏及肝性脑病等危重患者禁用。

（2）贴敷治疗

1）取穴：脾俞、胃俞、中脘、天枢、气海。

2）药物：大黄、丁香。

3）功能：化浊解毒和胃。

4）主治：浊毒犯胃所致的痞满、胃痛、腹痛、呕吐、嗳气等。

5）用法：研末醋调，敷于上述穴位，12小时后去除，每日1次，5次为1个疗程。

6）禁忌：孕妇及对本药过敏者

（3）中药涂擦或熏洗

1）药物：红花、艾叶等。

2）功能：和胃通络。

3）主治：胃失和降引起的胃痛、腹痛、痞满、嗳气等。

4）用法：每日1次，足浴或足部涂擦。

5）禁忌：孕妇及对本药过敏者。

（4）普通针刺：常分虚实进行辨证取穴。实证足厥阴肝经、足阳明胃经穴位为主，以毫针刺，采用泻法，常取足三里、天枢、中脘、内关等。虚证常取背腧穴、任脉、足太阴脾经、足阳明胃经穴为主，毫针刺采用补法，常用脾俞、胃俞、中脘、内关、足三里等，并可配合灸法。

（5）耳针：主穴为脾、胃、交感、神门，并根据中医辨证及探针选取配穴。

（6）子午流注治疗仪、隔物灸法：应用现代中医治疗设备，常选用脾俞、胃俞、中脘、内关、足三里等穴，实证热证多用子午流注治疗仪治疗，虚证寒证多采取隔物灸法。

（7）中药热硬膏疗法：在辨证论治的基础上，开出适宜处方（总重量不小于300g），将中药打粉以姜汁、醋、麻油调和成泥，用纱布包裹成饼，用微波炉将中药泥加热3~5分钟备用。待人体感觉中药硬膏温度宜后，将其摊涂于病灶处、阿是穴（疼痛处），以电灸灯加热，30分钟后，取下中药硬膏。

2. 中医特色护理技术

需根据不同证型进行辨证饮食、情志调摄及健康教育等。

（1）饮食调护

1）少量多餐定时定量。

2）避免辛辣刺激性饮食：忌肥甘厚味；忌过食辛、酸及易产酸食物；忌易阻气机食物等；忌寒凉生冷食物等；忌坚硬的食物；宜选择细软易消化食物。

3）针对不同证型制定饮食忌宜：如胃阴不足型可食用银耳、百合，忌辛辣、牛羊肉等；脾胃虚弱者宜食干姜、茴香、牛羊肉等，忌西瓜等寒凉之品。

（2）心理调护：针对患者采取有针对性的心理、社会文化的护理。通过下棋、看报、听音乐等消除紧张感，还可配合性格训练，如精神放松法、呼吸控制训练法、气功松弛法等，减少或防止胃炎的发生。告知患者情绪反应与胃肠病的发展及转归密切相关，提高患者情绪的自我调控能力及心理应急能力；全面客观地认识慢性胃炎；告诫患者重视不良行为的纠正。

（3）健康教育

1）去除诱因：去除诱因，如饥饱不调、烟酒及辛辣饮食刺激、过度劳累及精神抑郁、焦虑、滥用药物等。嘱患者生活、饮食要有规律，劳逸要结合得当，保证睡眠充足。

2）出院指导：出院时，嘱患者避免使用致损伤胃黏膜的药物，如皮质类固醇激素、非甾体类药物；出院后仍要注意休息，做到起居有常，劳逸结合，避免寒冷和情志刺激，谨遵饮食宜忌。

第二节　慢性萎缩性胃炎

一、概述

慢性萎缩性胃炎是所有胃炎中治疗最棘手的一种。其病变特点为固有腺体萎缩，炎症浸润至黏膜下层，胃酸及胃蛋白酶分泌减少，常伴有肠腺化生和胃黏膜异型增生。肠腺化生即胃黏膜肠化，为胃黏膜内出现肠型上皮，简称肠化。胃黏膜异型增生是指胃黏膜上皮和腺体偏离正常分化，形态和功能呈现异型性表现的增生性病变。1978 年世界卫生组织在英国召开会议，将伴有肠腺化生和胃黏膜异型增生的慢性萎缩性胃炎列入胃癌的癌前损害或癌前病变。胃镜可见胃黏膜红、白相间，以白为主，范围可大可小，也可呈片状分布，黏膜下血管网清晰可见。胃黏膜皱襞变细变薄，有时在黏膜上可见上皮细胞增生形成的细小颗粒。萎缩性胃炎的发病率与年龄有关，随着年龄的增长，发病率呈上升趋势，故有些学者认为此病为老年病。根据病变部位及壁细胞抗体是否阳性，将萎缩性胃炎分为 A、B 两型。A 型胃炎属自身免疫性疾病，血清壁细胞阳性，病变主要在胃体部，在国内又称胃体胃炎，消化道症状少，主要表现为消瘦、贫血、舌炎等；B 型胃炎是一种单纯性萎缩性胃炎，病变主要在胃窦部，在国内又称胃窦胃炎，消化道症状明显，如上腹不适、腹胀、腹泻等。在我国以 B 型多见。萎缩性胃炎难于治愈，大多带病终生，极少数可发展为胃癌，有人统计患萎缩性胃炎 10 年的癌变率在 6% 以下。

二、病因及发病机制

（一）西医病因病理

1. 病因

西医对本病的病因尚未完全阐明，现在认为与下列多种因素有关：

（1）慢性非萎缩性胃炎的继续：慢性非萎缩性胃炎治疗不彻底而反复发作，日久不愈可发展为慢性萎缩性胃炎，慢性非萎缩性胃炎的病因均可成为慢性萎缩性胃炎的致病与加重因素。

（2）幽门螺杆菌感染：幽门螺杆菌可穿过黏液层，在上皮细胞表面及细胞连接之间黏附、定居、繁殖，产生尿素酶、蛋白酶、磷脂酶、细胞毒素等物质，并诱发局部免疫反应，破坏胃壁黏液和黏膜屏障，使腺体遭受破坏。反复的幽门螺杆菌感染使组织炎症程度加重，进而由浅表性胃炎发展为慢性萎缩性胃炎，甚至胃萎缩。

（3）免疫因素：近年来关于免疫与慢性萎缩性胃炎的关系报道较多。A 型胃炎已明确是一种独立的具有遗传背景的器官特异性自身免疫性疾病，血清学检查壁细胞抗体、内因子抗体阳性。甚至有人发现胃泌素受体的抗体亦可阳性。最近研究认为 B 型胃炎发病中免疫机制也起到了一定作用。除检出壁细胞抗体外，Vandlelli 在 B 型慢性萎缩性胃炎患者血清中首先检测到 G 细胞抗体，其阳性率为 10%～20%。除自身抗体外，B 型慢性萎缩性胃炎患者胃黏膜中的 IgG、IgM、IgA 的免疫活性细胞增多；外周血总 T 细胞及 Ta 细胞显著低于正常，OKT4/OKT8 比值增高，说明患者有局部及全身的免疫功能紊乱。

（4）习惯服用对胃黏膜有刺激的烈酒、浓茶、咖啡、泡菜、过烫或过冷等食物，使黏膜损伤。

（5）过度吸烟。

（6）铝、水银、铜及锌等金属对胃黏膜都有一定损伤作用。

（7）放射治疗肿瘤，可使胃黏膜损伤甚至萎缩。

（8）体质因素：据临床统计，年龄越大本病发病率也越高。

（9）十二指肠液反流：近年，更多学者认为十二指肠液反流是慢性萎缩性胃炎发病重要原因，慢性萎缩性胃炎患者胃酸减低，并不单纯由于胃泌酸功能降低，而主要由于大量胆汁反流使胃黏膜屏障破坏，以致胃腔内大量反弥散，净流出量减少。

（10）营养不良：长期缺乏蛋白质、B 族维生素、心衰或门脉高压，使胃长期处于瘀血和缺氧状态。

（11）遗传因素：研究发现恶性贫血的一级亲属胃体胃炎的发病率明显高于一般人群，严重慢性萎缩性胃炎发生的危险性是随机人群的 20 倍。

2. 病理

炎症变化与浅表性胃炎相似，唯范围扩大可波及黏膜全层，另外主要的病变是腺体数目减少，甚至消失。Whitehead 将本病分为三度：①只有 1～2 组腺管消失者为轻度。②全部消失或仅留 1～2 组腺管者为重度。③介乎两者之间者为中度。浆细胞浸润主要在上层，淋巴细胞及滤泡主要在下层。肠上皮化生在萎缩性胃炎时很常见，轻者只见少量的杯状细胞，重者可见大量典型的肠绒毛上皮。此外，尚可见潘氏细胞及嗜银细胞，腺窝增生屈曲延长，黏膜肌正常或增厚，黏膜全层变薄，萎缩的变化可以很广泛，也可以表现为全胃萎缩，即胃萎缩，还可以局限于一部分，又称局灶性萎缩。另外，尚可见脂肪细胞堆积。如炎症发生在胃窦部，应有 1/3 的腺体消失，诊断为萎缩性胃炎方有把握。

（二）中医学的病因病机

1. 病因

（1）饮食不当，恣食生冷，嗜好烟酒，炙煿厚味，以致湿热中阻，影响脾胃运化，湿郁热伏，气机不畅所致。

（2）情志不舒，劳倦太过，导致中气本虚，脾胃升降失调，肝气疏泄失职，以致脾胃内伤，肝气郁滞，胃失和降而为病。

（3）禀赋不足，饮食劳倦，七情六郁，六淫中之寒、湿、火郁，皆可导致本病的发生。

2. 病机

慢性萎缩性胃炎的发生关键在于中气之盛衰，若中气不足则纳运失常，生化乏源，气机不得舒展畅运，久之胃之络脉自痹，气血运行受阻，胃失濡养，渐而黏膜萎缩而成本病。

三、临床表现

1. 症状

本病临床表现缺乏特异性，但有一定的规律性及特点。一般可见腹痛，呈隐痛、胀痛、钝痛，急性发作时也可见剧痛或绞痛，有的胃脘不适或胃脘部难受无可名状，疼痛可在肋、背、腹部或胸部。可有饱胀感，嗳气、痞闷，也可见吞酸、胃灼热感、恶心、呕吐、食欲缺乏、腹泻、乏力、消瘦、头晕、失眠。

2. 体征

上腹部可有压痛，少数患者消瘦、贫血。此外，无特殊体征。

四、辅助检查

1. 胃镜检查

慢性萎缩性胃炎胃镜检查有两个突出的表现：①黏膜颜色改变，多呈灰、灰白、灰黄或灰绿色，同一部位深浅可不一致，境界常不清，范围或大或小，萎缩范围内也可能残留红色小斑。②因为黏膜变薄加之注气膨胀，黏膜下血管常可显露，轻者可见血管网，重者可见如树枝状的血管分支，暗红色微带蓝色，易与皱襞相混，根据血管走行方向与胃的长轴垂直，可以鉴别。

2. X线检查

慢性萎缩性胃炎可见皱襞细小或消失，张力降低。

3. 幽门螺杆菌（Hp）测定

在慢性萎缩性胃炎伴有活动性胃炎时，此检查常呈阳性。

4. 胃液分析

正常胃内容物的 pH 值为 $1.3 \sim 1.8$，如刺激后，最大分泌时的 pH 值 >6.0 则可诊断为真正胃酸缺乏。A 型慢性萎缩性胃炎患者无酸或低酸，提示壁细胞数量显著减少，B 型慢性萎缩性胃炎患者大多正常或正常值低限，但一般不会乏酸。

5. 血清胃泌素测定

正常 30～140pg/mL，A 型慢性萎缩性胃炎往往升高，B 型可在正常范围或偏低。

6. 壁细胞抗体（PCA）测定

PCA 在 A 型慢性萎缩性胃炎的阳性率较高。

7. 内因子

内因子由壁细胞分泌，壁细胞减少内因子分泌也减少；正常分泌平均为 7700 单位/小时，慢性萎缩性胃炎时可减少到 400～600 单位/小时。

8. 胃蛋白酶

慢性萎缩性胃炎患者的基础胃蛋白酶分泌量（BPO）和最大胃蛋白酶分泌量（MPO）均低于正常。

9. 伴恶性贫血

若伴恶性贫血，其贫血性质为巨幼红细胞性贫血。

五、诊断

1. 诊断

根据患者的症状如饭后上腹部饱胀、疼痛，可怀疑本病的存在。但明确诊断并进一步明确部位及程度就必须通过胃镜及活组织检查。同时，还必须除外溃疡病、胃癌、慢性肝病及慢性胆囊病。

慢性萎缩性胃炎的临床表现是复杂的，其主要有脘痛、腹胀、嗳气、食欲缺乏、神疲乏力、大便溏软等脾胃虚弱之症状，部分慢性萎缩性胃炎患者尚兼有怯寒怕冷之寒象症状及口苦咽干之热象症状，舌象以气虚阴虚舌象多见，脉呈虚象多见。本病辨证有虚有实，以本虚夹实多见。

2. 鉴别诊断

（1）消化性溃疡：消化性溃疡常表现为规律性上腹部疼痛，胃溃疡多饭后发作，而十二指肠溃疡常空腹发作，进食则缓解。消化性溃疡常反复发作，在活动期 X 线检查可发现溃疡壁龛。

（2）慢性非萎缩性胃炎：慢性非萎缩性胃炎病程较萎缩性胃炎相对较短，纤维胃镜检查病变部位黏膜充血水肿，反光增强，可有糜烂，或红白相间，以红为主，黏膜表面多见有乳白色分泌物附着，无黏膜下血管透见。活检可证实为浅表性炎症。

（3）胃癌：若胃癌的癌块位于胃底部或邻近贲门时，可出现吞咽困难，位于幽门区者可有幽门梗阻症状。X 线检查可见胃内钡剂充盈缺损，肿瘤表面有溃疡时可见龛影。此时应行纤维胃镜检查，经活组织检查可确诊。

六、治疗

（一）西医治疗

慢性萎缩性胃炎是非常缓慢的疾病，需要长期进行综合调理治疗。

1. 去除致病因素

避免食对胃黏膜有刺激的饮食和药物，忌饮高浓度的酒和浓茶以及吃水杨酸等药物；应戒烟，烟虽不直接和胃接触，但它可致胃黏膜血液循环障碍，加重炎症。

2. 良好的生活调理

宜食易消化的食物，饮食营养合理、富含维生素，进食应细嚼慢咽，不宜过饱，适当运动和注意劳逸结合，可延缓胃黏膜退行性变。

3. 药物治疗

进行对症治疗及保护胃黏膜治疗。上腹胀痛，可服三九胃泰等健脾理气的中药制剂；上腹饱胀、恶心、嗳气可用西沙必利、吗丁啉等；如胃黏膜有炎症活动，幽门螺杆菌阳性，可服含铋的制剂如德诺等。

4. 其他

如有癌变倾向者，应定期观察。如在胃镜检查组织活检时发现胃黏膜有中重度的不典型增生和肠化生，应在治疗的同时半年至1年复查一次，看是否有癌变。

（二）中医辨证分型

1. 肝胃不和型

（1）临床表现：胃脘灼热胀痛，痛窜胁肋，心烦易怒，气怒症重，嘈杂泛酸，便干尿黄，口苦咽干，舌红苔黄，脉象细弦（多见于慢性萎缩性胃炎初期）。

（2）辨证分析：恼怒伤肝，肝气不能疏泄，横逆犯胃，或土虚木乘，致肝胃不和，故见胃脘胀痛，痛窜胁肋，气怒症重；若气郁化火，则可见胃脘灼热，心烦易怒，嘈杂泛酸，便干尿黄，口苦咽干，舌红苔黄，脉细弦。

（3）治疗原则：补中益气，疏肝和胃。

（4）常用方剂：香附六君子汤合四逆散加减。

（5）药物组成：党参、炒白术、茯苓、法半夏、砂仁（后下）、香附、陈皮、柴胡、枳壳、白芍各10g，炙甘草5g。

2. 脾胃虚寒型

（1）临床表现：胃痞胀闷，胃痛喜按，纳呆，便溏，疲倦乏力，舌淡或有齿痕，苔薄白，脉弱无力（多见于慢性萎缩性胃炎中期）。

（2）辨证分析：饮食失节，情志失调，致病久中气虚弱，脾胃升降不能，故胃痞胀闷，中气虚弱则胃痛喜按；脾虚湿滞，故身重乏力，纳呆，便溏；舌淡或有齿痕，苔薄白，脉弱无力乃脾胃虚寒之象。

（3）治疗原则：温中散寒，健脾和胃。

（4）常用方剂：黄芪建中汤合理中汤加减。

（5）药物组成：黄芪20g，党参、白术、干姜、桂枝、白芍、砂仁、五灵脂各10g，炙甘草5g。

3. 胃阴亏虚型

（1）临床表现：胃灼隐痛，纳呆痞满，嘈杂灼热，口干咽燥，五心烦热，纳少无味，倦怠消瘦，大便不调，舌绛无苔，脉细弦涩。

（2）辨证分析：偏食辛辣、热烫食物，易伤胃阴，胃失濡养，则胃灼隐痛；胃阴不足，受纳失常，故纳呆痞满；阴虚津少，无以上承，则口干咽燥，无以下溉，则肠道失润，故大便不调；阴虚内热则五心烦热；脾胃阴液受损，运化失常；水谷津液无以生化充养四肢，则倦怠消瘦；舌脉为阴虚液耗血滞之象。

（3）治疗原则：养阴益胃，清化湿热。

（4）常用方剂：益胃汤合黄朴饮加减。

（5）药物组成：生地黄20g，沙参、麦冬、玉竹、党参、蒲公英各15g，黄连、厚朴、栀子各10g。

4. 瘀阻胃络型

（1）临床表现：胃如针刺，或如刀割，痛有定处，拒按，夜间尤甚，饥不欲食，食后痛增，或见呕血或黑粪，舌质暗红，脉沉涩。

（2）辨证分析：饮食不节，禀赋不足致脾胃气虚，脾失运化，气机不得舒展畅运，久之胃之络脉自瘀。或肝郁气滞，气滞血瘀；或脾胃虚寒，寒凝血滞，均可致瘀阻胃络。故可见胃脘痛，如针刺，或如刀割，痛有定处，拒按，夜间尤甚，饥不欲食，食后痛增，或见呕血或黑粪。舌质暗红为血瘀之象；脉沉涩为气虚血瘀之象。

（3）治疗原则：活血化瘀，理气和胃。

（4）常用方剂：桃仁四物汤加减。

（5）药物组成：当归、赤芍、陈皮、五灵脂、柴胡、桃仁、红花、三棱各10g，延胡索、蒲黄（包煎）各15g。

5. 浊毒内蕴证

（1）临床表现：胃脘灼热疼痛，或伴痞闷、嘈杂，或口干喜冷饮，口臭，或牙龈肿痛，口舌生疮，或心烦不寐，大便秘结，小便短赤，舌暗红苔黄厚腻，脉滑或滑数。

（2）辨证分析：湿滞中焦，日久不化，蕴而成浊，蕴湿成热，热壅血瘀成毒，致浊毒壅盛，瘀滞中焦，阻遏气机，故见大便秘结，小便短赤，蕴热之毒，灼伤真阴，阴液不能上蒸于口，故见口干、口臭，浊毒壅盛，上扰清窍，故见心烦不寐，舌暗红苔黄厚腻，脉滑或滑数，均为湿热中阻，浊毒壅盛之象。

（3）治疗原则：化浊解毒，健脾和胃。

（4）常用方剂：止痛4号方加减。

（5）药物组成：黄芩、黄连、绞股蓝、藿香、佩兰、茵陈、茯苓各12g，半边莲、半枝莲各15g，紫蔻、砂仁各9g。

（三）中医特色疗法及护理技术

1. 中医特色疗法

（1）针灸治疗：根据病情，选择应用体针，也可选用电针、隔物灸法等治疗。推荐选穴：以中脘、足三里（双）为基础穴位。肝胃气滞或肝胃郁热证加章门（双）、天枢（双）；脾胃湿热证加丰隆（双）、天枢（双）；脾胃气虚或脾胃虚寒证加关元、神阙；胃阴亏虚证加三阴交（双）。

（2）药物敷贴疗法

1）功能：温经通络、消痞止痛。

2）推荐处方

1号方：吴茱萸10g，肉桂10g，延胡索20g，白芷10g。

2号方：黄连9g，木香6g，延胡索20g，白芷10g，黄芩12g。

3号方：青皮12g，白芷10g，香附12g，丁香9g，内金10g，厚朴12g。

4号方：白术12g，砂仁12g，茯苓20g，炒莱菔子12g，鸡内金9g。

5号方：大黄9g，芒硝6g，枳实20g，丁香6g。

6号方：黄芪12g，白术20g，厚朴12g，枳实20g，当归15g。

7号方：丁香9g，诃子肉30g，黄芩12g，白芷10g，黄连9g，芡实20g，葛根20g。

8号方：吴茱萸9g，五倍子20g，肉豆蔻20g，补骨脂20g，白术12g，砂仁9g，茯苓20g，陈皮9g，诃子肉30g，芡实20g。

3）方法：共研细末，黄酒调敷，贴敷穴位。

4）取穴：中脘、天枢、胃俞、脾俞等，每日1次，每次2～4小时。

5）禁忌：对药物过敏者、孕妇等。

（3）中药足浴疗法

1）推荐处方：当归、细辛、川芎、木瓜、红花、甘草等。据具体情况辨证加减。

2）方法：将煎煮好药液加入足浴器中，温度控制在恒定40℃～42℃，每日一次，15～20次为一疗程。

3）禁忌：过敏、脱皮、有出血症、安装有心脏起博器、身体极度虚弱者。

（4）子午流注治疗仪

1）操作方法：定时开穴查询根据患者病症情况辨证查询适合患者的开穴。也可查询未来任意时间开穴。根据病症查询（辨证分型、症候分析、针灸处方，临床加减等）、十四经穴查询（部位、作用、主治、解剖、图形）、经外奇穴查询（部位、作用、主治、解剖、图形），治疗周期设定10～60分钟不同治疗周期设定。时区设定根据仪器使用城市选择当地经度后仪器自动设定当地真太阳时。真太阳时自动计算打开真太阳时按钮可以自动显示自动计算出的开穴精确开穴。选择合适的强度、频率。

2）注意事项及禁忌证：对皮肤过敏者或过敏体质者慎用。置有心脏起搏器者、体内金属异物、心区、孕妇下腹部、对电流不能耐受者禁用。

（5）穴位埋线疗法

1）功效：疏通经络、调和气血；补虚泻实，扶正祛邪。

2）方法：四诊合参，并进行经络诊查，制定穴位处方。7～14日穴位埋线一次，3～5次为1个疗程。

（6）背腧穴循经走罐

1）方法：结合中医辨证、经络诊查，以明确病变的脏腑经络及敏感部位。循环操作走、闪、座罐及罐底揉按敏感腧穴等，后留罐，每日或隔日1次，每个疗程15日。

2）禁忌：身体极度消耗者；血液病患者；皮肤易过敏者、易起泡、发红者；孕妇等。

（7）其他疗法：根据病情需要，可选用穴位注射、耳穴等治疗，根据单位情况，积极使用中医诊疗设备，如超声波治疗、胃病治疗仪、中药离子导入、经络治疗仪、艾灸仪等。

2. 中医特色护理技术 根据不同证型进行辨证施食、饮食指导、情志调摄及健康教育等。

（1）辨证施护：针对患者胃脘疼痛、嗳气反酸、纳呆等不同症状，观察患者疼痛部位、性质、持续时间诱发因素，指导患者卧床休息，避免活动及精神紧张，遵医嘱取中脘、建里、神阙、关元、气海、天枢、胃俞、合谷、足三里等穴位进行点按、针刺、艾灸或按摩；或加耳针贴压；或对脾俞、胃俞、肝俞穴位等进行拔罐治疗，同时结合医嘱辨证口服、或外用中药，或注射给药。

（2）情志调摄：责任护士需与患者多沟通，指导其保持乐观心态，规律生活，避免过度紧张和劳累；针对患者忧思恼怒、紧张不安等不良情志，应指导患者采用移情相制疗法，转移其注意力，淡化、甚至消除不良情志，针对患者焦虑或抑郁的情绪变化，可采用暗示疗法或顺情从欲法，提高自我控制能力及心理应急能力；鼓励家属多陪伴患者，给予患者心里支持；鼓励病友之间多沟通、交流疾病的防治经验，增强治疗信心，指导患者掌握简单控制疼痛的方法，减轻身体痛苦和精神压力。

（3）健康教育

1）生活起居：病室安静整洁，空气清新无异味；生活规律，劳逸结合；急性发作时宜卧床休息；指导患者注意保暖，避免腹部受凉，根据气候变化及时增减衣服；避免服用止痛药物，尤其是非甾体类抗炎药，以免掩盖病情及加重对胃黏膜的损害，避免服用对对肠胃有刺激的药物，如清热镇痛药、强的松等。

2）饮食指导：忌油炸及辛辣食物、酒类等助火之品，避免过饥过饱；肝胃不和患者宜食疏肝理气的食品，如佛手、山楂、山药、萝卜、生姜等，忌食壅阻气机的食物，如豆类、红薯、南瓜等，可用山药粥、萝卜汤作为食疗方；脾胃气虚患者宜食补中健胃食品，如大枣、白扁豆、山药等，可用大枣山药粥作为食疗方；脾胃虚寒患者宜食温中健脾的食物，如桂圆、大枣、生姜、羊肉等，可用姜汁羊肉汤作为食疗方；肝胃郁热患者宜食疏肝清热食品，如薏苡仁、莲子、菊花等，可用薏仁莲子粥作为食疗方；胃阴不足患者宜食健脾和胃食物，如蛋类、莲子、山药、白扁豆、百合、大枣、薏苡仁、枸杞等，可用山药百合大枣粥作为食疗方。

第三节　胆汁反流性胃炎

一、概述

胆汁反流性胃炎是指由幽门括约肌功能失调或行降低幽门功能的手术等原因造成含有胆汁、胰液等十二指肠内容物流入胃，使胃黏膜产生炎症、糜烂和出血等，减弱胃黏膜屏障功能，引起 H^+ 弥散增加，而导致的胃黏膜慢性炎症。其症状有持续性上腹烧灼性疼痛、恶心，可经常呕吐胆汁（特别是清晨），并且体重明显下降，进食或服抗酸剂后上腹痛不能缓解为本病特点，餐后甚至有加重倾向。本病是胃切除、胃肠吻合术或迷走神经切断加幽门成形术后经常发生的综合征，本病除在手术后发生外，亦可见于非手术患者。胃镜检查见黏膜明显水肿、充血、粗糙、脆弱，表面较污浊，附有黄绿色的胆汁，黏液池内含有大量胆汁。此病大多发生在胃部分切除的患者，也是一种可逆性病变，只有消除胆汁反流，此病才可望治愈。胆汁反流性胃炎是一种特殊类型的胃炎，特征为胆汁反流，反流物易对胃黏膜造成损害，主要临床症状为持续烧灼性中上腹疼痛、恶心，严重者可有胆汁性呕吐。疼痛不能被抗酸剂所缓解，常于餐后或平卧位时（如夜间）加重。

中医学无本病的记载，根据其临床表现，属中医学"胃脘痛"等范畴，早就有"邪在胆，逆在胃，胆液泄则口苦，胃气逆则呕苦"的认识，其所述症状与本病相似。其治疗则以和胃通降为主。

二、病因及发病机制

（一）西医病因

1. 行胃—空肠吻合术术后

由于术后丧失幽门的功能，十二指肠中碱性内容物逆流入胃，引起碱性反流性胃炎，多见于毕Ⅰ式胃大部切除术后。

2. 幽门括约肌功能失常

正常情况下存在十二指肠—胃反流，即生理性反流，但这种反流通常是无害的。一方面，胃窦幽门区有阻止十二指肠内容物入胃的能力；另一方面，胃窦部充分的蠕动能够将通过幽门的少量胃内容物清除。继发性胆汁反流性胃炎即是由于胃手术后缺少幽门括约肌的作用，导致过多的胆汁反流入胃。

3. 胃—幽门—十二指肠的协调运动功能失常

胃—幽门—十二指肠的协调运动被认为是该病更为重要的发病机制。协调运动失调引起十二指肠逆蠕动增加，幽门关闭功能减弱，胃排空延迟，均可导致十二指肠内容物过量反流入胃。

4. 幽门螺杆菌（Hp）感染

幽门螺杆菌感染与胆汁反流性胃炎的关系尚有争议。Lynch 认为胆酸与 Hp 对胃黏膜损伤具有协同作用。Manifold DK 等认为 Hp 感染与胆汁反流是两个互相独立的状态，Hp 根除前后胃—食管反流、十二指肠—胃反流无明显差异。

（二）中医病因病机

胆汁反流性胃炎常有明显而持久的上腹部不适或灼痛，尤以进餐后为甚，可伴恶心和胆汁性呕吐，临床上相当于中医学的"胃痛""呕吐""嘈杂"等病范畴，病位在胆胃。

1. 病因

（1）忧思恼怒、情志失畅，气郁伤肝，肝气横逆，势必克脾犯胃，致气机阻滞，胃失和降而发病。

（2）肝胆兼夹外邪，湿热内蕴，引起胆腑气血蕴滞，疏泄失常，使胆液不循常道。

（3）肝胆郁热逆乘脾胃，使脾胃升降功能失常，胆液不循胃气下降肠腑助消化而随胃气上逆。

（4）因饥饱失常，劳倦过度，久病本虚致脾胃虚弱，更易致肝胆瘀滞，使虚者更虚，郁热更重，使病情缠绵难愈。

2. 病机

本病以脾胃气虚，升降失常为发病基础，胆邪犯胃为基本病理变化，肝胆郁火移胃为其病机。气滞血瘀，肝气横逆，乘伐胃气，胃失和降，则脾不升清，胃浊上逆相通。总之，胆汁反流性胃炎以脾胃虚弱，升降运化失常为发病基础，肝胆郁滞、乘脾犯胃为其主要病理机制。

三、临床表现

1. 症状

中上腹部持续性烧灼痛最为常见，占 80%～90%。餐后疼痛加重，服制酸药物无效。胆汁性呕吐为其特征性表现，呕吐后症状并不能缓解，由于胃排空同时受阻，故呕吐常可于半夜发生，呕吐物中可伴有食物。严重病例可有上腹痛或上腹不适、恶心伴呕吐胆汁和体重减轻，少数伴有慢性腹泻、失眠多梦、心悸等神经症表现。由于胆汁反流性胃炎常有胃肠运动障碍，因而胃肠运动功能紊乱也可能是产生症状的重要原因。

2. 体征

可有贫血、消瘦、舌炎等体征。

四、辅助检查

1. 内镜表现

以下表现与胆汁反流有关：①内镜插入胃内 1 分钟以上，如可见连续的肠胃反流发生，且胃黏膜有炎症表现，可诊断为胆汁反流性胃炎。但应注意内镜本身的刺激在很大程度上可造成假象。②胃黏液湖有黄绿色胆汁染色，胃黏膜有胆汁瘀积斑，胃黏膜充血、水肿和脆性增加。

2. 病理学改变

胆汁反流性胃炎有特殊的病理学改变，表现为胃小凹增生、固有层充血、血管扩张和黏膜肌增生，而炎性细胞浸润相对较轻。Dixon 等将上述表现按程度分别分为正常、轻度、中度和重度，并分别记分为 0、1、2、3 分，而炎症程度按炎性细胞浸润情况，轻度炎性细胞浸润记分为 1 分，中度为 2 分，重度为 3 分，如果总积分≥10 分具有诊断意义。

3. 过量胆酸反流入胃的检测指标

（1）胃内 24 小时连续检测 pH 值：pH 值≥4 具有诊断意义，但 pH 值的监测在很大程度上受胃内容物的影响。

（2）核素检查：静脉注入^{99m}Tc - EHIDA 经肝脏由胆汁排泄，通过核素闪烁图观察是否反流入胃。该方法敏感性高，但由于胃的解剖位置有时难于确定，易造成诊断偏差。

（3）胃内胆酸的测定：近年发展由一种新型分光光度计 Bili - tec2000 实行 24 小时胃内胆红素检测，若波长 470nm 吸收值 > 0.14，可以诊断为胃内胆汁反流。该仪器便于携带，可实行 24 小时检测。该方法检测结果与实际测定的胃内胆酸浓度呈良好的相关性，已成为目前检测胆汁反流最可靠的方法。

4. 胆囊造影

口腹胆囊造影无异常。

5. 钡剂检查

上消化道钡剂检查除手术因素外无其他异常发现。

五、诊断要点

1. 诊断

上腹和（或）胸骨后持续性烧灼样疼痛餐后加重；胆汁性呕吐，吐后疼痛不缓解；体重减轻，贫血，考虑胆汁反流性胃炎的可能。如胃液分析表现为胃酸缺乏；X 线钡剂检查无输入袢梗阻表现；胃镜检查胃黏膜萎缩性胃炎者，胆汁反流性胃炎可以确诊。

由于患者体质差异，情志所伤，工作环境及病程长短之殊，因而证型有虚实寒热之别。病位有在脾胃肝胆，在气在血之异；肝胃不和者，每因郁怒而痛甚，牵连胁背；胆热犯胃者，则痛势急迫，心烦易怒，嘈杂吞酸；胃阴不足者，见胃痛隐隐，嘈杂似饥；瘀血留滞者，见脘痛固定不移，痛时拒按，以上诸证常可相兼为病，再者证候往往因病情的发展和治疗的关系而互相转化。如肝气犯胃证，因肝气郁久化火伤阴或气滞日久，血行瘀滞而致瘀阻胃络。因此，必须详细辨证，灵活施治，才能有益于治疗。

2. 鉴别诊断

（1）消化性溃疡：消化性溃疡以青壮年多见，病程长，以上腹疼痛、反酸为主要症状，常呈季节性反复发作，具有规律性上腹部疼痛的特点，通过胃镜及 X 线钡剂造影检查可以明确诊断。

（2）慢性胆道疾病：慢性胆道疾病主要指慢性胆囊炎、胆石症，均有上腹部胀闷不适、嗳气等症状，多与进食油腻食物有关，上腹部疼痛较明显，可放射至胁肋及背部，B超、CT等检查可以确诊。

六、治疗

（一）西医治疗

1. 一般治疗

戒烟酒，清淡饮食，合理作息及良好饮食习惯。

2. 药物治疗

（1）西医治疗

1）促胃动力药：吗丁啉为外周多巴胺受体阻滞剂，通过拮抗上消化道多巴胺受体，可增加胃蠕动，促进胃排空，协调胃与十二指肠运动，并能有效地防止胆汁反流。西沙必利、莫沙必利为全消化道动力药，作用比多潘立酮强，为该病首选药物。

2）胃黏膜保护剂：硫糖铝，尤其果胶铋不但具有黏膜保护作用，对防止正常黏膜分泌有害的H^+的逆扩散是有效的；而且对Hp有直接杀灭作用。

3）丙谷胺可对抗促胃液素，使胃酸分泌减少，能抑制胆囊收缩素及改变胆汁成分，故对胆源性疾病患者尤其适用。

4）H_2受体拮抗剂：如法莫替丁等。能选择性降低基础和刺激后的胃酸分泌，减少反流发作。

5）铝碳酸镁是第3代抗酸剂及胃黏膜细胞的保护剂，其作用是使胃液pH值达到3~5的最适宜范围，而不是单纯的碱化胃液，还可与胃蛋白酶、胆酸可逆性结合。故除迅速有效的止痛外，且能治疗胆汁反流性胃炎。此外还具有胃黏膜保护作用，是目前治疗胆汁反流性胃炎的首选药。

从近几年的临床报道来看，一种西药治疗效果并不理想，将两种或两种以上不同作用机制的药物联用方能取得较为满意的疗效。赵艳春等用莫沙比利、硫糖铝和消磨胺三联药物治疗胆汁反流性胃炎总有效率为91.1%。汪建华等给51例观察对象服用莫沙必利和铝碳酸镁，治疗4周后观察腹痛、反酸、恶心、呕吐胆汁症状变化，结果治疗后51例患者症状明显减轻（$P<0.01$），有效率为100%。

3. 手术治疗

适用于症状严重而内科治疗无效者，常用手术方式有Roux-ell-Y手术及胆道分流术。

（二）中医辨证分型

1. 肝气犯胃型

（1）临床表现：脘痛且胀，时而牵连胁背，常因郁怒而痛甚，食少，食后胀甚，嗳气频频，或泛吐酸苦水，时叹息则舒，苔薄，脉弦。

（2）辨证分析：情志不舒，则肝气郁结不得疏泄，横逆犯胃，故脘痛且胀；肝之经脉布胸胁，而气多走窜游移，故疼痛连胁；情志不和，则肝郁更甚，故每因情志而痛作；胃气不降，故食少，食后胀甚；气机不利，肝胃气逆，故嗳气频频；肝郁日久化热，故泛酸；肝郁气滞，故时叹息；病在气分而湿浊不甚，故苔薄；病在里而属肝，故脉见弦象。

（3）治疗原则：疏肝理气，和胃止痛。

（4）常用方剂：柴胡疏肝散合旋覆代赭汤加减。

（5）药物组成：柴胡、炒栀子、炒枳壳、郁金、旋覆花（包煎）各10g，川芎、白术、茯苓各12g，代赭石（先煎）30g，陈皮、川楝子各6g，山药15g，砂仁（后下）、川厚朴花各3g。

（6）随症加减：胃痛甚者，加延胡索、佛手；嗳气者，加白豆蔻、沉香；若肝气郁结、日久化火、肝胃郁热、胃脘灼痛、嘈杂泛酸者，加左金丸、牡丹皮；若肝火伤阴者，加生地黄、麦冬、玉竹、牡丹皮、黄连等。

2. 胆热犯胃型

（1）临床表现：脘痛，痛势急迫，心烦易怒，嘈杂吐酸，口干、口苦，舌红，苔黄，脉弦数。

（2）辨证分析：肝气郁结，日久化热，肝热夹胆火犯胃，故脘痛嘈杂，吐酸，心烦易怒；肝胆互为表里，肝热夹胆火上乘，故口苦；舌红苔黄为里热之象；脉见弦数，乃肝胃郁热之征。

（3）治疗原则：清热利胆，和中降逆。

（4）常用方剂：泻心汤合旋覆代赭汤。

（5）药物组成：川黄连3g，黄芩、生大黄（后下）、苍术、生地黄、山栀、厚朴、旋覆花（包煎）各10g，蒲公英30g，广木香（后下）6g，代赭石（先煎）30g，竹茹15g。

（6）随症加减：呕吐甚者，加紫苏梗、半夏、炒莱菔子顺气降逆止呕；眩晕者，加钩藤、天麻、泽泻、白术以平肝息风，化湿健脾；纳呆不欲饮食者，加麦芽、神曲、焦山楂、炒莱菔子等。

3. 胃阴不足型

（1）临床表现：胃脘灼热，隐隐作痛，嘈杂似饥，或饥而不欲食，食后饱胀，口干唇燥，便干，形瘦乏力，舌红少苔，脉弦数。

（2）辨证分析：郁热伤阴，胃失濡养，故见胃痛隐隐，嘈杂似饥；胃失和降，故饥而不欲食，食后饱胀；津液不能上承，故口燥咽干；阴虚液耗，无以下溉，则肠道失润而大便干结；肝肾阴亏故形瘦乏力；舌红少苔为阴虚液耗之象；脉弦数为阴虚内热之征。

（3）治疗原则：滋阴养胃，生津润燥，佐以和中助运。

（4）常用方剂：沙参麦冬汤加减。

（5）药物组成：北沙参、麦冬、党参、薏苡仁各 15g，生地黄、广木香（后下）、枸杞子、山药各 10g，鲜茅根 30g。

（6）随症加减：干呕重者，加橘皮、竹茹、半夏以和胃降逆；纳呆、食后饱胀者，加焦三仙；口干甚者，加石斛、玄参，以养阴生津；或加白芍、乌梅、甘草，以酸干化阴生津；心烦者，加栀子、莲子心，以清虚热；大便干燥者，加火麻仁，以润肠燥。

4. 浊毒内蕴型

（1）临床表现：烧心，反酸，胃脘胀、痛，嗳气，口干、口苦，纳少，恶心，大便黏腻，小便黄，舌暗红苔黄腻，脉滑。

（2）辨证分析：情志不遂，肝失疏泄，肝气横逆犯胃，胃气郁滞，则见胃脘胀痛，湿热浊毒之气耗伤气阴，则见口干、口苦，浊气犯胃，胃失和降，则见恶心，胃气受浊毒影响，不主受纳，则见纳少，浊毒之气内蕴于中焦脏腑，气机不通，故见大便粘腻，舌暗红苔黄腻，脉滑，为浊毒内蕴之象。

（3）治疗原则：化浊解毒。

（4）常用方剂：制酸 3 号方加减。

（5）药物组成：瓜蒌、半夏、黄连、茵陈、蒲公英、黄芩、绞股蓝、藿香、佩兰、茯苓各 12g，半边莲、半枝莲各 15g，紫蔻、砂仁各 6g。

（6）随症加减：伴恶心，加紫苏叶、黄连；大便不干、不溏，排便不爽，便次频数者，加葛根、白芍、地榆、秦皮、白头翁；口苦、纳呆加龙胆；心烦加栀子、淡豆豉。

5. 瘀阻胃络型

（1）临床表现：脘痛固定不移，痛时拒按，或如针刺，或如刀割，食后痛甚，夜间尤剧，或见黑便，甚或呕血，舌质紫暗，脉弦或细涩。

（2）辨证分析：气滞日久导致瘀血内停，瘀血阻滞胃络，由于瘀血有形，故痛有定处而拒按；瘀停之处，脉络壅而不通，故痛如针刺；进食则触动其瘀，故食后痛甚；血属阴，夜间归于阴分，故疼痛夜间尤剧；瘀血停于肠，故可见呕血或黑粪；血瘀则舌少滋荣，故舌紫暗；血瘀则血行不通，故脉来弦或细涩。

（3）治疗原则：活血祛瘀，理气调中止痛。

（4）常用方剂：膈下逐瘀汤加减。

（5）药物组成：生地黄、桃仁、全当归、五灵脂、赤芍、牡丹皮、香附、白及各 10g，青皮、生甘草各 6g。

（6）随症加减：胃脘刺痛兼腹胀胁痛者，加香附、郁金；若吐血、黑粪较甚者，加白芍、白及、三七等，以化瘀止血；兼腹满便秘者，加桃仁、大黄、枳实，以化瘀通腑；若失血日久兼气虚者，加党参、黄芪、白术，以益气健脾；若瘀重痛甚者，加失笑散，以增化瘀止痛之力。

6. 脾胃气虚型

（1）临床表现：胃脘隐隐作痛，按之则舒，胀满不适，食后更甚，食少纳差，饥不欲食，面色无华，神疲乏力，大便溏薄，肌肉消瘦，舌淡苔薄，脉缓无力。

（2）治疗原则：健脾益气和胃。

（3）常用方剂：异功散加减。

（4）药物组成：人参、白术、茯苓、甘草、陈皮各 10g，大枣 5 枚，生姜 3 片。

（5）随症加减：纳呆食少者，加砂仁、神曲；气滞者，加木香；食欲减退，食后胀甚者，酌加鸡内金、麦芽、谷芽、草豆蔻以消食和胃；面色无华、面白唇淡者，加当归、阿胶、白芍、川芎以养血。

（三）中医特色疗法及护理技术

1. 中医特色疗法　根据病情，选择应用合适的治疗方法。

（1）针灸治疗：根据病情，选择应用体针，也可选用电针、隔物灸法等治疗。推荐选穴：以中脘、足三里（双）为基础穴位。肝胃气滞或肝胃郁热证加章门（双）、天枢（双）；脾胃湿热证加丰隆（双）、天枢（双）；脾胃气虚或脾胃虚寒证加关元、神阙；胃阴亏虚证加三阴交（双）。

（2）药物敷贴疗法

1）功能：温经通络、消痞止痛。

2）推荐处方

1 号方：吴茱萸 10g，肉桂 10g，延胡索 20g，白芷 10g。

2 号方：黄连 9g，木香 6g，延胡索 20g，白芷 10g，黄芩 12g。

3 号方：青皮 12g，白芷 10g，香附 12g，丁香 9g，内金 10g，厚朴 12g。

4 号方：白术 12g，砂仁 12g，茯苓 20g，炒莱菔子 12g，内金 9g。

5 号方：大黄 9g，芒硝 6g，枳实 20g，丁香 6g。

6 号方：黄芪 12g，白术 20g，厚朴 12g，枳实 20g，当归 15g。

7 号方：丁香 9g，诃子肉 30g，黄芩 12g，白芷 10g，黄连 9g，芡实 20g，葛根 20g。

8 号方：吴茱萸 9g，五倍子 20g，肉豆蔻 20g，补骨脂 20g，白术 12g，砂仁 9g，茯苓 20g，陈皮 9g，诃子肉 30g，芡实 20g。

3）方法：共研细末，黄酒调敷，贴敷穴位。

4）取穴：中脘、天枢、胃俞、脾俞等，每日 1 次，每次 2~4 小时。

5）禁忌：对药物过敏者、孕妇等。

（3）中药足浴疗法

1）推荐处方：当归、细辛、川芎、木瓜、红花、甘草等。据具体情况辨证加减。

2）方法：将煎煮好药液加入足浴器中，温度控制在恒定 40~42℃，每日一次，15~20 次为 1 个疗程。

3）禁忌：过敏、脱皮、有出血症、安装有心脏起搏器及身体极度虚弱者禁用。

（4）子午流注治疗仪

1）操作方法：定时开穴查询根据患者病症情况辨证查询适合患者的开穴。也可查询未来任意时间开穴。根据病症查询（辨证分型、症候分析、针灸处方、临床加减等）、十四经穴查询（部位、作用、主治、解剖、图形）、经外奇穴查询（部位、作用、主治、解剖、图形），治疗周期设定 10~60 分钟不同治疗周期设定。时区设定根据仪器使用城市选择当地经度后仪器自动设定当地真太阳时。真太阳时自动计算打开真太阳时按钮可以自动显示自动计算出的开穴精确开穴。选择合适的强度、频率。

2）注意事项及禁忌证：对皮肤过敏者或过敏体质者慎用。体内置有心脏起搏器或金属异物者、对电流不能耐受者及心区、孕妇下腹部禁用。

（5）穴位埋线疗法

1）功效：疏通经络、调和气血；补虚泻实，扶正祛邪。

2）方法：四诊合参，并进行经络诊查，制定穴位处方。7~14 日穴位埋线一次，3~5 次为 1 个疗程。

（6）背腧穴循经走罐

1）方法：结合中医辨证、经络诊查，以明确病变的脏腑经络及敏感部位。循环操作走、闪、座罐及罐底揉按敏感腧穴等，后留罐，每日或隔日 1 次，每个疗程 15 日。

2）禁忌：身体极度消耗者；血液病患者；皮肤易过敏者、易起泡、发红者；孕妇等。

（7）其他疗法：根据病情需要，可选用穴位注射、耳穴、热奄包等治疗，根据单位情况，积极使用中医诊疗设备，如超声波治疗、胃病治疗仪、中药离子导入、经络治疗仪、艾灸仪等。

2. 中医特色护理技术

（1）情志调摄：胃食管反流患者往往存在一定程度的肝气郁结之象，所以保持心情舒畅尤为重要。针对患者不良情绪，指导采用移情相制疗法，转移其注意力，淡化、消除不良情志；针对患者焦虑或抑郁的情绪变化，可采用暗示疗法，如言语暗示、药物暗示、情境暗示等，解除患者心理上的压力和负担。鼓励患者间沟通，交流疾病防治经验，提高对疾病的认识，增强治疗信心。

（2）饮食宜忌

1）肝胃郁热证：宜食疏肝解郁，和胃清热的食品，如金橘根、猪肚；肝气犯胃者宜食理气降气的食品，如萝卜、佛手等。

2）胆热犯胃证：宜食疏肝利胆，清热和胃的食品，如猕猴桃、甘蔗（不宜空腹食用）、白菜、蚌肉等。

3）中虚气逆证：宜食补中益气、健脾和胃的食品，如粳米、莲藕、香菇、山药、猪肚、莲子等。

4）气郁痰阻证：宜食理气止郁，健脾化痰的食品，如扁豆、佛手、萝卜等。

5）瘀血阻络证：宜食活血化瘀，理气通络的食品，如莲藕、丝瓜等。

烧心反酸的患者忌食生冷，少食甜、酸之品，戒烟酒、浓茶、浓咖啡、韭菜、茴香等，不宜过饱或过量饮水；胸骨后灼痛的患者忌食过热、过烫的食物以免损伤食道黏膜，忌食辛辣、肥甘、煎炸之品，戒烟酒；胃脘胀满的患者宜少量多餐，控制饮食摄入量，可进少量清淡易消化流食。

烹调方法：食物应切细煮软，烹调以烧、蒸、煮等软性烹调为主，忌煎、炸、熏烤及腌制食品。

（3）起居调摄

1）季节变化时注意胃区保暖，避免受凉。

2）由于反流易发生在夜间，睡眠时应抬高床头 15～20cm。

3）睡前不进食，晚餐与入睡的间隔应拉长，不得少于 3 小时，以减少夜间食物刺激泌酸。

4）每餐后让病人处于直立位或餐后散步，借助重力促进食物排空，避免剧烈运动。

第十章　特殊类型慢性胃炎或胃病

第一节　淋巴细胞性胃炎

一、概述

1985 年，Haot 等提出了一种新的组织学概念，即淋巴细胞性胃炎（lymphocytic gastritis，LG）。其特点逐渐引起了人们的注意，并有了较深入的研究。1990 年，悉尼第九届胃肠病学会议正式将其列入胃炎的特殊类型之一。

二、病因病理

LG 的病因仍不清楚，多数学者认为与免疫反应有关。Dixon 等研究 17 例 LG 与幽门螺杆菌（Hp）的关系，发现 LG 的 Hp 阳性率约为 41%，明显低于 Hp 阳性率为 90% 以上的慢性活动性胃炎。Hp 阳性和 Hp 阴性的 LG 的上皮细胞内淋巴细胞的浸润数均值分别为 49.3 ± 12.3 和 59.5 ± 23，二者无显著性差异。免疫组织学显示 LG 的淋巴细胞为 T 淋巴细胞，在过敏性肠病肠黏膜上皮细胞改变的特点与其相似，由此推测 LG 的发生可能与消化道某种抗原有关。Hp 感染可能为其原因，但 Hp 感染以胃窦部最常见，而 LG 则以胃体为主，似难以解释。Lambert 等观察到 LG 患者胃黏膜上皮细胞内含 IgE 的细胞升高，推测可能与过敏反应有关。Andre 等检测 12 例 LG 胃黏膜的免疫病理学变化，发现含有 IgE 的细胞明显升高，应用免疫抑制剂色甘酸钠后，临床及胃镜下病变均有改善。部分患者的 IgE 细胞浸润减少，随后 Andre 等按双盲对照法用色甘酸钠治疗 18 例患者，测定治疗前后上皮细胞内含 IgE 的细胞数目，发现治疗后含 IgE 的细胞数明显减少，进一步证明该病与免疫反应有关。

LG 的组织学特点为胃表面及小凹上皮细胞内有大量的淋巴细胞浸润。在大多数病例黏膜下层也有淋巴细胞浸润，但数目较少，并与黏膜上皮细胞内的浸润无平行关系。Haot 等提出的诊断标准为高倍镜下连续数 200 个上皮细胞，平均每 100 个上皮细胞内有 30 个或 30 个以上的淋巴细胞浸润，即诊为淋巴细胞性胃炎。这个标准在有关 LG 的一系列研究中均被采用。Dixon 等观察的 17 例 LG 淋巴细胞浸润的均值为 55.3 ± 19.3，对照组（慢性胃炎）为 3.7 ± 1.3。Haot 等报道的 67 例 LG，其上皮细胞内淋巴细胞浸润的均值为 57 ± 20.4（范围为 31～138），而对照组萎缩性胃炎和正常胃黏膜分别为 3.4±2.3 和 2.5±2.4。

三、临床表现

LG 最常见的临床表现为上腹部疼痛、厌食和体重下降。Lambert 等报道 90 例 LG 患者，上腹痛占 70%，其中消化性溃疡样疼痛约占 30%。厌食和恶心占 31%。体重下降超过 5kg 而不到 10kg 者占 34%，超过 10kg 者占 20%。Charles 等报道的 27 例 LG 患者上腹痛占 86%，以胀痛和烧灼样疼痛为主，恶心和呕吐约占 25%，体重下降超过 5kg 者占 11%。其他较少见的表现有上消化道出血、缺铁性贫血、因蛋白丢失引起水肿等，亦有少数患者无任何临床不适。

四、内镜表现

LG 内镜下表现为胃黏膜皱襞增粗、结节状改变和糜烂。病变特点呈多形态性，多为两种或三种病变同时出现，最常见的组合为皱襞增大和结节状改变，或皱襞增大加糜烂。在同一患者，结节的大小和形态也可不同，其典型的表现为胃黏膜皱襞增大、变厚，其上有糜烂和（或）广泛的小结节，小结节顶点常有小的圆形糜烂（口疮样结节）。LG 的病变范围以涉及全胃和胃体为主，分别占 76% 和 18%；而病变限于胃窦者仅占 6%。

五、治疗

多数学者认为常规治疗胃病的药物如抗酸药、抗胆碱能药、H_2 受体阻滞剂等治疗 LG 无效，应用免疫抑制剂色甘酸钠和激素类药物强的松龙等取得较好的效果。Andre 等采用双盲对照法，对 18 例患者应用色甘酸钠 200mg/d 和 400mg/d，治疗 28 天取得满意的效果，6 例西咪替丁治疗者无效。色甘酸钠的作用为阻止含 IgE 的细胞在适当抗原激发下释放炎性介质，这些炎性介质主要有组胺、血清素和慢反应物质 A（SRS－A）等。组胺与其他炎症介质的高敏感性引起胃黏膜对大分子物质（抗原）的通透性增加，如此反复形成恶性循环。而色甘酸钠可将此恶性循环阻断，缓解发作。严重患者可以应用激素类药物。Farthing 等对 4 例用抗酸药、西咪替丁和色甘酸钠无效的患者，用泼尼松龙 40mg/d 口服 10~14 天取得较好效果。

长期的随访显示 LG 很少完全愈合。大多数患者病变慢慢地增减，内镜下的改善可能与炎细胞的浸润减少有关。LG 与胃溃疡无明确的关系，尚无证据证实糜烂性病变可以发展成溃疡。根据日本学者的观察，有些病变可发展为多发息肉，进一步可能发展为胃癌，但实际上，有报道 LG 与癌可同时出现，其关系有待进一步观察。

第二节 疣状胃炎

一、概述

1947年，Mouder和Corner首次报道了疣状胃炎（verrucous gastritis，VG），这是最早关于疣状胃炎的报道。疣状胃炎是一种内镜下呈扁平疣状隆起、中央脐样凹陷糜烂的胃黏膜病变。其特点是再发性或持续性胃黏膜多发性疣状隆起病灶，圆形或不规则形，多数散布于胃窦部，也可见于胃体部，有时沿皱襞连成串珠样，亦可为胃窦孤立的单个隆起或少数几个病灶，直径5~10mm，高2~3mm，活动期常见隆起中央糜烂、凹陷，可有血痂、污秽苔覆盖其表面。国内文献一般称之为疣状胃炎，其病因及发病机制迄今尚未完全阐明，治疗方案不统一。近年来有研究报道其有癌变的倾向，故应引起临床工作者的关注。

长期以来对疣状胃炎的认识十分的粗浅，且存在很大的分歧，以至于在命名上也不一致，国内多习惯根据其典型的病灶形态特征称为疣状胃炎，日本亦较多使用。而在英文文献中有Varioliform Gastritis、Complete Erosions、Chronic Erosions、Gastric Aphthous Ulcers和Octopus Sucker Gastritis等多种名称。在1990年胃炎分类"悉尼系统"发布以前，多数人称其为慢性糜烂性胃炎并以为是一种特殊类型的胃炎。在"悉尼系统"中则被视作为普通慢性胃炎的一种内镜下表现，属于内镜下的隆起糜烂性胃炎的类别。在MEDLINE能检索到文献最多的名词是痘疹样胃炎。疣状胃炎在英文文献中几乎不用。从国内近些年的文献来看，无论中医和西医，对疣状胃炎的名称的认识存在着混乱的状态，大多数以疣状胃炎命名，其次以糜烂性胃炎或慢性糜烂性胃炎或慢性隆起糜烂性胃炎命名，极少用痘疹样胃炎、痘疮样胃炎。

自内镜下观察到疣状胃炎以来，引起各国消化病学、病理学等学者广泛关注，文章散见于各国语种的专业期刊中，国内文献可查到近百篇，但大都是有关临床表现、X线、内镜和超声诊断及中西医治疗等方面的报道，对其病因、发病机理、本质、生化及基因改变、预后转归、是否癌变等很少深入研究。国际上以法文、德文、日文、意大利文等报道的文章较多见，但近年以英文报道的特别是具有国际性水平的文献很少见，尤其缺乏基础方面的研究，可见疣状胃炎还没有引起广泛的重视和交流探讨。由于慢性胃炎的分类和疣状胃炎的名称都未达成一致，文献中疣状胃炎的概念、诊断标准、分类分型等都显得混乱，各国学者对其认识存在较大分歧。

二、病因及发病机制

1. 西医病因及发病机制

（1）VG 与变态反应、机体免疫的关系：VG 的病因目前尚不明确。Gallagher 发现在 VG 的病变组织中可检出 IgG 型免疫细胞浸润，经色甘酸二钠、西咪替丁治疗后黏膜 IgE 型免疫细胞明显减少，故认为是一种变态反应性疾病。国内李荣华等发现，VG 患者中抗壁细胞抗体阳性率增高、抗核抗体阳性，说明 VG 有自身免疫的特点。李德忠等在对 VG 的电镜观察时发现，电镜下间质中最明显的改变是浆细胞增多、增大。胞质中有大量从轻度到极度扩张的粗面内质网，其池内为中等电子密度的均质物，有些为大量的不同阶段的絮状物。这些物质是浆细胞合成的免疫球蛋白。同时也可见到巨噬细胞增多、增大，可见浆细胞、巨噬细胞、淋巴细胞都参加了局部的免疫反应，说明 VG 与免疫反应有关。

陈宝雯等在研究表皮生长因子（epidermal growth factor，EGF）对胃黏膜保护作用的文章中提出，胃液 EGF 降低在 VG 的形成过程中可能起一定的作用。即当某种原因引起胃黏膜急性损害时，如 Hp 感染，由于胃液 EGF 的降低，使黏膜修复延迟，局部淋巴细胞、中性粒细胞、浆细胞浸润增加，在局部产生体液免疫反应，IgE、IgG 聚集，使炎症转变为黏膜糜烂，进一步引起糜烂处黏膜的腺管、腺体增生和腺颈部延长，从而产生周边隆起、中央坏死凹陷的疣状物。由此可见，免疫因素在 VG 的形成中起着重要的作用。

（2）VG 与 Hp 的关系：近年来随着对 Hp 研究的深入，有学者研究发现 VG 患者 Hp 检出率较同期检查的各种胃炎为高，且 Hp 的感染与胃黏膜炎症程度呈正相关。Malfertheiner 等报道 37 例 VG 患者 89% 有 Hp 感染，李增灿等报道 68 例 VG 患者 Hp 检出率为 97%，唐丽安、张熙纯报道 VG 患者胃黏膜 Hp 阳性率为 72%，李德忠等从电镜下观察到 60% 的 VG 腺腔内有 Hp，这些都提示 VG 与 Hp 关系密切，说明 Hp 是 VG 的主要致病因素之一。这与国外 Nedenskov Somnsen 的研究结论一致。Hp 引起 VG 的发病机制可能是 Hp 借助于螺旋状体形和多根鞭毛的运动，穿过胃表面黏液层，寄居在胃黏膜上皮细胞表面。通过某些致炎因子，使胃黏膜上皮细胞发生损伤、充血、水肿、局限性隆起、点状坏死、糜烂等，也可能是胃黏膜对 Hp 产生免疫反应致局限性水肿、糜烂、出血等。原北京医科大学等发现疣状胃炎的 Hp 阳性率为 51.7%～92.5%，抗 Hp 治疗后疣状隆起及糜烂大部分消失。

（3）VG 与胃酸、促胃液素的关系：VG 与胃酸、促胃液素的关系研究报道较少。徐三平在对 VG 胃酸相关性研究的结果中发现，单纯 VG 胃酸分泌、壁细胞密度、空腹血清促胃液素水平与对照组相比无显著差异。王永华等在 VG 与促胃液素的研究中发现血中促胃液素的含量、pH 值与慢性非萎缩性胃炎相近，与 Rudzinski 的报道一致，说明 VG 患者的胃酸及促胃液素无特异性改变。

2. 中医病因及发病机制

疣状胃炎中医无此病名，据临床症状多归属于"胃脘痛"病证论述中。然而各家对其病因病机的认识却见仁见智，众说纷纭。

顾庆华认为，据症状及胃黏膜特征与胃痛相似，病因为外感风寒，内伤饮食，加之情志不遂等，导致热毒蕴结胃腑，气血郁滞，络脉不畅，血败肉腐而成。司雁菱等根据该病患者多慢性起病，反复发作，表现出上腹不适、疼痛、反酸嗳气、餐后饱胀或恶心的症状特征，认为该病多为虚实夹杂之证，其病因主要是脾胃素虚，郁而化热，热腐血瘀而成。黄朝晖等根据近年来中西医结合诊治慢性胃炎的经验，结合临床实践，认为此病的主要病机是胃热脾寒，脾虚气滞，痰瘀阻络。龙德时等对 650 例胃病患者进行辨证分析，发现湿热内蕴、肝脾失调和气滞血瘀是主要的病理变化。造成这种认识不一的原因是多方面的，除与各位医家主观的辨证经验有差异有关外，可能与其观察的病例除疣状胃炎之外，还可能和伴有上消化道其他疾患不同有关。疣状胃炎患者伴发十二指肠溃疡者最多，其次为胃溃疡、复合性溃疡、反流性食道炎，较少见的伴发疾患为胃息肉、胃癌等。此外，可能和疣状胃炎的病灶分布不同有关，根据病灶分布不同，将其分为胃窦型和胃体/弥漫型，胃窦型与普通的胃窦炎有相同的病因，最主要的幽门螺杆菌（Hp）感染，由于共同的病因学基础，故与消化性溃疡、十二指肠球炎伴存的机会多，而胃体/弥漫型与免疫因素关系密切、而与感染 Hp 关系不大。不仅如此，疣状胃炎的成熟型和未成熟型之分，也导致了中医各家在病因病机认识上的偏差。

三、临床表现

1. 主要症状

VG 的临床表现缺乏特异性，患者常感觉上腹部不规则疼痛、腹胀、嗳气、恶心、呕吐、贫血、黑便等。

2. 并发症

常见并发症有十二指肠球炎、十二指肠溃疡、胃溃疡、反流性食管炎、胃窦部息肉、慢性非萎缩性胃炎、慢性萎缩性胃炎等。

四、临床诊断

1. 内镜诊断

内镜下 VG 具有特征性表现，即胃黏膜上形成大小、数目不等的圆形或类圆形的隆起性病灶，病灶表面糜烂，中央凹陷，有时覆盖有血痂、灰白色或黄色分泌物，一般与周围黏膜分界清楚。活动期周围黏膜有充血、水肿等炎性反应。Kawai 将其分为两型：①未成熟型：隆起基底部逐渐高起，隆起较低。病变易消失，一般不超过 3 个月，又称消失型。②成熟型：隆起高峻，中央凹陷较小而深，大多呈圆形。病变不易消失，隆起持续存在，又称持续型。

2. X 线特征

近年来 X 线胃肠造影采用低张气钡双对比法，使 VG 的诊断率明显提高。在 X 线胃肠双对比造影上 VG 有典型的影像学形态特征，如"牛眼征"或"靶样征"。此征象在患者仰卧位右侧抬高充分显示幽门时可清晰地观察到，而且可以明确诊断，且患者在治疗后复查也很简便。因此，X 线胃肠双对比造影是诊断 VG 的一个较好方法。

3. B 超诊断

B 型超声对胃隆起性病变的诊断已见多篇报道，但对 VG 的诊断研究却很少。随着超声技术的不断发展，超声对 VG 的诊断具有独特的表现。VG 在超声上表现胃黏膜层疣状隆起呈等回声或偏低回声，胃壁各层结构大多正常，胃壁蠕动良好；疣状隆起主要分布在胃窦部，单发或多发，有时在一条粗大黏膜上可见到 4～6 个一字排开成串的疣状隆起，有时呈蚯蚓状，大小一般为 4～10mm，隆起高度一般 ≤ 5mm。但超声检查对隆起性病变的敏感性、对胃良恶性判别的正确率仍存在一定的困难。但对 VG 患者进行超声随访观察病变，对指导临床治疗具有重要意义。

4. 组织病理学诊断

中国医科大学肿瘤研究所张荫昌根据 VG 组织病理学的特点将 VG 分为两个不同的发展时期。活动期病灶：此类病灶的中心凹陷处上皮处于变性、坏死和脱落时期，并伴有急性渗出物覆盖在糜烂处表面，故也称急性渗出期。根据早期的病灶观察，糜烂的初发处多在胃小区之间的陷窝内。糜烂面常见残留的纤维素样坏死物、纤维素、中性粒细胞及脱落的上皮细胞成分。有些上皮细胞呈核异质改变，因此胃脱落细胞学检查有时出现疑似"癌细胞"的图像。修复期病灶：此期的病灶中心处一般已不见坏死物和渗出现象，局部的黏膜上皮已经再修复，所以是属于慢性增生期。再生的上皮细胞及腺管多数密集，但形状不规则，呈分枝和"生芽"状，有时出现"背靠背"现象即异形增生的改变。最新的研究发现，VG 有较高的 ras 基因、p21 和 CEA 的表达水平，认为 VG 是一种具有一定转化趋势的胃黏膜慢性增生性病变，VG 与胃癌有相关性。日本佐野量造曾报道 1 例 VG 发生癌变的病例。樊代明等在研究 VG 与癌变的关系时也认为 VG 是一种具有高度癌变倾向的疾病。病灶隆起部病变主要是由于糜烂而引起的周围黏膜腺管、腺体的增生和腺颈部延长，增生的腺管有的似"腺瘤",也有时可见腺管的囊状扩张。固有层往往伴有大量的淋巴细胞、浆细胞及嗜酸性粒细胞浸润。在组织病理学上糜烂性病变、急性炎性渗出和腺管增生等虽然是 VG 常见的组织病理学图像,但并非特异性改变,因此不能只凭黏膜活检在显微镜下诊断此病,必须结合胃镜下检查所见,如带脐窝的疣状隆起病灶,才能对本病做出明确的诊断并指出病变的分期以及有无癌变或异形增生等。

虽然 VG 具有特征性的内镜下表现,但组织病理学上缺乏特异性,可能是由于取材的局限,看不到病灶的全貌所致,因此建议在取材时应深达黏膜肌层。

5. 电镜诊断

李德忠等在对 VG 的电镜观察时发现 60% 的 VG 腺腔内有 Hp 感染,同时发现病变处腺上皮细胞之间的炎性细胞浸润非常明显(80%),可在近腺体处、腺体基底部上皮细胞间及腺腔内见到炎性细胞,特别是见到白细胞及淋巴细胞穿越腺体基底膜,证明在病变过程中炎性细胞非常活跃地向腺腔方向运动。这种炎性细胞运动可能与腺腔内存在着某些致炎物有关。电镜观察病变组织,除 Hp 外未发现其他致炎物,所以 Hp 可能是 VG 的主要病因之一。

电镜下间质中最明显的改变是浆细胞增多、增大。胞质中有大量从轻度到极度扩张的粗面内质网,其池内为中等电子密度的均质物,有些为大量的不同阶段的絮状物。这些物质是浆细胞合成的免疫球蛋白。同时也可见到巨噬细胞增多、增大,可见浆细胞、巨噬细胞、淋巴细胞都参加了局部的免疫反应,说明 VG 与免疫反应有关。

电镜还观察到在有 Hp 感染时局部产生抗体细胞,胃黏膜内溶菌酶增多,溶菌酶可能与局部抗体一起在抗 Hp 感染的反应中发挥作用。由此可见,VG 可能是一种由 Hp 局部性感染引起的,有多种细胞浸润的,血管扩张、血浆渗出、局部水肿的,有免疫反应参加的一种特殊类型的慢性胃炎。

五、治疗

(一)西医治疗

由于 VG 的病因还不十分明确,故对 VG 的治疗也无特效的药物及统一的方案。主要有以下几个方面。

1. 一般治疗

(1)胃黏膜保护剂:临床上多用铋剂,它可以在酸性环境中沉析出不溶的氯化物和枸橼酸盐,与炎症部位的糖蛋白螯合,保护胃黏膜,防止其他致病因素对胃黏膜的损伤。项小华曾以胶体铋治疗 VG 98 例,疗效确切,不良反应小。

(2)抑制胃酸:虽然目前没有可靠的依据证明,VG 与胃酸有关,但 VG 合并有消化性溃疡,特别是十二指肠溃疡时,应进行抑制胃酸的治疗,众多的研究也证明了抑制胃酸治疗有效。

2. 抗 Hp 感染

对于 Hp 感染的 VG 首先应针对 Hp 进行治疗。该方法对于未成熟型的 VG 有效，3 个月后复查胃镜，疣状隆起可以消失。Moss 等研究证实，Hp 感染患者胃黏膜同时存在细胞凋亡增加和上皮高增殖状态，Hp 根除后细胞凋亡及上皮高增殖均恢复正常，说明抗 Hp 治疗有效。Malfertheiner 对 Hp 阳性的 VG 患者用铋剂治疗，2～3 周后患者临床症状、内镜检查和黏膜炎性细胞浸润均有明显减少，同时 78% 的患者 Hp 消失。所以目前多主张采用三联或四联疗法根除 Hp。对于成熟型的 VG，抗 Hp 治疗后疣状隆起仍不消失，可配合微波治疗。

3. 微波治疗

微波治疗是一种加温疗法。微波作为生物物理效应能量使极性分子随微波运动而产生热能，以改善胃肠黏膜循环，保障黏膜氧的营养供应，细胞更新加速，以维持和促进糜烂、溃疡的愈合。用微波导线头端烧灼疣状隆起处，是利用微波所产生的热能使组织凝固、消失或变性而阻断胃酸损害组织，而微波对深层组织无明显损伤，故较激光、电凝更为安全。陈哲用微波治疗 VG 344 例，赵虹等治疗 VG 168 例，均认为效果满意，尤其是对于成熟型的 VG 效果更为明显。

（二）中医治疗

1. 祛解毒邪

毒邪蕴结，熏蒸腐蚀胃黏膜，当急祛之。对于解毒，根据患者正邪盛衰而采取扶正托毒法、祛瘀解毒法，但毒邪为病，可急可缓，兼夹证多，病情复杂多变，故而治疗时常两者并用。另外，常采用"以毒攻毒"之法治疗，例如痰毒则以半夏、南星之类以化痰清毒；热毒则以连翘、白花蛇舌草、半边莲、山慈菇以清热解毒；寒毒则以附子、细辛等温散寒毒。

2. 扶助正气

《内经》有"正气存内，邪不可干"及"邪之所凑，其气必虚"之说正气虚则机体处于一种低功能状态，易产生气滞、痰湿、瘀血等病理郁滞情况，郁滞日久，酝酿成毒。扶正不仅可以祛除郁滞，亦可托毒外出。脾气虚弱则以四君子健脾益气，并按照患者虚寒程度的不同分层次酌加砂仁、干姜、桂枝、高良姜、荜茇以温中散寒；胃阴不足，则以太子参、石斛、麦冬、沙参等滋阴养胃；对于气血亏虚，以当归补血汤益气养血。

3. 解郁化瘀

毒即有余，是由气滞、食积、痰湿、瘀血等邪气过盛，瘀结蕴酿出的一种具有弥漫熏蒸腐蚀的物质，即各种郁滞是产生毒邪的基础，故对于毒的治疗采取"随其所得而攻之"，仿仲景应用猪苓汤祛除热邪与湿、瘀夹杂的治法，气滞则疏之，食积则消之，痰阻则涤之，血瘀则通之。毒邪产生的病理基础祛除，则毒无所依附，故毒邪自去。

肝郁气滞者以四逆散疏肝解郁；兼有血瘀者以柴胡疏肝散理气活血；内有郁热者常用黄芩、蒲公英以清热。食积则以焦四仙、鸡内金、莪术等消食化积。痰湿内阻则以二陈汤、平胃散加减；或以开肺、畅中、渗下分消泻之，如杏仁、豆蔻、薏苡仁之类；或以藿香之类芳香化之；厚朴、黄连之类苦味燥之；茯苓、泽泻之类淡渗利之。寒湿则加干姜、桂枝之类温化。湿热则加青蒿、竹茹之类清化。

4. 修护黏膜

对于本病，修护胃黏膜是必不可少的。常用乌贝散、煅瓦楞以抑酸止痛，保护胃黏膜免受胃酸的损伤。乌贼骨与煅瓦楞的有效成分为碳酸钙，能中和胃酸，浙贝母清热化痰、散结消肿。对于痰热壅毒，常配合蒲公英、连翘，正如《本经逢源·山草部》曰："同青黛治人面恶疮，同连翘治项上结核。皆取其开郁散结，化痰解毒之功也。"修复胃黏膜主要以减少胃黏膜肠化、不典型增生为目的，以生龙骨、牡蛎、穿山甲、土鳖虫、地龙、鳖甲等虫类药以散结消瘤，化瘀解毒，消除疣状隆起。若水肿糜烂明显，以解毒消肿为主，用白及、仙鹤草、没药、藕节以敛疮生肌；若红肿明显，则以活血解毒，缓解炎症反应为主，用三七、茜草活血化瘀。

第三节　Menetrier 病

一、概述

Menetrier 病（menetrier disease，MD）是良性增生性胃病的一种，以胃内黏膜增生肥厚为主要表现，最初由 Menetrier 于 1888 年发现并描述为片状多发腺瘤，故而得名。本病曾有多种不同的名称，如胃黏膜巨大肥厚症、巨大肥厚性胃炎、胃巨大皱襞肥厚、胃黏膜息肉样肿、胃腺乳头状瘤病、肥厚性增生性胃炎等，由于本病既非炎症亦非肿瘤，故称胃黏膜巨大肥厚症较妥。

MD 发病极为少见，自 1888 年发现此病以来，仅有散在的病例报道。国内最早见于文献记载的 MD 始于 1964 年。本病的发病年龄以 40～60 岁多见。男性发病多于女性。亦可见于儿童。

二、病因病理

1. 病因

本病的病因不明，可能的致病因素包括化学刺激、变态反应、病毒感染、寄生虫感染、神经因子、遗传、激素、机械性梗阻、免疫异常等。目前有研究认为，此病的发生与幽门螺杆菌关系密切。Kaneko 等报道延长幽门螺杆菌的根治性治疗可以使 MD 的症状得到缓解。国内鞠爱红等研究发现，MD 中幽门螺杆菌感染的阳性率可达 75%。另有人认为本病的发生与胃黏膜上皮的生长调控异常有关。

2. 病理表现

病变可分为弥漫型和局限型。

（1）弥漫型：胃增大、柔软，病变好发于胃底、胃体及胃大弯，胃窦部少见。Wu 等发现 1 例 MD 病变累及近端十二指肠，但此种情况罕见。胃黏膜表面可覆盖较多黏液，黏膜的正常结构消失，代之以巨大的增生肥厚的皱襞，皱襞可高达 2 ~ 3cm，宽可达 1.0 ~ 1.5cm，皱襞之间隔以探裂，故大体观之，酷似大脑的沟回。黏膜表面可伴有糜烂或出血。

（2）局限型：黏膜皱襞呈局限型增生，形似脑回并形成结节突入胃腔，与正常黏膜之间界限清楚。病变以胃黏膜的过度增生肥厚为主，一般仅局限于黏膜层，肌层及浆膜层不受累。

镜下可见黏膜上皮完整，胃小凹明显增生。胃小凹变深，呈直线、分支或螺旋状囊性弯曲，排列紧密，内衬单层或复层柱状上皮，黏液分泌亢进，增生的胃小凹可扩展到腺体的基底部，基质水肿且有炎性，部分病例可伴有炎性细胞浸润。黏膜肌层增厚，黏膜下层增宽，水肿明显，血管增多。

三、临床表现

本病可发生于任何年龄，以 30 ~ 50 岁最多，男女比例约 3∶1。起病缓慢，症状可持续多年，平均为 2 年左右。主要表现为上腹隐痛，进食或服抗酸药可缓解。常有食欲不振、恶心、呕吐、腹泻，偶可有脂肪泻。体重减轻，如息肉样皱襞阻塞幽门可导致呕吐。部分可出现消化道出血。除此之外，尚具有以下几个特点：

1. 血清蛋白减低是本病的特点之一。原因尚不完全清楚，可能与胃黏膜屏障受到破坏，大量蛋白自胃丢失有关，尽管从胃内丢失的白蛋白可在肠道消化再吸收，供给新蛋白的合成，但很难完全代偿，重者可引起恶液质、乏力及不同程度的水肿。

2. 胃液中含有大量的黏液，胃黏液分泌过多的原因可能是由于胃黏膜损害和蛋白质渗漏所引起的组织胺分泌过多，组织胺还可使毛细血管通透性增加，因而造成胃黏膜间质性水肿和蛋白丢失。

3. 大部分患者胃酸缺乏，50% 可出现无酸，但亦有少部分可出现胃酸分泌过多，胃黏膜中的壁细胞及酶原细胞增加，但血中胃泌素水平并不高，从而可排除胃泌素瘤。部分患者可出现缺铁性贫血。

四、辅助检查

1. X 线钡餐检查

上消化道钡餐透视可见粗大肥厚的胃黏膜，排列紊乱、迂曲多，且较广泛呈连续性；巨大的黏膜皱襞多沿胃大弯延伸，常于胃窦上缘突然终止，部分界限可不甚清楚，但增粗的黏膜仍有移动性和可变性。胃壁柔软。蠕动正常或仅略减弱。局限型病变常表现为肿块样的充盈缺损，病变区蠕动减弱，边缘欠光整。易误诊为肿瘤。但胃壁柔软，皱襞形态随胃充盈及压迫程度不同可改变，较易与恶性肿瘤鉴别。

2. 纤维胃镜检查及黏膜活检

镜下可见病变区胃黏膜皱襞明显增粗，迂曲，形似脑回；皱襞表面可见充血、水肿、糜烂或出血。向胃内注气后，胃腔可扩张，皱襞亦可缩小。于病变区取黏膜活检可确诊本病。

3. CT 检查

CT 检查多用于与恶性肿瘤的鉴别，由于 MD 基本改变为胃黏膜腺体高度增生，而病变不侵犯浆膜层，CT 表现可见巨大黏膜皱襞向胃腔内隆起，胃腔变小，外壁（浆膜层）光整，周围脂肪层清晰。

4. 实验室检查

采用^{99}锝标记的人血白蛋白，可以检测蛋白的漏出。

五、诊断

本病的临床诊断有一定难度，X 线检查因有充盈缺损常将弥漫型者误认为胃淋巴肉瘤、胃息肉病或黏膜下浸润型胃癌；局限型者则误认为胃息肉或胃癌。故对 X 线钡餐检查发现充盈缺损者，在诊断胃癌前应排除本病的可能。胃内注气后巨大黏膜皱襞变细或消失应考虑本病。CT 检查对鉴别 MD 与伴有壁外侵犯的胃恶性肿瘤有一定价值。另外，胃镜检查及活检对鉴别本病与胃癌和恶性淋巴瘤亦有帮助。如仍不能确诊，必要时可剖腹行探查术。

六、治疗

1. 非手术治疗

对轻症的 MD 可以采用非手术治疗，但无法达到根治目的。主要为对症及支持治疗，给予高蛋白饮食及应用抑酸剂和抗胆碱能药物。如有明显低蛋白血症和贫血者可适当补给人白蛋白和血浆。也可以考虑加用抗幽门螺杆菌的药物。

2. 手术治疗

手术可以彻底根治 MD，并且可以防止癌变的发生。具体术式多选用胃大部切除或全胃切除。由于患者可伴有不同程度的低蛋白血症、水肿及贫血，组织愈合能力较差，胃大部切除发生吻合口瘘的危险性增高；且因留有残胃，亦留下了再次复发本病乃至癌变的病灶。故目前认为，对于弥漫型病变，全胃切除的效果要优于大部切除。此外应注意患者围手术期的营养支持。

虽然 MD 与胃癌的关系尚不明确，是否属于癌前病变亦有待于进一步研究，但已有报道在 MD 患者的胃病变组织中检测到胃癌细胞，因此，对于症状明显的患者，还是以积极的手术治疗为宜。

3. 中药

拟方时需辨证施治，亦可结合临床表现选用经验方。

第四节　肥厚性胃炎

一、概述

慢性肥厚性胃炎，病名未确定，常称为胃黏膜皱襞肥厚。该病缺乏特异性症状，且症状的轻重与黏膜的病变程度往往不一致。大多数患者常毫无症状，若有发生，多为消化不良症状，如饭后饱胀，嗳气等。少数可有食欲减退、恶心。胆汁返流性胃炎常有明显而持久的上腹部不适或疼痛，尤以进餐后为甚，可伴恶心和胆汁性呕吐，多发生在胃大部切除—胃空肠吻合术后及幽门括约肌松弛者。萎缩性胃炎患者有时表现为贫血，消瘦、舌炎和腹泻等，癌变者少见。慢性胃炎可并发急性胃黏膜病变而引起大量出血。

二、病因病理

1. 病因

本病的病因尚不明确，可能的致病因素包括胃腺体肥大引起的黏膜皱襞增厚、先天性畸形、化学因素、酒精、烟碱食物因子、毒素、多发性内分泌腺瘤、病毒感染等。

2. 病理表现

肥厚性胃炎患者胃黏膜层增厚，黏膜上皮完整，粘液细胞增多，胃小凹增生延长、迂曲，伴有囊性扩张。腺体萎缩，壁细胞减少。

三、临床表现

本病临床症状很不典型，一般有上腹痛、饱胀不适、纳差、恶心、呕吐等消化不良的症状。病变黏膜出血点和糜烂，甚至溃疡，常有黑便和呕血。还可有乏力、消瘦、贫血及低蛋白血症。

四、辅助检查

1. 血常规

患者常有胃酸低下及因丢失大量含蛋白的胃液引起的低蛋白血症。

2. 纤维胃镜检查及黏膜活检

纤维胃镜检查黏膜皱襞粗大加深变宽，呈脑回状；黏膜皱襞上可见横裂，有多数疣状隆起的小结；黏膜隆起的顶端常伴有糜烂。镜下观：腺体肥大增生，腺管延长，有时增生的腺体可穿过黏膜肌层。黏膜表面粘液分泌细胞数量增多，分泌增多。黏膜固有层炎性细胞浸润不显著。

3. CT 检查

CT 检查多用于与恶性肿瘤的鉴别，由于 MD 基本改变为胃黏膜腺体高度增生，而病变不侵犯浆膜层，CT 表现可见巨大黏膜皱襞向胃腔内隆起，胃腔变小，外壁（浆膜层）光整，周围脂肪层清晰。

4. X 线钡餐检查

X 线钡餐检查可见粗大肥厚的胃黏膜，排列紊乱、迂曲多，且较广泛呈连续性；巨大的黏膜皱襞多沿胃大弯延伸，常于胃窦上缘突然中止；部分界线可不甚清楚，但增粗的黏膜仍有移动性和可变性；胃壁柔软，蠕动正常或仅略减弱。

五、诊断

本病的临床诊断有一定难度，胃黏膜皱襞粗大、低蛋白血症和组织学表现胃小凹上皮增生是本病的特征性表现，上述三联征可诊断本病。

鉴别诊断：①恶性淋巴瘤：呈多发半球充盈缺损，胃壁增厚、胃腔狭窄、皱襞粗大、组织脆弱、易出血，有多发糜烂或溃疡，溃疡深而大、覆污秽苔，组织学检查可明确诊断。②皮革胃：表现为胃黏膜皱襞粗大，可有不规则浅溃疡，胃壁僵硬，蠕动消失，胃腔明显缩小，充气不能撑开。③Zollinger – Ellson 综合征：胃泌素瘤引起，胃黏膜皱襞粗大肥厚，伴有顽固性溃疡，组织学为胃腺体增生、主细胞和壁细胞增多，引起高胃酸分泌。

六、治疗

1. 内科保守治疗

内科保守治疗主要为对症及支持治疗，如胃黏膜有糜烂、出血或溃疡者可用质子泵抑制剂及胃黏膜保护剂；频繁呕吐者可行胃肠减压；有明显低蛋白血症和贫血者可适当补给人血白蛋白和血浆；合并幽门螺杆菌感染时需行清除幽门螺杆菌治疗。

2. 中药

拟方时需辨证施治，亦可结合临床表现选用经验方。

第十一章 慢性胃炎的保健调理

第一节 起居调摄

起居调摄又称起居养生，是通过科学合理的生活方式来达到促进健康、治疗调养疾病目的的一种自我调养方法。《内经》中说："起居有常，不妄作劳。"慢性胃炎患者应重视日常起居调摄，做到生活有规律，科学地安排每一天的生活。

一、日常调摄

人们常说疾病三分治疗，七分调养，慢性胃炎更是如此。慢性胃炎患者除了进行必要的针对性治疗外，在日常生活中还应重视自我调养。慢性胃炎患者起居调摄的要点有以下几个方面：

1. 保持生活起居规律化

良好的生活规律是慢性胃炎起居调理的重要基础。规律的生活起居方式是慢性胃炎得以顺利康复的必要条件。

生活无规律，起居不定时或过于劳累也是胃病发作的原因之一。不良生活习惯日积月累，势必诱发或加重病情。良好的生活规律一是指起居有常，二是指良好的生活习惯。长期混乱的节奏，可导致胃酸分泌与调节功能紊乱，这是胃病久治不愈或时常复发的重要原因。

慢性胃炎患者一定要注意起居调摄，合理安排生活和工作，做到每日按时睡觉，按时起床，按时用餐，养成有节奏、有规律的生活习惯，使生活顺从人体生物钟的节拍，不要因为工作、社交活动、家庭琐事或娱乐破坏正常的作息规律。慢性胃炎者可以根据自己的工作性质、生活习惯制定属于自己的作息时间表，尽量做到工作、休息、饮食、活动有一定规律。

2. 保持心情愉快

情绪的好坏对慢性胃炎患者的康复有较大的影响，有相当一部分患者情绪好时没有一点症状，而情绪不好时症状明显，因此慢性胃炎患者保持愉快的心情是十分必要的。要注意情志的调养，消除过分的喜悦、愤怒、焦虑、悲伤、恐惧及惊吓等因素，做到天天都有好心情。

3. 保证良好的睡眠

睡眠是消除疲劳、恢复体力的主要形式，人在睡眠过程中可以继续分解、排泄体内积蓄的代谢产物，同时又能使体内获得充分的能源物质，从而消除全身疲劳。睡眠不足则胃的分泌和运动功能失调，消化能力下降，食欲减退，因此，良好的睡眠有利于胃病的康复。

4. 保证合理饮食

合理饮食调养在慢性胃炎的康复中占有十分重要的地位，日常饮食要科学合理，注意饮食营养的均衡、全面，尤其要克服挑食、偏食、不按时进食等不良饮食习惯。要注意选取具有健脾益胃功能的食物，适当多吃维生素含量丰富及纤维多的新鲜蔬菜及水果，同时应根据自己的病情需要选用药膳进行调理。

5. 坚持适当的运动锻炼

运动锻炼也是起居调摄的一项基本内容，对消除腹胀脘痞、心烦急躁等自觉症状，促使慢性胃炎患者顺利康复大有好处。慢性胃炎患者可根据自己的工作、身体条件选择适宜于自己的锻炼项目，并长期坚持锻炼，"三天打鱼，两天晒网"是不会取得应有效果的。

6. 劳逸结合，适当娱乐

劳逸结合就是恰当地工作与休息，两个方面相结合。不管是身体还是心理，适当的劳作与休息都是必需的，身体各个器官需要有修复的时间，才能正常运转；若是只逸不劳，同样也会逐步引起身心懒惰，时间久了也会生病。适当娱乐，可以是琴棋书画、种花养鱼、听音乐、邀友聊天、旅游漫步等。经常进行这些活动不但有利于健康，而且对提高自己的精神修养、身体素质都有好处。健康的休闲娱乐活动可以使人缓和情绪，平缓呼吸，放松肌肉，对于改善消化吸收、新陈代谢都具有有益的作用。

7. 祛除不良的嗜好

吸烟饮酒是不良嗜好，对人体的危害很大，戒除烟酒也是慢性胃炎患者日常生活中的重要事项。

二、四时调摄

《素问·宝命全形论》中说："人以天地之气生，四时之法成。"即人与自然界息息相关，人与自然界是一个动态变化的整体，自然界的运动变化影响着人体的生理、病理状态。这就要求人们必须适应自然的变化规律，否则就会引发多种疾病。《素问·四气调神大论》中指出："阴阳四时者，万物之终始也，死生之本也，逆之则灾害生，从之则苛疾不起，是谓得道。"慢性胃炎是以脾胃功能失常为主要表现的慢性病，不同季节对脾胃有着不同的影响，因此不同季节的调养方法也不尽一样，必须"和于阴阳，调于四时"，这样才能体健而脾胃不伤。

1. 春季

春季的自然特性是"生"，春季春暖花开，草木萌发，万物复苏，阳气升发，气温开始转暖，空气由干燥变得湿润，人的皮肤腠理也逐渐舒展。但春天易出现精神倦怠，人之肝气也易于过亢。根据春季的特点和慢性胃炎的病理变化，其调养应注意适应春天的生机，做到恬静少怒，早起缓行，调理气机，适寒温，防感冒，保持心情舒畅，防止情志过急，以免引动肝阳克犯脾胃。

2. 夏季

夏季是一年中阳气最旺的季节，气候炎热，热蒸湿动，湿热亢盛，湿热易犯中焦而导致脾胃疾病的发生，故夏季尤应注意脾胃的调养。要注意饮食卫生，防止病从口入，要防胃病复发。慢性胃炎病属湿热者，因湿与夏气相应，通于脾胃，在夏天热蒸湿动的影响下，易于复发或加重病情，此类患者入夏之后尤应注意调理脾胃功能。首先要注意防止饮食伤及脾胃，其次是加强解暑祛湿，酌服绿豆汤、凉茶等。对于阳虚的脾胃病患者，入夏后可望缓解，但这些患者入冬易发，宜在夏季阳旺时进行调养，补脾胃阳气之虚。慢性胃炎患者夏季易出现湿热困阻脾胃之变，出现胃脘胀闷、食少纳呆或吐泻等症状，所以患者尤应注意夏季不宜贪图凉快，不久处湿冷之地，以免损伤脾阳而导致湿蕴中焦。

3. 秋季

秋季气温由热变凉，但暑湿未尽，寒邪入胃则见腹胀，湿热之邪入于肠则见泄泻，所以秋季早晚不宜衣服单薄以免误中寒邪。秋高气爽，气候干燥，阴津常感不足，慢性胃炎尤其是慢性萎缩性胃炎属阴虚型的患者，更应注意保养阴液，勿令外泄。同时秋季还应为防止慢性胃炎复发做好准备，许多脾胃病常在深秋和初冬复发，而秋季的调理是防止其复发的关键，若调摄得法，则可避免复发或减轻复发的程度。要注意避免引起脾胃病的致病因素，做到节饮食、适寒温、畅情志等，并可在医生的指导下进行药物调理。

4. 冬季

冬季气温由凉变寒，大地冰封雪盖，天寒地冻，人体阳气内收，阴气渐盛，脾胃病易于复发，尤其是脾胃阳虚的患者更易复发，而体弱之人易患脾胃虚寒证。所以在冬季应注意防寒防冻，随天气的变化及时增减衣服，预防感冒的发生。切记勿食生冷之食物，以防寒物损伤胃腑，并可在医生的指导下适当进补，增强体质。进入冬季以后可服适量的温补脾胃之品，以调理脾胃功能，增强抗病能力。

第二节　饮食调理

一、调理原则

俗话说"三分治，七分养"。慢性胃炎患者的饮食调理是非常重要的。为什么有的慢性胃炎患者在疾病治疗痊愈后又复发，其中很多与调理不好有关。饮食调理的目的是限制食用对胃黏膜有强烈刺激的食物，利用饮食来减少或增加胃酸的分泌，调理胃的各项功能，从而有利于胃病的逐渐康复和痊愈。

1. 养成良好的饮食习惯

每日的饮食应定时定量，三餐应按时进食，且不宜吃得过饱，正餐之间可少量加餐，但不宜过多，以免影响正餐。定时定量进餐有利于食物的消化和吸收。

2. 饮食宜软、烂、易消化

食用的主食、蔬菜及鱼肉都要煮透、烧熟，甚至软烂，便于消化吸收，少吃粗糙和粗纤维多的食物。

3. 适当多吃新鲜且富含蛋白质、维生素的食物

各种食物均应新鲜，不宜存放过久，应适当多吃鱼虾、乳类、家禽、豆制品、蔬菜及水果，以增加蛋白质及维生素的摄入，既可增强体质，又能改善消化功能。

4. 细嚼慢咽

细嚼慢咽能充分发挥牙齿的作用和促进唾液分泌，有助于消化，减轻胃的负担。

5. 注重营养平衡

日常食谱除忌食的之外，宜宽不宜窄，食物的种类尽可能多样，荤素搭配，稀稠结合，不要偏食，以保证各种营养素的摄入，满足机体需要。

6. 切忌暴饮暴食

暴饮暴食不仅增加胃部负担，而且容易引起急性胃扩张、急性胰腺炎，如原有溃疡病的，甚至可导致胃出血或胃穿孔。因此，每餐以八成饱为宜。

7. 避免吃过冷、过热、过甜、过咸的食物

生冷的食物不仅不易消化和吸收，而且会促进胃酸分泌，并直接刺激炎症病灶；过热的食物可引起胃黏膜血管扩张，容易诱发出血或病变处糜烂；过甜的食物也容易使胃酸分泌增多，使病情加重；过咸的食物可损伤黏膜，不利于胃炎患者的康复。

8. 避免服用对胃黏膜有刺激的药物

长期大量服用非甾体类消炎药如阿司匹林、吲哚美辛等可抑制胃黏膜前列腺素的合成，破坏黏膜屏障。

二、常用调理食物

（一）谷物类

1. 大米

（1）性味归经：性平，味甘。归脾经、胃经。

（2）功效及作用：具有健脾和胃、补中益气、滋阴润肺、止渴除烦、固肠止泻的作用。大米是补充营养素的基础食物，除了富含碳水化合物外，还含有蛋白质、脂肪、维生素及11种矿物质，能为人体提供全面的营养。虽然各种营养素的单个含量不是很高，但因其食用量大，总体上是具有很高营养功效的，所以被誉为"五谷之首"。可用于肠胃不和，暑热吐泻，小便不畅，烦渴。

2. 糯米

（1）性味归经：性温，味甘。归脾经、胃经、肺经。

（2）功效及作用：具有补中益气、健脾暖胃、补血、止汗等功效。糯米含有蛋白质、脂肪、糖类、钙、磷、铁；族维生素及淀粉等，为温补强壮品。糯米是一种温和的滋补品，适用于脾胃虚寒所致的反胃、食欲减少、泄泻和气虚引起的汗虚、气短无力、妊娠腹坠胀等。糯米的可溶性淀粉易为人体所吸收，对胃病及虚弱者较适宜。糙糯米或半捣糯米煮稀饭，适用于一切慢性虚弱患者。

3. 荞麦

（1）性味归经：性平、寒，味甘。归脾经、胃经、肾经。

（2）功效及作用：具有健脾益气、开胃宽肠、消食化滞、止汗、消肿止痛的功效。富含蛋白质、脂肪、淀粉、B族维生素、维生素E、氨基酸，其可溶性膳食纤维、铁、锰、锌等比一般谷物丰富。可用于肠胃积滞、绞肠痧、腹痛胀满、湿热泄泻、湿热淋浊、妇女带下等。

4. 薏苡仁

（1）性味归经：性微寒，味甘、淡。归脾经、胃经、肺经。

（2）功效及作用：具有清利湿热，健脾止泻，除痹，除风湿，利小便，益肺排脓，强筋骨等功效。本品含有蛋白质、薏苡仁酯、脂肪油、维生素，并含有钙、磷、铁、锌等矿物质。常吃薏米可保持人体皮肤光泽细腻，消除粉刺、色斑，改善肤色，还可用于慢性肠炎、消化不良、水肿、脚气病。

（二）蔬菜类

1. 白菜

（1）性味归经：性平、微寒，味甘。归肠经、胃经。

（2）功效及作用：具有解热除烦、通利肠胃、养胃生津、除烦解渴、利尿通便、清热解毒的功效。本品含有蛋白质、脂肪、多种维生素、钙、磷等矿物质。大白菜中含有大量的粗纤维，可促进肠壁蠕动，帮助消化，防止大便干燥，促进排便，稀释肠道毒素，既能治疗便秘，又有助于营养吸收。大白菜味美清爽，开胃健脾，含有蛋白质、脂肪、多种维生素及钙、磷、铁等矿物质，常食有助于增强机体免疫功能，对减肥健美也具有意义。同时，白菜还具有防癌抗癌、预防心血管疾病等功效。

2. 菜花

（1）性味归经：性凉，味甘。归脾经、胃经、肺经。

（2）功效及作用：具有补脾和胃，助消化，增食欲，生津止渴，补肾填精，健脑壮骨的功效。本品含有蛋白质、脂肪、碳水化合物、食物纤维、多种维生素和钙、磷、铁等矿物质。菜花质地细嫩，味甘鲜美，食后极易消化吸收，其嫩茎纤维，烹炒后柔嫩可口，适宜于中老年人、小孩和脾胃虚弱、消化功能不强者食用。尤其在暑热之际，口干渴、小便呈金黄色，大便硬实或不畅通时，用菜花30g煎汤，频频饮服，有清热解渴、利尿通便的功效。

3. 萝卜

（1）性味归经：性凉，味辛、甘。归肺经、胃经。

（2）功效及作用：具有消积滞、化痰清热、下气宽中、解毒等功效。本品含有葡萄糖、蔗糖、果糖、多缩戊糖、粗纤维、维生素C、矿物质、少量粗蛋白、多种氨基酸。萝卜具有很强的行气功能，还能止咳化痰、除燥生津、清热解毒、利便。萝卜中的B族维生素和钾、镁等矿物质可促进胃肠蠕动，有助于体内废物的排出。常吃萝卜可降低血脂、软化血管、稳定血压，预防冠心病、动脉硬化、胆石症等疾病。

4. 番茄

（1）性味归经：性微寒，味甘、酸。归肝经、胃经、肺经。

（2）功效及作用：具有生津止渴、健胃消食、清热解毒、凉血平肝，补血养血，增进食欲的功效。本品含有丰富的胡萝卜素、维生素C和B族维生素，尤其是维生素C含量为蔬菜之冠。可治口渴、食欲不振，适宜于热性病发热、口渴、食欲不振、习惯性牙龈出血、贫血、头晕、心悸、高血压、急慢性肝炎、急慢性肾炎、夜盲症和近视眼者食用。如果只把番茄当成水果吃补充维生素C，或盛夏清暑热，则以生吃为佳。不宜空腹吃，因其所含的某种化学物质与胃酸结合易形成不溶于水的块状物，食之往往引起腹痛。不宜吃未成熟的青色番茄，因含有毒的龙葵碱。忌与石榴同食。经常胃酸的患者也不宜多吃。

（三）水果类

1. 猕猴桃

（1）性味归经：性寒，味甘、酸。归脾经、胃经。

（2）功效及作用：具有清热生津，健脾和胃止泻，止渴利尿的功效。本品含有丰富的果胶及维生素 C，有"维 C 之王"的美称。可用于食欲不振、消化不良、反胃呕吐以及烦热等。脾虚便溏者、风寒感冒、疟疾、寒湿痢、小儿腹泻者不宜食用。

2. 山楂

（1）性味归经：性微温，味酸、甘。归脾经、胃经、肝经。

（2）功效及作用：具有消食健胃、化滞消积、行气散瘀的功效。本品含有糖类，蛋白质，脂肪，维生素 C，胡萝卜素，淀粉，苹果酸，枸橼酸，钙，铁等。山楂含多种有机酸。山楂的助消化功效明确，食后可增强胃液酸度，提高胃蛋白酶活性，促进蛋白质的消化；山楂味酸，刺激胃黏膜促进胃液分泌；山楂中含脂肪酶，能促进脂肪的消化；山楂含有维生素 C 等成分，口服可增进食欲；山楂对胃肠运动功能具有调节作用，对痉挛状态的胃肠平滑肌有抑制作用，对松弛状态的平滑肌有兴奋作用。

3. 橘子

（1）性味归经：性凉，味甘酸。归肺经、胃经。

（2）功效及作用：具有开胃理气、止咳润肺的功效。本品含有丰富的蛋白质、有机酸、维生素，以及钙、磷、镁、钠等人体必需的元素。适用于呕逆少食、胃阴不足、口中干渴、胸膈结气、肺热咳嗽及饮酒过度。

4. 柚子

（1）性味归经：性凉，味甘、酸。归脾经、肾经、膀胱经。

（2）功效及作用：具有和胃健脾、理气化痰、润肺清肠、解酒之功效。本品含有丰富的糖类、维生素 B_1、维生素 B_2、维生素 C、维生素 P、胡萝卜素、钾、钙、磷、枸橼酸及其他营养素。用于食滞、咳喘、脘腹胀满、气郁胸闷等，同时可用于食少、口淡、消化不良等，能帮助消化、除痰止渴、理气散结。

（四）肉禽类

1. 鸡肉

（1）性味归经：性微温，味甘。归脾经、胃经。

（2）功效及作用：具有温中补脾，益气养血，补肾益精，健脾胃，活血脉，强筋骨之功效。鸡肉含有蛋白质、脂肪、维生素 A、维生素 C、胆甾醇、钙、磷、铁等多种成分。鸡肉中蛋白质的含量比例较高，种类多，而且消化率高，很容易被人体吸收利用，有增强体力、强壮身体的作用，另外含有对人体生长发育有重要作用的磷脂类，是中国人膳食结构中脂肪和磷脂的重要来源之一。鸡肉对脾胃虚弱、营养不良、畏寒怕冷、乏力疲劳、月经不调、贫血、虚弱等有很好的食疗作用。

2. 牛肉

（1）性味归经：性平，味甘。归脾经、胃经。

（2）功效及作用：具有补中益气、滋养脾胃、强健筋骨、化痰息风、止渴止涎的功效。本品含蛋白质，脂类，维生素 B_2，多种人体所需氨基酸，胆甾醇，钙，磷，铁，肌酸，黄嘌呤，次黄质，牛磺酸。牛肉含有丰富的蛋白质，氨基酸，其组成比猪肉更接近人体需要，能提高机体抗病能力，对生长发育及手术后、病后调养的人在补充失血和修复组织等方面特别适宜。中医食疗认为，寒冬食牛肉，有暖胃作用，为寒冬补益佳品。

3. 鸭肉

（1）性味归经：性寒，味甘。归脾经、胃经、肺经、肾经。

（2）功效及作用：具有滋阴补虚，清热健脾，补血行水，养胃生津，止咳定惊之功效。本品富含蛋白质、卵磷脂、维生素 A、B 族维生素、烟酸。凡体内有热的人适宜食鸭肉，体质虚弱，食欲不振，发热，大便干燥和水肿的人食之更为有益。民间还传说，鸭肉是肺结核病人的"圣药"。《本草纲目》记载："鸭肉主大补虚劳，最消毒热，利小便，除水肿，消胀满，利脏腑，退疮肿，定惊痫。"

4. 羊肉

（1）性味归经：性温，味甘。归脾经、肾经。

（2）功效及作用：具有补虚劳，祛寒冷，温补气血；益肾气，补形衰，开胃健力；补益产妇，通乳治带，助元阳，益精血之功效。本品富含蛋白质，脂肪，糖类，无机盐，维生素 B_1、维生素 B_2、烟酸，胆甾醇，维生素 A，维生素 C 等。可用于肾虚腰疼，阳痿精衰，形瘦怕冷，病后虚寒，产妇产后大虚或腹痛，产后出血，产后无乳或带下（但是羊肉不是任何情况下都可以养胃，羊肉属于发类食物，对于脾胃湿热证，舌苔黄腻的患者来说，吃羊肉无异于火上浇油）。

5. 猪肚

（1）性味归经：性温，味甘。归脾经、胃经。

（2）功效及作用：具有补脾益胃、安五脏的功效。本品富含蛋白质、脂肪、维生素 B_1、维生素 B_2、钙、镁、铁、烟酸等。《本草经疏》说："猪肚，为补脾之要品。脾胃得补，则中气益，利自止矣……补益脾胃，则精血自生，虚劳自愈。"故补中益气的食疗方多用之。用于虚劳消瘦，脾胃虚腹泻，尿频或遗尿，小儿疳积。

（五）水产类

1. 草鱼

（1）性味归经：性温，味甘。归肝经、胃经。

（2）功效及作用：具有暖胃和中、平降肝阳、祛风、治痹、截疟、益肠、明目的功效。本品含有蛋白质、脂肪、铁、维生素 B_1、维生素 B_2，用于虚劳、风虚头痛、肝阳上亢、消化不良、伤风感冒、头痛、高血压等。鱼胆有毒，不宜内服。

2. 鲫鱼

（1）性味归经：性平，味甘。归脾经、胃经、大肠经。

（2）功效及作用：具有健脾开胃、补虚益气、利水除湿、通乳之功效。本品含有蛋白质，脂肪，糖类，无机盐，维生素 A、B 族维生素，烟酸等。对脾胃虚弱、水肿、溃疡、气管炎、哮喘、糖尿病有很好的滋补食疗作用；产后妇女炖食鲫鱼汤，可补虚通乳；外用可解毒、消炎、治痈疮。

（六）豆类

1. 黄豆

（1）性味归经：性平，味甘。归脾经、大肠经。

（2）功效及作用：具有健脾宽中、润燥消水、益气养血、清热解毒、通便解毒的功效。本品含有丰富的蛋白质、脂肪，还有卵磷脂、胆碱及多种维生素及微量元素。黄豆营养全面，含量丰富，其中蛋白质的含量比猪肉高 2 倍，是鸡蛋含量的2.5 倍。蛋白质的含量不仅高，而且质量好。黄豆蛋白质的氨基酸组成和动物蛋白质近似，其中氨基酸比较接近人体需要的比值，所以容易被消化吸收。如果把黄豆和肉类食品、蛋类食品搭配着来吃，其营养可以和蛋、奶的营养相比，甚至还超过蛋和奶的营养。黄豆中含有丰富的钙、磷、镁、钾等无机盐，还含有铜、铁、锌、碘、钼等微量元素。黄豆中的钙、磷与蛋白质相结合，容易被人体消化吸收；铁和碘对人体很重要，缺铁的人会得贫血病，缺碘的人会得甲状腺肿大症；微量元素钼可以抑制产生癌症的致癌物质。值得注意的是，豆类食物易引起肠胃胀气，腹胀的患者不宜吃。

2. 蚕豆

（1）性味归经：性平，味甘。归脾经、胃经。

（2）功效及作用：具有补中益气、健脾益胃、清热利湿的功效。本品含有大量蛋白质，还富含碳水化合物、粗纤维、磷脂、胆碱、维生素 B_1、维生素 B_2、烟酸和钙、铁、磷、钾等多种矿物质，尤其是磷和钾含量较高。可用于中气不足，倦怠少食，膈食，水肿等病证。嫩蚕豆煮稀饭能和胃、润肠通便，对习惯性便秘有良效。中焦虚寒者不宜食用。发生过蚕豆过敏者忌服。

（七）菌菇类

1. 蘑菇

（1）性味归经：性凉，味甘。归胃经、大肠经。

（2）功效及作用：具有益神开胃、化痰理气、补脾益气的功效。本品富含人体所需的氨基酸、维生素、纤维素及微量元素等。可用于精神不振、食欲大减、痰核凝聚、尿浊不禁等。常食可提高机体免疫力、抗癌、通便排毒。蘑菇性滑，便泄者慎食。

2. 金针菇

（1）性味归经：性寒，味甘、咸。归肝经、胃经。

（2）功效及作用：具有补肝、益肠胃、抗癌的功效，本品富含蛋白质、脂肪、糖类、膳食纤维、维生素A、维生素C、维生素E、维生素D、胡萝卜素、多种矿物质、微量元素等。可用于胃肠道炎症、肝病、溃疡、癌瘤等病症。脾胃虚寒者金针菇不宜吃得太多。

3. 黑木耳

（1）性味归经：性平，味甘。归胃经、大肠经。

（2）功效及作用：具有益气润肺、补脑轻身、凉血止血、活血养容的功效。本品含糖类、蛋白质、脂肪、氨基酸、维生素和矿物质。可用于气虚或血热所致的腹泻、崩漏、尿血、齿龈疼痛、脱肛、便血等病证。有出血性疾病、腹泻的人应不食或少食，孕妇不宜多吃。

三、常用调理药膳

1. 陈皮香附鸡

陈皮15g，香附子10g，鸡肉80g，葱白10g，生姜6g。陈皮、香附煎取药汁，将鸡肉切丁，放入药汁中煮熟。食鸡饮汤。方中陈皮味辛苦、性温，有通气健脾之功效。故该方具有疏肝理气消痞之功效。

2. 枳壳砂仁肚片

猪肚半只，枳壳5g，砂仁5g，肉桂1g，食盐、生姜适量。将研为细末的枳壳、砂仁、肉桂及姜末纳入洗净的猪肚内，扎好后入锅，煮熟。方中猪肚味甘，性微温，有健脾益胃之功效。枳壳味苦、酸、性微寒，有治脘腹胀满之功效。故该方具有补脾益气、行气和胃之功效。

3. 五香槟榔

槟榔20g，陈皮20g，丁香10g，豆蔻10g，砂仁10g，盐少许。诸药放锅中炒出香气，放盐。饭后嚼食。方中槟榔味苦辛，性温，有破结，下气行水之功效。陈皮味辛，性温，有理气和中之功效。丁香味辛性温，有温中降逆之功效。故本方有消食导滞和胃之功效。

4. 莱菔子粥

莱菔子25g，大米100g。莱菔子炒熟后研末，与大米共煮成粥后食用。方中莱菔子味辛甘、性平，有消食除胀之功效。故本方有消食导滞和胃之功效。

5. 胡萝卜淮山药内金汤

胡萝卜250g，淮山药20~30g，鸡内金10~15g。将胡萝卜、淮山药、鸡内金同煮，加入红糖，服汤。方中淮山药味甘、性平，有健脾益胃之功效。方中胡萝卜味辛甘、性平，有下气消食之功效。鸡内金性甘平、味微温，有消食健胃之功效。故本方有消食导滞和胃之功效。

6. 甘梁粥

甘蔗500g，高粱米30g。将甘蔗榨取汁，同高粱米一起煮粥。方中甘蔗味甘性平，有健脾、生津、利尿之功效。高粱米味甘涩、性温，有健脾益胃之功效。故本方有清热化湿之功效。

7. 梅花粥

梅花5g，大米100g。先煮大米粥，待粥成时，加入梅花即成。早晚空腹时服用。方中梅花味酸涩、性平，有开郁和中，化湿之功效。故本方有清热化湿之功效。

8. 丹参三七鸡

鸡1只，丹参30g，三七10g。将丹参、三七切片，放入鸡腹中，放砂锅中煮熟。吃肉饮汤。方中丹参味苦，性微寒，有活血护肝之功效。三七味甘微苦、性温，有活血化瘀之功效。故该方具有活血化瘀，和胃止痛之功效。

9. 田螺墨鱼骨羹

田螺200g，墨鱼骨20g，猪肉100g，蜂蜜50g，贝母10g。取田螺肉，与猪肉共炖成汤。另将墨鱼骨、贝母共研细粉，连同蜂蜜加入肉汤中，待肉化成羹状，如腔液即可。空腹时吃，连服半年。方中田螺味甘、咸，性寒，有清热解毒之功效。墨鱼骨性咸、涩，味温，有收敛止血之功效。故本方具有活血化瘀，和胃止痛之功效。

10. 党参小米粥

党参20~30g，小米100g。将党参压碎与小米同炒，再加水煮粥。方中党参性甘、味平，有补中益气之功效。故本方有补气健脾之功效。

11. 炒木耳肉片

黑木耳15g，猪瘦肉60g。将黑木耳、猪肉切片放入锅中炒。方中黑木耳味甘性平，有益胃和中之功效。故该方具有疏肝理气之功效。

12. 糯米百合莲子粥

糯米100g，百合50g，莲子25g。将上三味共煮粥食用，每日一次，连服15天。方中糯米性甘、味温，有补中益气之功效。故方中有补气健脾之功效。

13. 猪肚姜桂汤

猪肚150g，生姜15g，肉桂15g。将猪肚、肉桂、生姜放入器皿中炖熟。方中猪肚味甘，性微温，有健脾益胃之功效。肉桂味辛甘、性热，有补火助阳之功效。故本方有补气健脾之功效。

14. 砂仁羊肉汤

砂仁 10g，羊肉 200g，白胡椒 3g，生姜数片。将上述共煮汤，熟后放入适量食盐服食。每周 3 次。方中砂仁味辛、性温，有化湿行气之功效；羊肉味甘、性温，与胡椒、生姜共有温中健脾之功。

15. 胡椒猪肚

猪肚 1 个，胡椒 15g，肉桂 9g，白术 15g，葱 15g，食盐适量。将诸药填于猪肚内，入砂锅炖至熟。方中猪肚味甘，性微温，有健脾益胃之功效。胡椒味辛、性热，有温中散寒，健胃止痛之功效。

16. 高良姜粥

高良姜 30g，粳米 100g。用姜汁煮粳米粥食用。方中高良姜味辛、性热，有温中止痛之功效。方中粳米味甘性平，有补中益气，温中健脾和胃之功效。

17. 洋参灵芝香菇散

西洋参 30g，灵芝 30g，香菇 30g，石斛 30g，木耳 30g，淮山药 30g。将上药焙干，共研细末，温开水送服。方中西洋参味苦性寒，有补气养阴之功效。灵芝味甘性平，有滋补强壮之功效。故本方有滋阴益胃之功效。

18. 太子参石解滋胃汤

太子参、石解、玉竹、怀山药各 15g，乌梅 3 枚，大枣 6 枚。将上六味共水煎。方中太子参味甘性温，有补益脾肺，益气生津之功效。石解味甘性微寒，有养胃生津之功效。故本方有滋阴益胃之功效。

19. 石斛花生

石斛 30g，花生 50g。先用石斛煎水，再加入花生同煮至熟。嚼食花生。石斛味甘性微寒，有养胃生津之功效。花生味甘性平，有健脾和胃之功效。故本方有滋阴益胃之功效。

第三节　情志调理

情绪是心理反应的表现形式，与疾病的发生有着密切的关系。据统计，现代 50%~80% 的人类疾病与不良心态、恶劣情绪相关。不良情绪不仅是慢性胃炎发生的重要因素，还影响着慢性胃炎患者的治疗与康复。因此，在慢性胃炎的治疗调养中，应注意情绪对疾病的影响，重视情志调节的作用，努力使患者保持良好的情绪。

一、古代文献有关情志因素与慢性胃炎的相关性的论述

慢性胃炎属中医学之脾胃病范畴。李东垣在脾胃学说中很重视心理病机，其所著的《内外伤辨惑论》提出在病因学说中应尤其注意内伤忧思。《脾胃论》明确提出《安养心神调治脾胃论》的命题，他说"凡怒、忿、悲思、恐、惧皆损元气。夫阴火的炽盛，由心生凝滞，七情不安故也"。《脾胃论》中，李氏阐发饮食失节而致病，同时也论述情志因素发于心脾，而致心火亢盛，丛生杂病。"饮食失节，寒温不适，脾胃乃伤。此因喜、怒、忧、恐损耗元气，资助心火，火与元气不两立，火药味胜则乘其土位，此所以病也"。可见情志因素与脾胃病有着密切联系。

慢性胃炎的主要表现之一为"胃脘痛"，中医学认为可引发此症的原因很多，其中，精神刺激、情志波动是主因之一，《素问·六元正纪大论》有云："木郁之发……故民病胃脘当心而痛。"意即忧思恼怒，可使肝木郁滞，失其疏泄，甚者横逆犯胃，发为疼痛。陈无择亦说："若五脏内动，泊以七情，则气瘀结聚于中脘，气与血搏，发为疼痛。"指出精神情感因素与胃脘痛发作之间的因果联系。《名医类案》卷六中载有胃脘痛类病案近三十例，其中半数以上因情志剧烈波动而引发或复发，许多患者并有着性情急躁、多怒、善忧愁等气质特点。足见此症与心理因素关系密切。

二、情绪对慢性胃炎的影响

情绪是人类在进化过程中产生的，是人体对外界刺激的突然影响或长期影响产生的适应性反应，与疾病有着密切的关系。许多百岁老人的生活经历证明，乐观开朗是长寿的主要原因之一，若能经常保持乐观的态度，将对身体健康十分有利。相反，烦恼、忧愁、悲伤、焦虑、恐惧、愤怒、暴躁等都可能成为疾病的诱因而损害身体健康。情志调节就是采取切实可行的手段，调整患者的心理状态，减轻乃至消除疾病带来的痛苦和心理障碍，改变不利于疾病康复的种种心理因素，使患者消除顾虑，保持健康的心态和良好的情绪，自觉主动地配合其他治疗，最大限度地促进病体的康复。

慢性胃炎与精神情绪有着密切的关系，古人有"思伤脾"之说，忧思过度，能使脾胃气机郁结，脾不运化，胃不受纳，出现胃脘痞满、不思饮食、恶心呕吐等，从而使病情加重；人们也常说"肝气犯胃"，郁怒伤肝，肝气郁滞，失于条达，则横逆犯胃，从而引起胃脘部胀满疼痛、呕吐呃逆、嗳气纳差等症状。

现代研究表明，如果人们经常处在兴奋和恼怒的状态下，胃液的分泌量大为增加，过量的胃酸会破坏胃黏膜屏障，甚至引起黏膜损伤性病变。悲伤、忧虑则会减

少胃血流量，明显地抑制胃酸的分泌，同时还引起胃运动减弱，出现胃肠功能紊乱，不但易诱发慢性胃炎，还直接影响其治疗和康复。所以，慢性胃炎患者应时时注意精神情志的调节，避免或减少忧虑、烦躁、恼怒等不良情绪的影响，尽可能保持健康愉快的心情，自觉主动地配合治疗，使疾病早日康复。

三、从情志出发调理慢性胃炎的相关研究

1. 从"心"调理

周福生教授根据多年临床经验从中医整体观出发提出了心胃相关理论，认为心神与胃肠功能之间具有密切的联系，特别是心主神（精神心理因素）的功能与胃肠（消化系统）主受纳、腐熟、延化水谷等功能之间的密切关系。从生理角度来讲，心主神明，乃精神所舍，《灵枢·口问》云："心动则五脏六腑皆摇。"人体的各种情志活动，都是心神活动的组成部分，即情志发于心而应于五脏，胃肠道的活动受心神的制约与调控。病理上，心神与脾胃亦相互影响。如果胃的受纳，腐熟与通降功能失常，则可导致心失所养出现心烦，失眠等症；脾虚失运，气血亏乏；邪浊中阻，清气不升；肠腑燥结，神志昏乱；阳明火热，扰乱神志；经脉病变，神志失常。同样情绪波动则影响心，而思虑过度则劳其神，心神失调则伤其脾也碍其胃，导致脾胃纳运功能异常，出现纳呆、腹胀、便溏或便秘等症状。根据以上理论，对存在心烦易怒或精神抑郁、失眠多梦等症状的胃肠病患者从心论治，将两者联系起来进行辨证、诊断和治疗，用调心安神和胃之法起到良好的效果。

2. 从"肝"调理

肝主疏泄，具有调畅情志的作用。脾胃的受纳运化，中焦气机的升降，有赖于肝的疏泄，《素问·宝命全形论》："土行木而达。"所以病理上会出现木旺克土或土虚木乘。《素问·六元正纪大论》中"木郁之发……故民病胃脘当心而痛"说明肝为起病之源，胃为得病之所。肝气易乘脾胃，慢性胃炎中常见肝胃不和的证型。陈芝云等实验研究发现：慢性胃炎肝胃不和证存在着胃、食道运动功能障碍、胃肠激素分泌异常及植物神经功能紊乱，而情绪失常会导致这一系列变化。余恒先认为，肝失疏泄在慢性萎缩性胃炎的发病中极其重要，"医者善于调肝，乃善治百病"，治疗慢性萎缩性胃炎要善于调肝，包括疏肝和胃、泻肝清胃、滋阴柔肝、温补肝脾等方法。卜平等研究人员发现，疏肝健脾类中药对植物神经功能紊乱具有双向调节作用，能消除消化道局部炎症，促进胃排空、抑制胆汁返流、消除幽门螺旋菌，以此法治疗慢性萎缩性胃炎总有效率95%。

3. 心理治疗

《灵枢·师传》曰："人之情，莫不恶死而乐生，告之以其败，语之以其善，导

之以其所便，开之以其所苦，虽有无道之人，恶有不听者乎？"这是心理疗法经典性的引征，"告之以其败"，即指出疾病的危害，引起患者的重视，使患者对疾病有正确的认识和态度；"语之以其善"，即指出只要与医务人员积极配合，治疗及时，措施得当，是可以恢复健康的，以增强患者战胜疾病的信心；"导之以其所便"，即告诉患者如何进行调养，指出治疗的具体措施，"开之以其所苦"，即解除患者消极的心理状态，克服内心的苦闷、焦虑和紧张。说明在治疗心身疾病时，从心理问题着手是根本之法。华佗在《青囊秘录》中说到"善医者先医其心，而后医其身"，这就说明古代医家对心理治疗的认识及其重要地位。

临床医生在用药物治疗与情志有关的慢性胃病同时，有时还须辅以适当的心理治疗。王小奇根据不同临床表现和患者心理气质特征总结出了：语言开导法、鼓励和安慰法、保证疗法、暗示疗法四种心理治疗方法结合治疗胃脘痛。许多有经验的医生在药物治疗的基础上进行适当的科普教育，减轻患者的心理负担，也有良好的辅助作用。

四、慢性胃炎患者情志调节的要点

1. 乐观对待，安心调养

乐观的精神状态对慢性胃炎的康复确有益处。一般情况下，患者常因病魔缠身而产生消极情绪，此时除了要积极有效地治疗疾病之外，还要使患者正确认识疾病，通过调养精神来培养乐观的情绪。

慢性胃炎是临床常见病、多发病，通过适当的治疗和调养，一般是易于康复或痊愈的，慢性萎缩性胃炎的癌变率非常低，绝大多数预后是好的，不必过于忧虑和担心。既来之，则安之，乐观对待，谨遵医嘱，安心治疗，这才是对待疾病的正确态度。

另外，医生和患者家属要随时观察患者的精神状态，做好患者的思想工作，及时消除其担忧和顾虑，让患者对疾病有正确的了解。对患者的一些要求，在不影响疾病治疗的前提下应尽量满足。部分患者由于病情反复，日久不愈，容易出现焦虑、急躁或失望心理，致使情绪不稳定，对这类患者在敦促其认真服药治疗的同时，还要关心体贴患者的痛苦，并采取适宜的方法劝慰和开导，调动患者的主观能动性，积极协助治疗。

有些慢性胃炎患者因病情需要需做特殊检查，如胃镜、活组织病理检查等。患者由于对检查方法不了解，容易产生畏惧和不安的心理，检查前后思想顾虑重重，不思饮食，夜不能寐，甚至最后拒绝检查等。对于这些患者，应及时给予解释，介绍检查对疾病治疗的作用，对身体有无伤害等，以解除患者的思想顾虑，使其与医生积极配合，及时接受必要的检查和治疗。

2. 避开烦恼忧愁，保持心情舒畅

社会生活中处处充满矛盾，人们在各自不同的条件和环境中生活，会面对多种多样的烦恼。面对种种繁杂而一时又无法解决的烦恼之事，患者应正确对待，增强自己的控制能力，平衡心态，冷静思考，理智处事，不应为了某件事一时未能解决而日夜烦恼，加重病情。

患者要避开烦恼和忧愁，保持心情舒畅，做到情绪稳定，首先应克服性格中易激动、易焦虑的缺点，做到心胸开阔，凡事不斤斤计较，要宽厚为怀，以乐观的心态去观察事物；其次，应努力创造一个宽松的工作环境及和睦的生活环境，主动与人交往，自觉审视自我，改正缺点，保持优点，培养广泛的兴趣，如阅读、看电视、听音乐、参与运动锻炼等，使生活充满乐趣；同时要不断提高自己的心理承受能力，避免过分喜悦、愤怒、焦虑、悲伤等，学会自我控制，做情绪的主人，努力提高自己的思想境界和修养，使自己能在突然出现的强烈刺激面前泰然处之，尽可能保持健康愉快的心情。

消除不良情绪的方法多种多样。如漫游在山水之间，登高临下，俯瞰大地，能使人胸襟开阔、豁达；而幽静恬谧的环境使人情绪安稳，心旷神怡。音乐歌舞也有感化人的神情的作用，如缓慢轻悠的旋律多具有宁心安神、消除紧张焦躁情绪、镇静催眠的功效，而节奏明快的旋律多具有开畅胸怀、舒解郁闷的作用。其他如赏花、养鱼、垂钓、赏画等，也是调畅情绪，使人保持心情舒畅的好方法，慢性胃炎患者可根据自己的具体情况适当选择，使气血流畅，生机活泼，从而有效地排除消沉、沮丧、悲忧等不良情绪的影响。

综上所述，慢性胃炎的发生常与情志郁怒失调有关，脾胃对食物的消化吸收和转输，是以脾的升清和胃的降浊，即脾胃的升降来概括的。脾胃气机疏通畅达，脾升胃降之间协调，才能使食物的消化运动正常运行，慢性胃炎则不会发生，而脾胃的升降是全身气机的一个组成部分，肝的疏泄功能正常，全身气机疏通畅达，有助于脾升胃降和二者之间的协调，因此，肝的疏泄功能是脾胃气机疏通畅达、脾升胃降的一个重要条件。

俗话说："笑一笑，十年少；愁一愁，白了头。"它形象地说明了心理与健康的关系。所以，认真调节自己的精神情志，对慢性胃炎的治疗和恢复十分重要。慢性胃炎是临床的常见病、多发病，患者应正确对待自己的疾病，积极治疗和适当调养。通常慢性胃炎是易于恢复或痊愈的，不必过于忧虑和担心，保持乐观的情绪对慢性胃炎的治疗十分重要。保持一种"中庸"的心情，对胃病也是有好处的，要学会做自我心理减压法，缓解胃肠由于情绪过于忧思恐慌形成的心理压力。

总之，精神乐观使人长寿，人生如此，胃病的防治更是如此。

第四节 运动保健

生命在于运动，一个健康的人，首先要有健康的体魄，而运动便是人类亘古不变的健康法宝。运动锻炼好比一帖良方，可在一定程度上代替药物，但所有的药物却不能代替运动。运动锻炼最大的特点就是能充分调动患者的主观能动性和内在的积极因素，通过机体局部或全身运动，消除或缓解病理状态，恢复或促进正常功能。适宜的运动锻炼能改善消化系统的功能，有助于慢性胃炎的治疗和康复。

坚持适宜的运动锻炼可增强体质，治疗疾病，恢复机体的各种正常功能。运动锻炼对慢性胃炎患者的影响是综合的。运动锻炼不仅能调节神经系统功能，解除精神疲劳，消除焦虑、易怒、紧张等情绪，使之保持良好的精神面貌，同时还可调节机体组织器官的功能，调整阴阳气血，疏通经络，增强体质，激发人体内在的潜力，改善消化系统的功能，增进食欲，减轻或消除慢性胃炎患者胃脘部疼痛不适、腹胀脘痞、恶心嗳气等自觉症状。

慢性胃炎患者的运动锻炼，需要根据自己的体质强弱和病情的轻重程度量力而行。总的要求是运动应当由静到动、从慢到快、从简单到复杂、从短时间到长时间。以上几个方面的强度要逐渐增加，直到适合自己锻炼的需要为止。运动要持之以恒，长期坚持。每次运动开始时应当做准备活动，运动结束后要做恢复活动。①运动方式：年龄较大、体质偏弱的患者，可以以散步、慢跑为主，或者打太极拳等。中青年及体质较好的，可选的项目就多些，除了以上项目外，骑自行车、游泳、做操、练气功等都可以选择。②运动最佳时间：根据研究，同样的运动项目和运动强度，下午或晚上锻炼要比上午锻炼多消耗 20% 的能量。因此，运动锻炼时间最好选择在下午或晚餐后 1 小时进行，运动实施的频率以每周 3~5 天较为合适。③运动后注意事项：运动结束后不要立即休息，应做一些小运动量的恢复性活动，待心率、呼吸平稳后再休息。运动时血液在周围血管较多，胃肠血管供血相对较少，在运动结束后立即进食，不管是食物，还是大量液体，都会增加胃肠道负担，应在休息片刻后，待呼吸、心率平稳，整个人平静后再进食为妥。

适宜于慢性胃炎患者的运动锻炼方法有很多种，慢性胃炎患者应根据自己的年龄、体力、兴趣爱好等具体情况，选择适宜的运动锻炼项目，最好在专科医生或体疗医生的指导下，了解注意事项后再进行锻炼，以求获得最佳锻炼效果，避免不良反应发生。下面选择日常生活中慢性胃炎患者较常用的运动锻炼方法，予以简要介绍，以供参考。

一、散步

散步是指闲散、从容地行走。散步是一种适合中老年慢性胃炎患者的运动疗法。俗话说"饭后百步走，能活九十九"，"饭后三百步，不用上药铺"，"每天遛个早，保健又防老"。唐代著名医家孙思邈也精辟地指出："食毕当行步，令人能饮食、灭百病。"可见散步是养生保健的重要手段。散步是一项简单而有效的锻炼方式，也是一种不受环境、条件限制，人人可行的保健运动。大量实践表明，散步也是调治慢性胃炎，促使慢性胃炎顺利康复的有效方法。

散步时，机体的整个内脏器官都处于微微的颤动状态，加之配合有节奏的呼吸，可使腹部肌肉有节奏地前后收缩，横膈肌上下运动，这对胃肠来说，可以起到一种有益的按摩作用，可以刺激消化液的分泌，促进胃肠的蠕动，从而收到提高胃肠消化功能的作用。通过散步，可以畅达气机，疏通经络气血，益脾和胃，宁心安神，同时散步时宜人的环境还能调畅情志，使人保持心情舒畅。患慢性胃炎时，胃的蠕动功能减弱，食后容易出现脘腹胀满及消化不良，适当的散步可改善人体的微循环，加强胃肠道的蠕动和消化腺的分泌，帮助消化，减轻胃脘部胀满不适等症状。

慢性胃炎患者散步时要注意时间的选择，一般不宜饭后立即散步，因为进食后全身大量的血液集中于胃肠，以利于消化活动，此时若散步或进行其他体力活动，则影响胃肠血液供应，对消化不利。因此，合理的安排是进食后静坐半小时，然后进行缓慢的散步活动。

散步前应使身体自然放松，适当活动肢体，调匀呼吸，然后再从容展步。散步时背要直，肩要平，精神饱满，抬头挺胸，目视前方，步履轻松，犹如闲庭信步，随着步伐的节奏，两臂自然而有规律地摆动。散步宜缓不宜急，要根据个人的体力等情况决定速度和时间，宜顺其自然，而不宜强求。通常每次散步 10～30 分钟，每日散步 1～2 次。散步的场地一般应选择在公园、林荫道上或乡间小路等空气清新处，不要到车多、人多或阴冷、偏僻之地去散步。同时散步时还应注意衣服要宽松舒适，鞋要轻便，以软底鞋为好，不宜穿高跟鞋、皮鞋等。

二、太极拳

打太极拳可以促进腹腔的血液循环，改善胃部的营养状况，增加胃肠的蠕动，如果长期坚持打太极拳，可以促进慢性胃炎患者炎症逐渐消失，使其胃肠功能逐渐恢复正常。①准备：放松全身，两脚分开与肩同宽，两手掌置于腹前，手指微曲相对，注意不能靠拢。②收功：将双手贴于肚脐上，左手在下，右手置于左手背上，由小到大绕圈，揉搓腹部 36 圈。再换成右手在下，左手在上，由大到小绕圈，揉搓

36 圈，双手绕在肚脐上，完毕。须在饭后 2 小时以后才能练功，练功完毕后须隔 20 分钟才能用餐。早晨练功能取得最佳效果，每练 10 分钟即可。练功动作可轻可重，可大可小，以中等速度为宜。

三、八段锦

八段锦的"八"字，不是单指段、节和八个动作，而是表示其功法有多种要素，相互制约，相互联系，循环运转。传统八段锦流传于宋代以前，在明清时期迅速发展，其创编人尚无定论，可以说八段锦是历代养生家和习练者共同创造的知识财富。八段锦的功法动作旨在柔和缓慢，圆活连贯；松紧结合，动静相兼；神与形合，气寓其中。慢性胃炎患者可选择其中三式进行练习。习练要领：松静自然，准确灵活，练养相兼，循序渐进。

四、医疗体操

（一）呼吸锻炼法

呼吸锻炼法随着呼吸的加强与加深，膈肌的上下运动，腹壁有规律地起伏与收缩，能对腹腔中的胃肠系统起按摩作用，促进胃肠运动，改善血液循环，达到健运脾胃及防治脾胃病的目的。慢性胃炎患者通过呼吸锻炼，可改善脾胃功能，促使慢性胃炎顺利康复。常用的呼吸锻炼法有自然呼吸、腹式呼吸、提肛呼吸、"吁"字呼吸、意念呼吸，下面是其具体锻炼方法。

1. 自然呼吸

（1）方法：取卧、坐、站位均可，身体自然放松，双目及口微闭，两手自然下垂或放于双膝上，舌尖上翘，轻抵上腭，入静调息，自然呼吸，口中津液满时，徐徐分 3 次咽下，不可吐出。初学者难于入静时，可反复念字句暗示，如念"静""安静"等，亦可配合意守某部位或物体的办法。总之，以能入静为目的。每日练习 2～3 次，每次练习 10～30 分钟。

（2）作用：具有健脾益胃的功效，练之日久，脾胃强健，身体安康。

2. 腹式呼吸

（1）方法：取卧、坐、站位均可，身体自然放松，双目及口微闭，舌尖上翘，轻抵上腭，入静调息。先以鼻吸气至饱满，令腹膨起，闭气一会儿，再徐徐由口将气呼出，然后如上法进行下一次呼吸。呼吸过程中勿令出声，吸气的速度也不宜过快，口中津液满时分 3 次顺着吸气将其咽下。每日练习 2～3 次，每次练习 10～30 分钟。

（2）作用：具有调补脾胃、疏通肠腑、增进食欲、促进运化的作用。适用于脾胃虚弱、胃肠气滞、消化不良、腑气不通诸症。

3. 提肛呼吸

（1）方法：取坐位或卧位，体力较好者亦可取站位，身体自然放松，双目及口微闭，舌尖上翘，轻抵上腭，入静调息，用鼻呼吸。先吸气后呼气，吸气稍比正常略多，但勿令腹满，吸气时肛门内收，同时收腹，收肛时用意念引导，呼气时肛及腹慢慢放松。每日练习 2~3 次，每次练习 10~30 分钟。

（2）作用：具有健脾益气、升举中气的作用。适用于脾气下陷，便溏久泻及脱肛的患者，慢性胃炎患者出现脾虚气陷症状者可练习此法。

4. "吁"字呼吸

（1）方法：取舒适体位，两手搓热后叠放于腹部，意守丹田，并以丹田为中心，按顺时针方向旋转按摩腹部，圆由小而大，但勿超出腹部，力度要适中，不可过重，转速也不宜过快，一般要求一呼一吸转一圈。以鼻吸气而以口呼气，呼气时发出轻声"吁"字音，但声音不宜过大，以意传音为准。每日练习 2~3 次，每次练习 10~30 分钟。

（2）作用：具有健运脾胃、增进食欲、消除腹胀的功效，适用于脾胃虚弱、食欲不振、腹胀不适的患者。

5. 意念呼吸

意念呼吸是配合自然呼吸、腹式呼吸、"吁"字呼吸等进行的。意守的部位很多，依据不同呼吸法及不同作用意守部位也不一样。在调理脾胃的呼吸锻炼法中，意守部位常有脐中、丹田、足三里，但其各自的作用也不一样。

（1）脐中：脐中是元气之根，居人体上下左右正中之部位，有利于调节人体上下之平衡。脾胃居中焦而为气机升降之枢，亦有上下调节之意，故与脾胃有关的气机逆乱诸病症可意守脐中。

（2）丹田：丹田在脐下 1.5 寸处，意守此处可集中思想，排除杂念，达到入静的目的，故丹田为练呼吸意守的基本部位，主要为入静而意守。另外意守丹田亦可起调补脾胃的作用。

（3）足三里：足三里在髌韧带外侧凹陷中以下 3 寸，距胫骨前嵴约 1 横指处。脾胃虚弱、运化失常、脘腹胀痛的患者可意守此处。

（二）健胃锻炼法

健胃锻炼法是针对脾胃疾病而设计的保健锻炼法，坚持练习对慢性胃炎的治疗和康复大有好处。这套锻炼法宜空腹进行，通常在早晨、午睡后或晚间睡前锻炼。若在早晨或午睡后进行，其动作顺序如下面所述，若在晚间睡前进行，其动作次序则应相反（即先做床前运动，再做床上动作），这样可起到催眠作用，有利于睡眠。

在练习健胃锻炼法时，动作要有节律、柔和缓慢，锻炼的强度应循序渐进，每日练习1～2次，每次练习20～30分钟。

1. 腹式呼吸

（1）方法：平卧床上，双手掌压在腹部。双手掌徐徐下按，并向膈肌方向推按，同时用嘴呈吹口哨样呼气，呼气至尽（此时腹部凹陷），双手再缓缓从腹部向上提，并伴随用鼻深吸气（此时腹部隆起），复原到预备姿势。此为1次，共做20次。切记呼气时膈肌上升（腹部下陷），吸气时膈肌下降（腹部隆起）。

（2）作用：改善膈肌的活动，以增加腹压，起到内按摩作用。

2. 腹部按摩

（1）方法：仰卧在床上，腹部放松，两手相叠在下腹部。双手顺时针从右下腹部向上推至右上腹，再横过上腹部，转至左下腹，然后推至原处。此为1次，共做20次。用力适当，做深而慢的推按，若在推按期间出现肠鸣或排气，效果更好。

（2）作用：加强胃肠蠕动和增加肌张力，改善局部血液循环和消化功能。

3. 腹部点按

（1）方法：仰卧在床上，腹部放松，两手相叠在下腹部。用一手的中指指端从右下腹（回盲部），沿着第二节动作的方向缓缓用力向下点按，然后慢慢抬起（即一按一松），如此而行。点按1圈为1次，共做10～20次。用力要恰当，由浅至深，达到不能再按的深度。

（2）作用：加强胃肠蠕动和增加其肌张力，改善局部血液循环和消化功能。

4. 举腿运动

（1）方法：取仰卧位，呼吸自如。两腿同时举起90°，然后慢慢放下，共做20次。动作要缓慢，用力要恰当。

（2）作用：重点锻炼腹肌，改善腹内压力，提高胃肠肌力。

5. 仰卧起坐

（1）方法：取仰卧位，呼吸自如。双手伸直过头或交叉置于枕后（姿势也可不限），然后坐起，上体前倾，两手摸脚尖。此为1次，共做10～20次。起坐以折腹为主，尽量不借用上肢力量。

（2）作用：使腹肌、背肌得到充分锻炼，提高其肌力和肠壁平滑肌的肌张力。

6. 叩足三里

（1）方法：坐床或椅子上，准确定取足三里穴。上体前屈，两手握拳，以拳轮部位叩打足三里穴，共叩打20次。取穴准确，用力均匀，以叩打至局部酸胀为度。

（2）作用：刺激本穴位能治疗胃部疾病，增强胃肠张力及其蠕动功能。

7. 拍打脊椎

（1）方法：取坐位，先用双手背从上而下沿脊椎两侧按擦 20 次。双手握空拳，沿脊柱中线自下胸段逐渐向尾骶部方向拍打，最后在尾部用较大力拍打 3 下，左右手各做 10 次，拍打用力轻重因人而异。用力要恰当，以能耐受、无不适感为度。

（2）作用：脊椎两侧是足太阳膀胱经循行的路线，按擦起到调节脏腑功能的作用。脊椎正中为督脉循行之地，督脉为诸阳之海，可统全身阳气，又可络全身的阴气。

8. 旋腰

（1）方法：取站位，两脚分开，与肩同宽，呈外八字。双手叉腰，上体保持正直，身体微下蹲，两膝不超出脚尖。两肩与两膝保持不动，以腹部、臀部转动为主，顺时针转 1 圈为 1 次。如此顺时针转 20 次，再逆时针转 20 次。旋转次数可逐渐增加，至 100～200 次。

（2）作用：使腰椎、腹肌和腹腔内脏器得到充分的锻炼，疏通气血，扶正固本，增加胃肠的蠕动功能和张力。

（三）改善胃肠功能操

改善胃肠功能操具有健脾和胃之功效，可提高胃肠道平滑肌张力和蠕动功能，增强腹背肌力，减轻胃脘部不适、腹胀、嗳气等症状，增进食欲，坚持练习对慢性胃炎的治疗和康复有肯定的作用。下面是其具体练习方法，每组动作通常做 5～10 遍。

第一节：平卧，做腹式呼吸，口呼鼻吸，呼时收腹，吸时鼓腹，腹壁随呼吸而起伏，以助内脏运动。

第二节：平卧，手臂向上伸直，然后分别向两侧下方拉开，最后收回。

第三节：平卧，屈下肢，使足跟紧靠臀部，然后伸直，左右腿交替进行。

第四节：平卧，用两肘关节着床，支撑上身重量，使胸部挺起。

第五节：平卧，抬右腿（伸直），尽量使大腿和躯干成直角，再放下换左腿做，左右腿交替进行。

第六节：平卧，屈双腿，做蹬自行车的动作。

第七节：平卧，两手交叉置于脑后，两腿不动，缓慢坐起。

第八节：平卧，屈右腿，使大腿尽量贴近胸部和腹部，再放下，左右腿交替进行。

（四）脾脏坐式锻炼法

本锻炼法的作用在于调养脾胃，采用的是坐式，故名脾脏坐式锻炼法。脾脏坐式锻炼法由脾脏导引法、呼气治脾法、修养脾脏法三部分组成，锻炼时应注意三者的连贯性。慢性胃炎患者坚持应用脾脏坐式锻炼法进行自我锻炼可调养脾胃，理气和中，调整胃肠功能，有助于慢性胃炎的康复。下面是其具体锻炼方法。

1. 脾脏导引法

着地或着床平坐，两脚向前平伸，自然分开，与肩同宽，两手轻放两侧大腿上，用腹式呼吸，鼻吸口呼，呼吸均匀细长。正身坐定，两手稍稍上提，同时向两侧移动，手掌平摊，手指朝后，在臀部略偏后处，下按据地，支撑起上身，左腿平伸不动，屈右膝着地，右侧臀部坐在右腿上。手据地跪坐定，上身略往后仰，左腿尽力向前伸，足趾尽力向下屈，连续掣动15次。两手按压两腿两边地上，按定后，上身尽量上抬，以两手不离地为原则。在上身抬起的同时，慢慢向左侧转动，头亦随之转向左侧，尽量向左肩背后上方拗动，睁目仰视，稍作停顿。

然后，两手按地不动，头及上身慢慢回旋，向右侧转动，头尽量向右肩背后上方拗动，睁目仰视。如此左右互转，连做15次。

2. 呼气治脾法

呼气治脾法是六字气法之一，六字气法的主体是将6种不同的吐气法与脏腑相配合，有针对性地治疗脏腑疾病，调理机体。六字气法的脏腑配合一般为：肺—呬，心—呵，脾—呼，肝—嘘，肾—吹，三焦—嘻。

呼气治脾法承上脾脏导引法，两手按两侧大腿上不动，头徐徐转向左侧，向左上方仰起，上半身随之向左侧转动，转动的过程中徐徐吸气，待转至左侧，头已仰起，两眼睁开，用力呼气，同时发"呼"字音。

呼毕，头慢慢改向右侧转，向右上方仰起，上半身随之向右侧转。转动的过程中徐徐吸气，待转至右侧，头已仰起，两眼睁开，用力呼气，同时发"呼"字音。然后，再改为向左侧转动，如此反复，连做20遍，共呼40次。脾胃有病，证型属实者，如脾胃湿热、胃脘气滞等，宜大呼30次，接着细呼10次。

3. 修养脾脏法

承上，正坐不动，两手掌掩按两耳，掌心紧贴耳孔，手指置脑后，示指压住中指，稍用力往下滑，弹击脑后部位，使耳内如有击鼓之声，如此连弹12次。

而后，两手轻按两侧大腿上，正身平坐，平定情绪，两目微闭，两唇微合，舌舐上腭，鼻纳口吐，呼气后闭气，上下齿轻轻互叩，连叩36次。

36次叩齿毕，徐徐吸气，连同叩齿过程产生的口中津液用力咽下。接着，慢慢呼气，然后闭气，叩齿36次。叩毕，再徐徐吸气，一并咽津，如此反复，连做12遍。

（五）防止老化体操

防止老化体操是日本长野县佐久综合医院研究制定的，在日本颇为流行。其要点有三：其一是深呼吸；其二是肌肉和关节的屈伸、转动及叩打肌肉的动作；其三是以正确的姿势进行。每日早晨起床后、晚上睡觉前及工作间歇时，坚持练习防止老化体操，不仅能健体强身、延年益寿，对失眠、便秘、高血压、肺气肿、冠心病、慢性胃炎、神经衰弱、慢性支气管炎等多种慢性病也有较好的辅助治疗调养作用。慢性胃炎患者宜在医生的指导下练习。

深呼吸：双脚跟靠拢自然站立，双手由体前向上举，同时深吸气。然后双手由体侧放下，同时呼气。如此练习 2 次，呼气、吸气缓慢进行。

伸展：双手十指交叉向头上高举，掌心向上，双臂伸直，头颈尽量后仰，眼看天空，背部尽量伸展。

高抬腿踏步：左右大腿交替高抬踏步，双臂前后大挥摆。

手腕转动：双手半握拳向内、外转动 4 次，重复练习 2 遍。

手腕摇动：手腕放松，上下摇动，练习时间约 1 分钟。

扩胸：双脚稍开立，双臂由前向上举至与肩平，向两侧屈，同时用力扩胸，然后放松，使身体恢复至原站立时的姿势，重复练习 4 次。

体转：手臂向外伸展，身体向侧转，左右两臂交替，反复进行 4~6 次。

体侧：双脚分开，比肩稍宽，左手叉腰，右手由体侧向上摆动，身体向左侧屈 2 次，左右交替，反复进行 4~6 次。

叩腰：双脚并拢，身体稍前倾，双手轻轻叩打腰部肌肉。

体前后屈伸：双脚开立，体前屈，手心触地面，还原到开始时的姿势，再将双手置于腰处，身体向后屈，头向后仰。

体绕环：双脚开立，从身体前屈的姿势开始，大幅度向左、后、右做绕环动作，接着向相反方向绕环，重复练习 2 次。

臂挥摆、腿屈伸运动：双臂向前、向上摆，同时起踵（脚后跟），再向下、向后摆，同时屈膝，重复练习 4 次。

膝屈伸：双手置于膝部，屈膝下蹲，然后再还原到开始时的姿势，重复练习 4 次。

转肩：双肘微屈，双肩同时由前向后、由后向前各绕 4 次，重复练习 2 遍。

上下耸肩：双臂自然下垂，用力向上耸肩，再放松下垂，如此重复练习数遍。

转头部：双脚开立，叉腰，头部先从左向右、再从右向左各绕数次。

叩肩、叩颈：右（左）手半握拳，叩左（右）肩 8 次，重复 2 遍。然后手张开，用手掌外侧以同样的方法叩颈部。

上体屈伸：双膝跪地，上体向后屈，同时吸气，然后身体向前屈，将背后缩成圆形，同时呼气，臀坐在脚上。

脚屈伸：坐在地上，双腿伸直，双臂于体后支撑，两腿交替进行屈伸活动。

俯卧放松：取俯卧位，身体放松，如此休息几分钟。

腹式呼吸：取仰卧位，使膈肌与腹肌同时运动，进行深吸气，然后用手按压腹部进行呼气。

（六）全身活动健身法

全身活动健身法通过活动肢体，能使全身经络、气血通畅，五脏六腑调和，精力充沛，心情舒畅。长期坚持练习对慢性胃炎、神经衰弱、腰腿痛等多种慢性病的康复及延缓衰老都很有益处。

在采用全身活动健身法进行锻炼时，应注意以下几方面：转动眼球时幅度要大而缓慢、有节律感；双手环绕旋转时要缓慢、平稳，指节用力伸展；转体时幅度宜大，速度宜慢；直腿上举时要尽量抬高，注意力集中在腿部；绕踝时双手支撑椅面，注意力集中在脚踝部；同时应注意动作与呼吸协调配合。下面是其具体练习方法。

1. 活动头颈部

（1）预备姿势：站立位，双脚分开，与肩等宽，双臂自然下垂于体侧。

（2）做法：头部缓缓左转，吸气；头部右转，呼气。如此反复练习 20 次。

2. 活动双眼

（1）预备姿势：端坐位，双手放在膝盖上。

（2）做法：双眼缓缓向上看，吸气；双眼缓缓向下看，呼气。双眼缓缓向左看，吸气；双眼缓缓向右看，呼气。眼球由左向右旋转，吸气；眼球由右向左旋转，呼气。如此反复练习 10 次。

3. 活动手部

（1）预备姿势：站立位，双脚分开，与肩等宽，双手放在胸前。

（2）做法：双手在胸前由内向外做直径 30 厘米的小幅度环形绕转 1 周，吸气；双手手指交叉互握，从胸前由内向外做大幅度的环形绕转 1 周，随即手指松开，呼气。大、小绕转交替，反复练习 20 次。

4. 活动腰部

（1）预备姿势：双腿稍屈站立，双手向前平举（掌心向外）。

（2）做法：上体缓缓左转，头部力求保持正直，吸气；上体缓缓右转，头部力求保持正直，呼气。上体向两侧转动时，脚不离地。如上所述，反复练习 20 次。

5. 活动腿部

（1）预备姿势：并腿站立，双手自然下垂于体侧，头正身直，平视前方。

（2）做法：右腿直腿慢慢抬起，放下，自然呼吸；再换左腿直腿慢慢抬起，放下，自然呼吸。如此左右腿交替，反复练习 20 次。

6. 活动脚踝

（1）预备姿势：端坐位，双手自然下垂于体侧。

（2）做法：抬起右脚，由内向外绕环 10 周，接着再由外向内绕环 10 周，旋转时脚踝部需尽全力转动；之后换右脚做。如此左右脚交替，反复练习 20 次。

第五节　其他调养方法

一、毫针疗法

为毫针疗法是通过对人体经络上的腧穴作针刺，以调营卫，行活气血，调整经络、脏腑功能来治疗相关疾病的一种疗法。慢性胃炎患者通过毫针疗法，可普遍获得较好的治疗效果。

用针灸治疗时穴位可选取膈俞、脾俞、上脘、建里、足三里，或肝俞、胃俞、中脘、下脘、足三里。火针及毫针取穴完全相同。加减配穴：脾胃虚弱可加章门，肝胃不和可加期门，胃阴不足可加三阴交，胸闷、恶心可加内关。

使患者处于坐或卧位，选穴后应进行常规消毒。然后以右手拇指持细火针针柄，左手持酒精灯并将其靠近穴位。将针于灯火上烧红至白亮，立即将针刺入穴内（可根据部位、胖瘦来定角度和深度，灵活采用直刺、斜刺和点刺法，深度 0.5 ~ 1.0 寸），并即刻敏捷出针（进出针靠腕力控制，时间约半秒），随即用消毒干棉球按压针孔。两组主穴交替使用，背俞穴和相应类俞穴交替使用，其他穴两侧交替使用。

二、艾灸疗法

艾灸法是我国的传统疗法，指将艾绒点燃，在穴位上方温灸，使温热感穿透肌肤，但不要烫伤肌肤。采用艾灸法能健身、防病、治病，具有见效快、操作方便、相对无药物伤害的优点。患者可以根据自身病情选择合适的灸法进行治疗。

1. 灸神阙（即肚脐）

受术者仰卧于床上，暴露腹部，把食盐填敷于脐孔，与脐周围皮肤平齐为宜。取一片厚 0.2 ~ 0.3cm 的姜片，其面积应略大于肚脐，中间用针扎数孔，然后放于盐上。将艾绒捏成底面略小于姜片的艾炷，大小如花生状，置于姜片上，将艾炷顶部点燃。当艾炷燃烧后，热量会穿过姜片，渗透到盐层，直至肌肤。当艾炷燃尽后，再换艾炷重新施灸，共灸 3 ~ 5 炷，每日一次。

此法适合于脾胃虚寒，胃脘冷痛，吐泻并作，四肢厥冷等症患者，连续灸 20 ~

30 天，即可见效。

2. 灸足三里

足三里位于小腿前面、髌骨外下方下 3 寸，胫骨前嵴外侧一横指。取艾绒捏成花生米大的艾柱，置于足三里处。为了便于黏住艾柱，可在皮肤上涂少量的凡士林或蒜汁。艾柱燃尽后，更换即可，可连灸 7~10 壮。灸完后会因灼伤形成灸疮。也可用艾柱熏灼足三里处，每日 20~30 分钟，连续熏灼 10~15 天。

此法适合于慢性胃炎长期不愈，可起到调和胃气、保护胃黏膜、增强体质的作用，对于治疗顽固性胃脘痛更为适宜。用艾条熏灼，刺激较轻，适合于慢性胃炎症状较轻者。

3. 艾条灸法

艾条灸是用纯净的艾绒（或加入中药）卷成直径为 15cm 的圆柱形艾卷，点燃后在人体表面施灸的一种方法。对于脾胃虚寒引起的胃痛，或中老年人胃脘隐痛、食欲不振者，可用艾条温和灸中脘、梁门、足三里。

取艾条 1 支，点燃后直对穴位，距离以患者能耐受为度，通常可灸 10~15 分钟，使皮肤出现红晕而不烫伤，每 2~3 天进行 1 次。症状减轻后，可适当减少施灸次数。病愈后仍可坚持灸足三里，每周 1 次，有利于健脾和胃、改善胃功能，增强体质。

若患者伴有腹中冷痛，可加灸神阙、公孙；伴有恶心呕吐者，可加灸上脘、关门；伴有大便泄泻者，可加灸天枢、大肠俞。每日灸 1 次，每次 10~30 分钟。

三、拔罐疗法

拔罐疗法是以罐为工具，利用燃烧、蒸汽、抽气等，使罐中形成负压，把罐吸附于施术部（穴）位，产生温热、负压等刺激，造成局部充血、瘀血现象，以达到调治疾病目的的一种防病治病方法。拔罐疗法取材方便，简单易学，是深受人们喜欢的中医外治方法。拔罐疗法调治慢性胃炎虽然不像药物那样立竿见影，但对改善脾胃功能，减轻胃脘部胀满不适、疼痛、嗳气等症状确有一定的疗效，慢性胃炎患者可在医生指导下有选择地应用。

拔罐疗法需注意的事项如下：①患者要选择舒适、适当的体位，拔罐过程中不能移动体位，以免罐具脱落。②要注意拔罐的禁忌证，有出血性疾病、高热抽搐、皮肤过敏者不宜拔罐，有溃疡、水肿及大血管的部位不宜拔罐，孕妇的腹部和腰骶部也不宜拔罐。③在拔罐治疗时，应进行严格消毒，防止感染及乙型肝炎等传染病的发生。拔罐时要保持室内温暖，防止受凉感冒；拔罐后应避免受凉和风吹，注意局部保暖。④起罐时应以指腹按压罐旁皮肤，待空气进入罐中，即可取下，切忌用力硬拔。如果上次拔罐后局部出现的瘀血尚未消退，则不宜在原处再拔罐。⑤拔罐后局部皮肤发红、发紫属于正常现象,可在局部轻轻按揉片刻,不必特殊处理;如果局部皮肤出现小的破溃,也可不做特殊治疗,但应注意保持局部皮肤的清洁与干燥,防止发生细菌感染;对于较大的皮肤糜烂破溃,应将局部消毒处理后,用消毒纱布敷盖,轻松包扎,避免感染化脓。

1. 处方一

(1)适应证:慢性胃炎呃逆者。

(2)取穴:膈俞、肝俞、胆俞、脾俞、期门、中脘。

(3)操作:患者取适当体位,充分暴露需拔罐处皮肤,局部常规消毒后,用闪火法将大小合适的罐具吸拔于上述穴位上。通常先拔背部俞穴,再拔腹部俞穴,留罐15～20分钟,呃逆时根据病情应用。

2. 处方二

(1)适应证:慢性胃炎心烦失眠者。

(2)取穴:心俞、厥阴俞、脾俞、足三里、三阴交、神门。

(3)操作:患者取适当体位,充分暴露需拔罐处皮肤,局部常规消毒后,用闪火法将大小合适的罐具吸拔于上述穴位上。通常每次留罐5～10分钟,每周拔罐3次,7次为1个疗程。

3. 处方三

(1)适应证:慢性胃炎胃脘部疼痛不适、胀满者。

(2)取穴:中脘、天枢、关元。

(3)操作:患者取适当体位,充分暴露需拔罐处皮肤,局部常规消毒后,用闪火法将大小合适的罐具吸拔于上述穴位上。通常每次留罐5～10分钟,每日拔罐1次,症状缓解后改为2～3日拔罐1次。

4. 处方四

(1)适应证:慢性胃炎脾胃虚弱出现胃脘部隐痛、纳差、脘痞症状者。

(2)取穴:中脘、梁门、足三里。

(3)操作:患者取适当体位,充分暴露需拔罐处皮肤,局部常规消毒后,用闪火法将大小合适的罐具吸拔于上述穴位上。通常每次留罐10～15分钟,隔日拔罐1次。

5. 处方五

(1)适应证:慢性胃炎胃脘部隐痛、纳差、脘痞者。

(2)取穴:中脘、关元、脾俞、胃俞、大肠俞、内关、足三里、解溪。

(3)操作:患者取适当体位,充分暴露需拔罐处皮肤,局部常规消毒后,用闪火法将大小合适的罐具吸拔于上述穴位上。通常每次选取2～3个穴位,上述穴位交替选用，每次留罐 10~15 分钟，每日拔罐 1 次，7~10 次为 1 个疗程。

四、按摩疗法

按摩疗法是以中医学理论为指导，以经络腧穴学说为基础，以按摩为主要施治，用来防病治病的一种手段，是中医学的重要组成部分。穴位按摩具有刺激人体特定的穴位，激发人的经络之气，以达到通经活络、调整人的机能、祛邪扶正的目的。

按摩疗法具有悠久的历史，早在三国时期，开始形成按摩与导引、外用药物配合应用的方法，出现膏摩、火灸。魏、晋、隋、唐时期，设有按摩科，建立了按摩医政（《隋书·五官志》）。当前，按摩已经规范化，在全世界范围内得到迅速的推广和发展。

操作时，取卧位或坐位，在全身放松的前提下，用拇指、食指或中指末节指腹按压于穴位处，带动皮下组织作环形揉动，手法由轻到重逐渐用力，以患者感到酸麻沉胀为宜，每穴按揉 3~5 分钟，注意操作时手法应均匀柔和持久，勿用暴力。另外要注意：取穴要点中的骨度分寸法均以受术者本人的身材为依据；不要在过分饥饿或饱餐的情况下进行；按摩时间不宜过长，一般控制在 5 分钟左右；按揉过程中，如有不适，应立即停止按揉，防止发生意外。

1. 内关

（1）定位：在前臂掌侧，腕横纹上 2 寸，掌长肌腱与桡侧腕屈肌腱之间。

（2）取穴要点：拇指横寸为 1 寸。

（3）功效：宁心安神，理气止痛。

2. 足三里

（1）定位：在小腿前外侧，当外膝眼下 3 寸，距胫骨前缘一横指（中指）。

（2）取穴要点：腘横纹至外踝尖为 16 寸。

（3）功效：燥化脾湿，生发胃气。

3. 脾俞

（1）定位：在背部，当第 11 胸椎棘突下，旁开 1.5 寸。

（2）取穴要点：颈后部正中最突出的骨性标志为第 7 颈椎棘突，向下依次数至第 11 胸椎棘突，肩胛骨内缘至后正中间线为 3 寸。

（3）功效：利湿升清，健脾和胃，益气壮阳。

4. 胃俞

（1）定位：在背部，当第 12 胸椎棘突下，旁开 1.5 寸。

（2）取穴要点：颈后部正中最突出的骨性标志为第 7 颈椎棘突，向下依次数至第 12 胸椎棘突，肩胛骨内缘至后正中间线为 3 寸。

（3）功效：外散胃腑之热。

5. 中脘

（1）定位：在上腹部，前正中线上，当脐中上4寸。

（2）取穴要点：胸剑联合至脐为8寸。

（3）功效：和胃健脾、降逆利水。

6. 天枢

（1）定位：在腹中部，脐中旁开2寸。

（2）取穴要点：脐中至耻骨联合上缘为5寸。

（3）功效：疏调肠腑、理气行滞、消食。

7. 丰隆

（1）定位：在小腿前外侧，当外踝尖上8寸，距胫骨前缘二横指（中指）。

（2）取穴要点：腘横纹至外踝尖为16寸。

（3）功效：调和胃气、祛湿化痰、通经活络、补益气血、醒脑安神等。

五、耳穴贴压疗法

耳穴贴压疗法是通过刺激耳部穴位以防治疾病的治疗方法，通过耳穴贴压疏通经络激发机体功能，调节体内激素水平，增强机体免疫力，促进脏腑功能的恢复，改善机体内环境。

操作时，要安全使用探棒，不可用尖头的锐器，避免皮肤损伤或定穴不准确。耳廓皮肤有炎症或冻伤者，不予使用。避免胶布潮湿或污染，防止皮肤感染。夏天炎热，汗多者，耳穴贴压时间留置时间一般为2天，休息1天。对胶布过敏伴痒感者，可取下胶布，休息3天后再贴压，或遵医嘱予以抗过敏等治疗。在治疗过程中，穴位要轮换选用以免气感减弱，从而影响疗效。

1. 主穴

（1）胃：耳轮脚消失处；健脾消食健胃之效。

（2）十二指肠：耳轮脚下方后部；调节消化吸收功能，缓解腹痛。

（3）脾：耳甲腔的后上方；调节消化吸收功能。

（4）交感：对耳轮下脚的末端与耳轮交界处；对内脏有镇痛解痉、血管扩张作用。

（5）内分泌：耳甲腔底部，屏间切迹内0.5cm处；调节内分泌功能及消化吸收功能。

2. 配穴

（1）虚证加用肾（在对耳轮下脚的下缘小肠穴直上方）。

（2）气痛加用三焦（外耳道孔下方与对耳屏内侧下 1/2 连线中点）。

（3）停食加用胰胆（肝肾两穴之间）。

（4）肝气犯胃加用肝（耳甲艇的后下部）。

（5）疼痛加用神门（在三角窝内，对耳轮上、下脚分叉处稍上方）、皮质下（对耳屏内侧面）。

（6）腹胀加用胰胆（肝肾两穴之间）、三焦（外耳道孔下方与对耳屏内侧下 1/2 连线中点）。

六、药熨疗法

药熨疗法是指选用具有温经散寒、行气活血、止痛等作用的中药，将其加热后用布包裹起来，放在人体患处的体表或穴位上，做往返或旋转移动，借助药力和热力的作用以调治疾病的一种常用外治方法。药熨疗法因其操作简单、取材方便、价格低廉、疗效显著而为患者所喜用。药熨疗法确能调治慢性胃炎，根据慢性胃炎患者病情不同选用适宜的中药进行热熨，能改善或消除胃脘部疼痛不适、嗳气、腹胀等自觉症状，有助于慢性胃炎的治疗和康复。

药熨能使特定部位的皮肤受热，引起皮肤和皮下组织的毛细血管扩张，从而改善局部血液循环，增强机体的抗病能力，消除疼痛不适等症状。同时药熨可借助温热之力，使药性通过皮肤由表及里，循经络传至脏腑，以调整脏腑功能，改善气血运行，具有温经散寒、健脾益胃、舒筋通络、活血化瘀、缓急止痛等功效，能调和阴阳气血，调整脏腑功能，改善胃肠功能，特别是对慢性胃炎患者胃脘部疼痛不适等症状的缓解作用显著，乃调治慢性胃炎的可靠方法之一。药熨疗法调治疾病，既有温热作用，又有药物的作用。但其作用有限且较弱，可作为一种自我调养手段与其他治疗调养方法配合应用，适宜于慢性胃炎出现胃脘部疼痛不适，中医辨证属脾胃虚寒及寒凝气滞者。

为了保证药熨疗法调治慢性胃炎安全有效，避免不良反应，在应用药熨疗法调治慢性胃炎时，应注意以下几方面内容：①药熨疗法中所选配的药物应品种少而效力强，尽量使用穿透力强的药物，便于渗透皮肤。要根据慢性胃炎患者不同的病情选取与之相适应的药物，在明白注意事项后，再进行药熨治疗。②药熨治疗时患者应采用舒适的治疗体位，通常药熨脘腹时宜取仰卧位。药熨后要注意避风保暖，静卧休息，以防受寒感冒。中药热熨袋使用时要温度适宜，防止烫伤皮肤。开始时熨袋较烫，操作手法要轻、快，熨袋温度稍降后，手法逐渐加重、速度由快渐慢，以患者能耐受而又不烫伤皮肤为度。③药熨疗法调治慢性胃炎的作用有限，通常只用于脾胃虚寒及寒凝气滞之胃脘部疼痛不适。临床中单独应用药熨疗法调治慢性胃炎者较少，通常与内服药物治疗、饮食调理、情志调节以及起居调摄等治疗调养方法配合应用，以提高临床疗效。

1. 处方一

（1）适应证：慢性胃炎之胃脘痛属寒痛、气痛者。

（2）原料：吴茱萸75g，薄荷50g，葱白、米醋各适量。

（3）操作：将吴茱萸、薄荷共研为粗末，将葱白捣烂，之后一同充分混匀，用纱布包裹敷于胃脘部，用热壶熨之，一般每次热熨20～30分钟，每日1～2次。

2. 处方二

（1）适应证：慢性胃炎胃脘部痞满不适者。

（2）原料：麸皮30g，生姜渣15g，米醋适量。

（3）操作：将麸皮与生姜渣一同放入锅中，炒热后加入米醋搅匀，再稍炒片刻，用纱布包裹，趁热熨敷胃脘部，一般每次热熨30分钟，每日1～2次。

3. 处方三

（1）适应证：慢性胃炎寒邪犯胃之胃脘痛。

（2）原料：枳壳100g，葱白200g。

（3）操作：将枳壳研为粗末，葱白捣烂如糊状，混匀后炒热，用纱布包裹，热熨胃脘部，一般每次热熨30分钟，每日2次。

4. 处方四

（1）适应证：慢性胃炎脾胃虚寒之胃脘痛。

（2）原料：干姜30g，食盐100g。

（3）操作：将干姜研为粗末，与食盐一同放入锅中，混匀后炒热，用纱布包裹，热熨胃脘部，一般每次热熨30分钟，每日1～2次。

5. 处方五

（1）适应证：慢性胃炎寒凝气滞之胃脘痛。

（2）原料：高良姜、木香各30g，川椒20g，吴茱萸15g，白酒适量。

（3）操作：将高良姜、木香、川椒共研为粗末，炒热后入白酒搅匀，再稍炒片刻，用纱布包裹，趁热熨脐周及中脘穴，一般每次热熨20～30分钟，每日1～2次。

6. 处方六

（1）适应证：慢性胃炎之虚寒性胃脘痛。

（2）原料：辣椒根、荞叶、石菖蒲、枣树皮各12g，陈皮9g，艾叶20g，生姜3片，葱白15g，食盐30g。

（3）操作：将辣椒根、荞叶、石菖蒲、枣树皮、陈皮、艾叶共研为粗末，再加生姜、葱白共捣烂混匀，然后加入食盐充分混合，在锅中炒热，用纱布包裹，热熨胃脘脐腹部，一般每次热熨 30 分钟，每日 1～2 次。

七、药物敷贴疗法

药物敷贴疗法又称药敷疗法，是将中草药经加工处理，在人体体表某一部位外敷或贴穴，使外敷药物通过肌肤吸收或借助对穴位、经络的刺激作用来治疗调养疾病的一种外治方法。药物敷贴和内服中药一样，也是以中医学整体观念和辨证论治为指导思想的。清代医家吴师机在《理瀹骈文》中说："外治之理，即内治之理，外治之药，亦即内治之药，所异者法耳。"也就是说内治和外治的理、方、药三者是相同的，仅仅是方法各异而已。药物敷贴疗法也是慢性胃炎患者常用的自我调治方法之一，通过适当的药物外敷，可调整脏腑功能，调和阴阳气血，收到健脾和胃、疏肝理气、缓急止痛、和中消痞等治疗效果，有助于改善或消除胃脘部胀满不适、疼痛、纳差、嗳气等症状，促使病体康复。

为了保证药物敷贴法调治慢性胃炎安全有效，避免不良反应发生，在应用药物敷贴法时，应注意以下几点：①注意局部消毒：敷药局部要注意进行清洁消毒，可用 75% 乙醇擦拭局部皮肤，也可用其他消毒液洗净局部皮肤，然后敷药，以免发生感染。②做到辨证选药：外敷药和内服药一样，也应根据病情的不同辨证选药，抓住疾病的本质用药，方能取得疗效，切不可不加分析地乱用。药物敷贴法必须在医生的指导下，根据适应证选择患者。敷贴部位皮肤有破损及伴有其他重病者，不宜采用敷贴疗法。③正确选穴敷药：在应用穴位敷药时，所取穴位不宜过多，每穴用药量宜小，贴敷面积不宜过大，时间不宜过久。要注意外敷药物的干湿度，过湿容易使药糊外溢，太干又容易脱落，一般以药糊呈稠厚状、有一定的黏性为度。④重视不良反应：一些刺激性较大或辛辣性的药物对皮肤有一定的刺激作用，可引起局部皮肤红肿、发痒、疼痛、起疱等不良反应；有些患者敷药后还可出现皮肤过敏等现象，还有些患者对胶布或伤湿止痛膏过敏。对这些患者应及时予以对症处理，或改用其他治疗方法。⑤注意配合他法药物：敷贴调治慢性胃炎的作用有限，单独应用药物敷贴调治慢性胃炎是不可取的，临床中应注意与药物治疗、饮食调理、情志调节以及起居调摄等治疗调养方法配合应用，以提高临床疗效。

1. 处方一

（1）适应证：慢性胃炎寒性胃脘痛。

（2）功效：健脾温中，和胃止痛。

（3）配方：川椒 100g，丁香 20g，苍术 200g，肉桂 10g，黄酒适量。

（4）用法：将川椒、丁香、苍术、肉桂共研为细末，混匀后装入瓶中，密闭备用。每次取药末适量，用黄酒调成膏状，分别贴敷于中脘、足三里、脾俞、胃俞穴，外用纱布覆盖，胶布固定，通常每日换药1次。

2. 处方二

（1）适应证：慢性胃炎气滞胃痛。

（2）功效：理气和胃止痛。

（3）配方：青皮、香附、延胡索、川楝子各10g，檀香6g，生姜汁适量。

（4）用法：将青皮、香附、延胡索、川楝子、檀香共研为细末，混匀后装入瓶中，密闭备用。每次取药末适量，用生姜汁调成膏状，敷贴于脐部，外用纱布覆盖，胶布固定，通常每日换药1次。

3. 处方三

（1）适应证：慢性胃炎气滞血瘀型胃痛。

（2）功效：疏肝理气，活血化瘀，通络止痛。

（3）配方：栀子30g，延胡索15g，桃仁10g，白酒适量。

（4）用法：将栀子、延胡索、桃仁共研为细末，用白酒调成糊状，敷于胃脘部疼痛处，外用纱布覆盖，胶布固定，通常每日换药1次。

4. 处方四

（1）适应证：慢性胃炎出现胃脘部不适、呕吐，中医辨证属肝气犯胃及寒热夹杂所致者。

（2）功效：疏肝健脾理气，和胃止呕。

（3）配方：活地龙数条，生姜汁适量。

（4）用法：将活地龙捣烂如泥，加入生姜汁搅匀，敷贴于足底之涌泉穴，外用纱布覆盖，胶布固定，通常每日换药1次。

5. 处方五

（1）适应证：慢性胃炎肝胃不和型胃痛。

（2）功效：疏肝理气，和中消胀止痛。

（3）配方：香附12g，延胡索15g，川楝子9g，白芷18g，米醋适量。

（4）用法：将香附、延胡索、川楝子、白芷共研为细末制成散剂，每次取3g，用米醋调成糊状，敷于脐部，外用纱布覆盖，胶布固定，并热敷10～20分钟，通常每日换药1次。

6. 处方六

（1）适应证：慢性胃炎热郁胃痛。

（2）功效：疏肝理气，清热和胃，缓急止痛。

（3）配方：生栀子20g，延胡索、生香附各9g，米醋适量。

（4）用法：将生栀子、延胡索、生香附共研为细末，用米醋调成膏状，每次取适量，敷贴于脐部，外用纱布覆盖，胶布固定，通常每日换药 1 次。

八、足底按摩疗法

足底按摩约在四千年前起源于中国，是属于中国传统医学的一部分，和同样是传统医学的"针灸"属于相同原理的治疗方法。足底按摩疗法是通过人体各脏器在足部相对应的反射区进行手法刺激的一种疗法。

1. 原理

中医学认为"足乃六经之根"，是人的"第二心脏"。常说"人有脚，犹如树有根"。树枯根先竭，人老脚先衰。脚对人体起着重要的养生保健作用。从中医学来看，双足汇集着人体的 6 条经脉，有足三阴经及足三阳经，即足厥阴肝经、足少阴肾经、足太阴脾经、足阳明胃经、足少阳胆经、足太阳膀胱经。三阴三阳经脉连着肝、脾、胃、肾、胆、膀胱等内脏，贯穿着全身的气血和经脉。人的双脚上存在着与各脏腑器官相对应的反射区和经络分布，刺激这些反射区，可促进人体血液循环，调理内分泌系统，增强人体器官功能，取得防病治病的保健效果。

足底按摩法，是以刺激原理，按摩病变器官或者腺体的反射区带，使其恢复原有功能，达到治疗效果，保持健康的自然健康法。

2. 作用

足底按摩，能显著刺激各部位反射区，使得血液循环畅通，新陈代谢作用正常运作，排除积聚在体内的废物和毒素，最终达到治疗效果。

3. 常用手法

按摩时，一手握脚，另一手半握拳，食指弯曲，以食指第一指间关节顶点施力，由脚趾向脚跟方向按摩 3 分钟。力度以反射区产生酸痛为宜。按摩前用拇指触摸反射区，可有颗粒感，重者可出现索状物或块状物。双脚交换，隔天进行按摩一次。

4. 足底反射区疗法

（1）胃反射区：双脚脚掌第 1 趾关节后方，约一横指宽。

（2）十二指肠反射区：双足足底内侧缘第 1 附趾骨关节前方。

（3）肝反射区：右脚脚底第 4 跖骨与第 5 跖骨之间（由于目前很多胃肠疾病是由于心理紧张和压力太重造成的，按摩肝反射区，目的是疏肝理气）。

5. 注意事项

（1）按摩时要注意按摩的力度，以反射区产生酸痛、患者能忍受为宜。

（2）饭后 1 小时内不能进行足疗按摩，否则会造成胃肠不适等反应。

（3）按摩后半小时内患者应饮用温开水 300～500mL。

（4）按摩前双脚用热水浸泡 15 分钟，或用热毛巾擦洗可增加疗效。

（5）足部有外伤或感染时，暂停足底按摩。

（6）女性患者，在月经期间不能刺激性腺反射区。有出血倾向或有血液病的患者，慎用本方法。

第十二章 慢性胃炎研究进展

第一节 慢性胃炎中医诊疗专家共识意见（2017）

慢性胃炎是由多种原因引起的胃黏膜的慢性炎性反应，是消化系统常见病之一。该病症状易反复发作，严重影响患者的生活质量，慢性萎缩性胃炎伴肠上皮化生、上皮内瘤变者发生胃癌的危险度增加，在临床上越来越引起重视。中医药在本病的诊疗方面有着多年的积累，中华中医药学会脾胃病分会曾于2009年组织制定了《慢性非萎缩性胃炎中医诊疗共识意见》《慢性萎缩性胃炎中医诊疗共识意见》，对慢性胃炎的诊疗起到了一定的规范作用。近年来，中医药在诊治慢性胃炎方面取得诸多进展，有必要对共识意见进行更新，以满足临床需要，更好地指导临床工作。

中华中医药学会脾胃病分会于2014年8月在合肥牵头成立了《慢性胃炎中医诊疗专家共识意见》起草小组。小组成员依据循证医学的原理，广泛搜集循证资料，并先后组织国内脾胃病专家就慢性胃炎的证候分类、辨证治疗、诊治流程、疗效标准等一系列关键问题进行总结讨论，形成本共识意见初稿，之后按照国际通行的德尔斐法进行了3轮投票。2015年9月在重庆进行了第一次投票，并根据专家意见，起草小组对本共识意见进行了修改。2015年12月在北京进行了第二次投票。2016年6月在厦门中华中医药学会脾胃病分会召开核心专家审稿会，来自全国各地的20余名脾胃病学知名专家对本共识意见（草案）进行了第三次投票，并进行了充分地讨论和修改。2016年7月在哈尔滨第28届全国脾胃病学术会议上专家再次进行了讨论、修改和审定。并于2016年9月在北京召开了本共识的最终定稿会议，完成了本共识意见。（表决选择：①完全同意。②同意，但有一定保留。③同意，但有较大保留。④不同意，但有保留。⑤完全不同意。如果 >2/3 的人数选择①，或 >85% 的人数选择①＋②，则作为条款通过）。现将全文公布如下，供国内外同道参考，并冀在应用中不断完善。

一、概述

1. 病名

慢性胃炎中医病名诊断以症状诊断为主。以胃痛为主症者，诊为"胃脘痛"；

以胃脘部胀满为主症者，诊为"痞满"。若胃痛或胃脘部胀满症状不明显者，可根据主要症状诊断为"反酸""嘈杂"等病。

2. 西医诊断

慢性胃炎的确诊主要依赖于内镜与病理检查，尤以后者的价值更大。对慢性胃炎的诊断应尽可能地明确病因，特殊类型胃炎的内镜诊断必须结合病因和病理。

（1）临床表现：慢性胃炎是胃黏膜的慢性炎性反应，多数慢性胃炎患者可无明显临床症状，有症状者主要表现为非特异性消化不良，如上腹部不适、饱胀、疼痛、食欲不振、嗳气、反酸等，部分还可有健忘、焦虑、抑郁等精神心理症状。消化不良症状的有无及其严重程度与慢性胃炎的组织学所见和内镜分级无明显相关性。

（2）内镜及病理检查

1）内镜诊断：①非萎缩性胃炎：内镜下可见黏膜红斑，黏膜出血点或斑块、黏膜粗糙伴或不伴水肿、充血渗出等基本表现。②萎缩性胃炎：内镜下可见黏膜红白相间，以白相为主，皱襞变平甚至消失，部分黏膜血管显露，可伴有黏膜颗粒或结节状等表现。③如伴有胆汁反流、糜烂、黏膜内出血等，描述为萎缩性胃炎或非萎缩性胃炎伴胆汁反流、糜烂、黏膜内出血等。

2）病理诊断：根据需要可取 2 块或以上活检组织，内镜医师应向病理科提供取材的部位、内镜检查结果和简要病史。病理医师应报告每一块活检标本的组织学变化，对幽门螺杆菌感染、慢性炎性反应、活动性、萎缩、肠上皮化生和异型增生（上皮内瘤变）应予以分级。慢性胃炎活检显示有固有腺体的萎缩（包括化生性萎缩和非化生性萎缩），即可诊断为萎缩性胃炎，不必考虑活检标本的萎缩块数与程度。临床医师可结合病理结果和内镜所见，做出病变范围与程度的判断。

（3）实验室检查：①幽门螺杆菌是引起慢性胃炎的最重要的原因，建议常规检测。②维生素 B_{12}、自身抗体等在诊断萎缩性胃体炎时建议检测。③血清胃泌素 G17、胃蛋白酶 I 和 II 可能有助于判断有无胃黏膜萎缩和萎缩部位。

二、病因病机

1. 病因

胃在生理上以和降为顺，在病理上因滞而病，本病主要与脾胃虚弱、情志失调、饮食不节、药物、外邪（幽门螺杆菌感染）等多种因素有关，上述因素损伤脾胃，致运化失司，升降失常，而发生气滞、湿阻、寒凝、火郁、血瘀等，表现为胃痛、胀满等症状。

2. 病位

慢性胃炎病位在胃，与肝、脾两脏密切相关。

3. 病机

慢性胃炎的病机可分为本虚和标实两个方面。本虚主要表现为脾气（阳）虚和胃阴虚，标实主要表现为气滞、湿热和血瘀，脾虚、气滞是疾病的基本病机。血瘀是久病的重要病机，在胃黏膜萎缩发生发展乃至恶变的过程中起着重要作用。

4. 病机转化

慢性胃炎的辨证应当审证求因，其病机与具体的临床类型有关，总体而言，在临床上常表现为本虚标实、虚实夹杂之证。早期以实证为主，病久则变为虚证或虚实夹杂；早期多在气分，病久则兼涉血分。慢性非萎缩性胃炎以脾胃虚弱，肝胃不和证多见；慢性萎缩性胃炎以脾胃虚弱，气滞血瘀证多见；慢性胃炎伴胆汁反流以肝胃不和证多见；伴幽门螺杆菌感染以脾胃湿热证多见；伴癌前病变者以气阴两虚、气滞血瘀，湿热内阻证多见。

三、辨证分型

结合现有共识和标准，采用定量的文献统计方法，对临床常用的相对单一证候进行统计，确定常用证候为肝胃不和证（包括肝胃气滞证和肝胃郁热证）、脾胃湿热证、脾胃虚弱证（包括脾胃气虚证和脾胃虚寒证）、胃阴不足证及胃络瘀阻证。上述证候可单独出现，也可相兼出现，临床应在辨别单一证候的基础上辨别复合证候。常见的复合证候有肝郁脾虚证、脾虚气滞证、寒热错杂证、气阴两虚证、气滞血瘀证、虚寒夹瘀证、湿热夹瘀证等。同时，随着病情的发展变化，证候也呈现动态变化的过程，临床需认真甄别。

1. 辨证标准

（1）肝胃不和证

1）肝胃气滞证

主症：①胃脘胀满或胀痛。②胁肋部胀满不适或疼痛。

次症：①症状因情绪因素诱发或加重。②嗳气频作。

舌脉：①舌淡红，苔薄白。②脉弦。

2）肝胃郁热证

主症：①胃脘灼痛。②两胁胀闷或疼痛。

次症：①心烦易怒。②反酸。③口干。④口苦。⑤大便干燥。

舌脉：①舌质红，苔黄。②脉弦或弦数。

（2）脾胃湿热证

主症：①脘腹痞满或疼痛。②身体困重。③大便黏滞或溏滞。

次症：①食少纳呆。②口苦。③口臭。④精神困倦。

舌脉：①舌质红，苔黄腻。②脉滑或数。

（3）脾胃虚弱证

1）脾胃气虚证

主症：①胃脘胀满或胃痛隐隐。②餐后加重。③疲倦乏力。

次症：①纳呆。②四肢不温。③大便溏薄。

舌脉：①舌淡或有齿印，苔薄白。②脉虚弱。

2）脾胃虚寒证

主症：①胃痛隐隐，绵绵不休。②喜温喜按。

次症：①劳累或受凉后发作或加重。②泛吐清水。③精神疲倦。④四肢倦怠。⑤腹泻或伴不消化食物。

舌脉：①舌淡胖，边有齿痕，苔白滑。②脉沉弱。

（4）胃阴不足证

主症：①胃脘灼热疼痛。②胃中嘈杂。

次症：①似饥而不欲食。②口干舌燥。③大便干结。

舌脉：①舌红少津或有裂纹，苔少或无。②脉细或数。

（5）胃络瘀阻证

主症：胃脘痞满或痛有定处。

次症：①胃痛日久不愈。②痛如针刺。

舌脉：①舌质暗红或有瘀点、瘀斑。②脉弦涩。

证候诊断：具备主症2项，次症2项，参考舌脉，即可诊断。

2. 微观辨证

微观辨证是以胃镜为工具，在胃镜直视下，观察胃黏膜的颜色、色泽、质地、分泌物、蠕动及黏膜血管等情况，来识别证型。研究显示，胃镜下辨证有一定的临床价值，尤其是对于临床无症状或长期治疗而疗效不佳者。鉴于文献报道的微观辨证分型标准并不完全一致，共识制定小组经过讨论，拟定了微观分型的参考标准，以供临床参考。①胃不和证：胃黏膜急性活动性炎性反应，或伴胆汁反流，胃蠕动较快。②脾胃湿热证：胃黏膜充血水肿，糜烂明显，黏液黏稠混浊。③脾胃虚弱证：胃黏膜苍白或灰白，黏膜变薄，黏液稀薄而多，或有黏膜水肿，黏膜下血管清晰可见，胃蠕动减弱。④胃阴不足证：黏膜表面粗糙不平，变薄变脆，分泌物少皱襞变细或消失，呈龟裂样改变，或可透见黏膜下小血管网。⑤胃络瘀阻证：胃黏膜呈颗粒或结节状，伴黏膜内出血点，黏液灰白或褐色，血管网清晰可见，血管纹暗红。

四、临床治疗

1. 治疗目标

慢性胃炎中医药治疗以改善患者症状，提高患者生活质量为主，同时关注胃黏膜糜烂、萎缩、肠上皮化生、上皮内瘤变（异型增生）等病变。

2. 治疗原则

中医药对慢性胃炎的主要干预手段有药物治疗、针灸疗法等，临床可根据具体情况选择合适的治疗方式，并配合饮食调节、心理疏导等方法综合调治。治疗过程中，应当审证求因，辨证施治；对于病程较长、萎缩、肠上皮化生者，在辨证准确的基础上，可守方治疗。

3. 辨证论治

（1）肝胃不和证

1）肝胃气滞证

治法：疏肝理气和胃。

主方：柴胡疏肝散（《景岳全书》）。

药物：柴胡、陈皮、枳壳、芍药、香附、川芎、甘草。加减：胃脘疼痛者可加川楝子、延胡索；嗳气明显者，可加沉香、旋覆花。

2）肝胃郁热证

治法：清肝和胃。

主方：化肝煎（《景岳全书》）合左金丸（《丹溪心法》）。

药物：青皮、陈皮、白芍、牡丹皮、栀子、泽泻、浙贝母、黄连、吴茱萸。加减：反酸明显可加乌贼骨、瓦楞子；胸闷胁胀者，可加柴胡、郁金。

（2）脾胃湿热证

治法：清热化湿。

主方：黄连温胆汤（《六因条辨》）。

药物：半夏、陈皮、茯苓、枳实、竹茹、黄连、大枣、甘草。加减：腹胀者可加厚朴、槟榔；嗳食酸腐者可加莱菔子、神曲、山楂。

（3）脾胃虚弱证

1）脾胃气虚证

治法：益气健脾。

主方：香砂六君子汤（《古今名医方论》）。

药物：木香、砂仁、陈皮、半夏、党参、白术、茯苓、甘草。加减：痞满者可加佛手、香橼；气短、汗出者可加炙黄芪；四肢不温者可加桂枝、当归。

2）脾胃虚寒证

治法：温中健脾。

主方：黄芪建中汤（《金匮要略》）合理中汤（《伤寒论》）。

药物：黄芪、芍药、桂枝、生姜、大枣、饴糖、党参、白术、干姜、甘草。加减：便溏者可加炮姜炭、炒薏苡仁；畏寒明显者可加炮附子。

（4）胃阴不足证

治法：养阴益胃。

主方：一贯煎（《续名医类案》）。

药物：北沙参、麦冬、地黄、当归、枸杞子、川楝子。加减：胃痛明显者加芍药、甘草；便秘不畅者可加瓜蒌、火麻仁。

（5）胃络瘀阻证

治法：活血化瘀。

主方：失笑散（《太平惠民和剂局方》）合丹参饮（《时方歌括》）。

药物：五灵脂、蒲黄、丹参、檀香、砂仁。加减：疼痛明显者加延胡索、郁金；气短、乏力者可加黄芪、党参。

对于临床症状复杂、多个证候相兼的患者，用成方组成相应的切合病机的合方治疗可提高治疗的效果，简化处方的程序。如慢性非萎缩性胃炎，其病机表现为脾胃虚弱，肝胃不和，故可用脾胃虚弱证的主方香砂六君子汤与肝胃不和证的主方柴胡疏肝散合方化裁。慢性萎缩性胃炎、慢性胃炎伴胆汁反流等也可据此方法处方。

4. 辨病论治

辨病论治、专病专方是慢性胃炎中医临床实践的重要组成部分，其原理是在认识慢性胃炎基本病机的基础上，拟定方剂，并随证化裁。从临床用方的组成来看，多数为各单一证候用方所组成的合方。

对于无明显临床症状者，可采用辨病论治并结合舌脉、内镜下胃黏膜表现的辨证结果施治，具体病机可参考"病机转化"及"微观辨证"部分。

在幽门螺杆菌阳性的慢性胃炎患者中，如果有明显的临床症状，或伴萎缩、糜烂、肠上皮化生、上皮内瘤变等，或有胃癌家族史者，根除幽门螺杆菌是必要的。关于幽门螺杆菌的根除指针及用药方案，具体可参照相关幽门螺杆菌共识意见。辨证属脾胃湿热证的患者也可配合使用具有清热化湿功效的方剂（如黄连温胆汤、半夏泻心汤）提高疗效。

慢性胃炎伴胃黏膜充血、糜烂时，可加用中药三七粉、白及粉、珍珠粉治疗（随汤药冲服或用温水调成糊状口服，空腹时服用），但建议在辨证的基础上使用。

伴黏膜内出血者，可在处方中加入化瘀止血之品，如三七粉、白及粉。对慢性胃炎伴癌前病变者的治疗，非脾胃虚寒者可在复方中加入白花蛇舌草、半枝莲、半边莲，或配合使用活血化瘀类中药丹参、三七、莪术等。

5. 常用中成药

（1）气滞胃痛颗粒：舒肝理气，和胃止痛。用于肝郁气滞，胸痞胀满，胃脘疼痛。

（2）胃苏颗粒：理气消胀，和胃止痛。用于气滞型胃脘痛，症见胃脘胀痛，窜及两胁，得嗳气或矢气则舒，情绪郁怒则加重，胸闷食少，排便不畅及慢性胃炎见上述证候者。

（3）温胃舒胶囊：温中养胃，行气止痛。用于中焦虚寒所致的胃痛，症见胃脘冷痛、腹胀嗳气、纳差食少、畏寒无力；慢性萎缩性胃炎、浅表性胃炎见上述证候者。

（4）虚寒胃痛颗粒：益气健脾，温胃止痛。用于脾虚胃弱所致的胃痛，症见胃脘隐痛、喜温喜按、遇冷或空腹加重；十二指肠球部溃疡、慢性萎缩性胃炎见上述证候者。

（5）健胃消食口服液：健胃消食。用于脾胃虚弱所致的食积，症见不思饮食，嗳腐吞酸，脘腹胀满；消化不良见上述证候者。

（6）养胃舒胶囊：扶正固体，滋阴养胃，调理中焦，行气消导。用于慢性萎缩性胃炎、慢性胃炎所引起的胃脘灼热胀痛，手足心热，口干、口苦，纳差，消瘦等症。

（7）荜铃胃痛颗粒：行气活血，和胃止痛。用于气滞血瘀引起的胃脘胀痛、刺痛；慢性胃炎见有上述证候者。

（8）摩罗丹（浓缩丸）：和胃降逆，健脾消胀，通络定痛。用于慢性萎缩性胃炎症见胃疼、胀满、痞闷、纳呆、嗳气等症。

（9）胃复春：健脾益气，活血解毒。用于治疗慢性萎缩性胃炎胃癌前期病变、胃癌手术后辅助治疗、慢性非萎缩性胃炎属脾胃虚弱证者。

（10）达立通颗粒：清热解郁，和胃降逆，通利消滞。用于肝胃郁热所致痞满证，症见胃脘胀满、嗳气、纳差、胃中灼热、嘈杂泛酸、脘腹疼痛、口干口苦；动力障碍型功能性消化不良见上述症状者。

（11）金胃泰胶囊：行气活血，和胃止痛。用于肝胃气滞，湿热瘀阻所致的急慢性胃肠炎、胃及十二指肠溃疡等。

（12）胃康胶囊：行气健胃，化瘀止血，制酸止痛。用于气滞血瘀所致的胃脘疼痛、痛处固定、吞酸嘈杂、胃及十二指肠溃疡、慢性胃炎见上述症状者。

（13）三九胃泰颗粒：清热燥湿，行气活血，柔肝止痛。用于湿热内蕴、气滞血瘀所致的胃痛，症见脘腹隐痛、饱胀反酸、恶心呕吐、嘈杂纳减；浅表性胃炎、糜烂性胃炎、萎缩性胃炎见上述证候者。

（14）荆花胃康胶丸：理气散寒，清热化瘀。用于寒热错杂症，气滞血瘀所致的胃脘胀闷疼痛、嗳气、返酸、嘈杂、口苦；十二指肠溃疡见上述证候者。

（15）甘海胃康胶囊：健脾和胃，收敛止痛。用于脾虚气滞所致的胃及十二指肠溃疡、慢性胃炎、反流性食管炎。

（16）东方胃药胶囊：舒肝和胃，理气活血，清热止痛，用于肝胃不和，瘀热阻络所致的胃脘疼痛、嗳气、吞酸、嘈杂、饮食不振、燥烦易怒等，以及胃溃疡、慢性非萎缩性胃炎见上述证候者。

（17）延参健胃胶囊：健脾和胃，平调寒热，除痞止痛。用于治疗本虚标实，寒热错杂之慢性萎缩性胃炎。症见胃脘痞满、疼痛、纳差、嗳气、嘈杂、体倦乏力等。

（18）脾胃康胶囊：舒肝利胆，清利湿热。用于肝胆湿热所致的胁痛、黄疸，以及胆汁反流性胃炎、胆囊炎见上述症状者。

6. 针灸治疗

针灸治疗对慢性胃炎的症状改善有作用，用温针配合艾灸，可有效地缓解慢性胃炎脾胃虚寒证患者的症状，提高生活质量。

针灸治疗常用取穴有足三里、中脘、胃俞、脾俞、内关等。肝胃不和加肝俞、太冲、期门；伴郁热加天枢、丰隆；脾胃虚弱者加脾俞、梁丘、气海；胃阴不足加三阴交、太溪；脾胃虚寒重者，可灸上脘、中脘、下脘、足三里；兼有恶心、呕吐、嗳气者，加上脘、内关、膈俞；痛甚加梁门、内关、公孙；消化不良者加合谷、天枢、关元、三阴交；气滞血瘀证加太冲、血海、合谷；气虚血瘀证加血海、膈俞等；兼有实证者用针刺，虚证明显者用灸法；虚实夹杂，针灸并用。

7. 心理干预

精神刺激是引起慢性胃炎的重要因素，而慢性胃炎患者的焦虑与抑郁量表评分也较正常人高。常见的心理障碍包括丧失治疗信心、恐癌心理及对特殊检查的恐惧等。加强对慢性胃炎患者的心理疏导对缓解慢性胃炎的发病、减轻症状，提高生活质量有一定的帮助。

五、疗效评定

1. 明确主要疗效指标

慢性胃炎的疗效评价包括证候疗效评价、症状评价、内镜下胃黏膜表现评价、病理组织学评价、生活质量评价等。临床研究中应根据主要研究目的的不同，选择主要疗效指标与次要疗效指标。

（1）证候疗效评价

证候疗效评价是体现中医临床疗效评价特色的部分，常用尼莫地平法进行疗效的评估，其是以症状，部分结合舌苔、脉象为基础的评定。尼莫地平法计算方法：疗效指数（％）＝（治疗前积分－治疗后积分）/治疗前积分×100％。①临床痊愈：主要症状、体征消失或基本消失，疗效指数≥95％。②显效：主要症状、体征明显改善；70％≤疗效指数＜95％。③有效：主要症状、体征明显好转，30％≤疗效指数＜70％。④无效：主要症状，体征无明显改善，甚或加重，疗效指数＜30％。

（2）症状评价

症状评价主要是针对慢性胃炎的消化不良症状的评价，如上腹部疼痛、饱胀、早饱、食欲不振等，处理方法多是参照《中药新药临床研究指导原则》，将其分为主要症状与次要症状，从程度和频次两个方面进行分级，并按照权重赋值。但目前对症状的选择、分级标准的制定、权重的赋值均存在较大的主观性，其信度、效度及反应度均得不到验证，需要进一步规范。

（3）临床评定

《慢性胃炎的内镜分型分级标准及治疗的试行意见》曾提出慢性胃炎内镜下黏膜表现的分级，该标准主要用于临床评定。内镜下胃黏膜疗效评价指标可暂时参照该标准制定，但其价值仍有待于进一步认定。

（4）其他评价

对于胃黏膜萎缩、肠上皮化生、上皮内瘤变的评价是病理组织学为主。病理组织学病变包括萎缩、肠上皮化生、上皮内瘤变、炎性反应、活动性等。可参考《中国慢性胃炎共识意见》提供的直观模拟评分法对各病变予以分级赋分，应当区分主要指标和次要指标，并结合病变范围，综合评价。

对于上皮内瘤变的评价，建议在采用黏膜定标活检技术的基础上，进行病理组织学的定性和半定量评价。

（5）生活质量评价

在生活质量方面可采用慢性胃肠疾病患者报告临床结局评价量表（PRO）及SF－36健康调查量表等进行测评。PRO从中医药治疗脾胃病的特点出发，分消化不良、反流、排便、社会、心理、一般状态6个维度对患者进行测评，其信度、效度已得到验证。

（6）焦虑抑郁评价

对于焦虑抑郁状态测评，可以采用医院焦虑与抑郁量表（HAD）、焦虑自评量表（SAS）、抑郁自评量表（SDS）等工具。

2. 不推荐使用复合指标

复合评价是将几个相关指标按照一定的关系，重新组合成新的指标体系；如将临床症状、内镜表现及病理组织两者组合，综合制定治愈、显效、有效及无效的标准，这种组合着似精确，但数据无法回溯，实际执行时容易流于粗糙。临床疗效评价中，推荐对各个临床疗效评价指标单独评价和解释，不推荐使用复合指标。

3. 关注远期疗效

慢性胃炎临床疗效评价应将近期疗效与远期疗效评价相结合。慢性胃炎的病程是一个长期的、慢性、反复的过程，除症状外，萎缩、肠上皮化生、上皮内瘤变等病变应当是观察的重要内容。慢性胃炎的临床疗效评价时间推荐在 3 个月以上，以便于疗效的准确评估。治疗结束后进行长期随访，观察胃癌发生率等终点结局指标及疾病复发情况。

4. 胃黏膜定标活检技术

胃黏膜定标活检技术对于慢性萎缩性胃炎、慢性萎缩性胃炎伴肠上皮化生、上皮内瘤变等评价具有较高的价值。

六、预防调摄

1. 饮食控制

关于饮食行为与慢性胃炎的关系研究显示：进餐无定时、进食过快、暴饮暴食、喜食热烫食、烧烤、口味偏咸、饮酒等为慢性胃炎的危险因素。慢性胃炎患者应尽量避免服用对胃黏膜有刺激或损伤的食物（如辛辣食物、含亚硝酸盐食物等）及药物（如非甾体类抗炎药等）。

2. 心理调摄

慢性胃炎患者应保持心情舒畅，避免不良情绪的刺激，必要时可向心理医师咨询。

3. 生活调摄

慢性胃炎患者应当避免长期过度劳累；在冬春季节尤需注意生活调摄。

4. 随访监测

慢性萎缩性胃炎伴有上皮内瘤变和肠上皮化生者有一定的癌变概率。有研究显示，癌前病变人群 95% 癌变所需时间：萎缩性胃炎为 11.6 年，肠上皮化生为 11.4 年，异型增生为 5.7 年，中重度肠上皮化生伴中重度异型增生为 4.5 年。《中国慢性胃炎共识意见》建议：活检有中—重度萎缩并伴有肠化生的慢性萎缩性胃炎 1 年左右随访 1 次，不伴有肠化生或上皮内瘤变的慢性萎缩性胃炎可酌情行内镜和病理随访，伴有低级别上皮内瘤变并证明此标本并非来于癌旁者，根据内镜和临床情况缩短至每 3 个月左右随访 1 次；而高级别上皮内瘤变需立即确认，证实后行内镜下治疗或手术治疗。

第二节　中国慢性胃炎共识意见（2012）

自 2006 年 9 月在上海召开的全国慢性胃炎研讨会制订了"中国慢性胃炎共识意见"以来，国际上有关慢性胃炎的诊疗又有些新进展，包括慢性胃炎的 OLGA 分级分期系统、欧洲"胃癌癌前状态处理共识意见"、Maastricht IV 共识提出幽门螺杆菌（Hp）与慢性胃炎和胃癌的关系以及根除 Hp 的作用、慢性胃炎内镜和病理诊断手段的进步等均要求我们更新共识意见。为此，由中华医学会消化病学分会主办、上海交通大学医学院附属仁济医院和上海市消化疾病研究所承办的 2012 年全国慢性胃炎诊治共识会议于 2012 年 11 月 9~10 日在上海召开。82 名来自全国各地的消化病学专家对此前由起草小组专家撰写的共识意见草案进行了反复的讨论和修改，并以无记名投票形式通过了"中国慢性胃炎共识意见"（表决选择：①完全同意。②同意，但有一定保留。③同意，但有较大保留。④不同意，但有保留。⑤完全不同意。如 >2/3 的人数选择①，或 >85% 的人数选择① + ②，则作为条款通过）。全文如下。

一、流行病学

1. 由于多数慢性胃炎患者无任何症状，因此难以获得确切的患病率。估计的慢性胃炎患病率大致与当地人群的 Hp 感染率相平行，可能高于或略高于 Hp 感染率。

Hp 现症感染者几乎均存在慢性胃炎（见后述条款），用血清学方法检测（现症感染或既往感染）阳性者绝大多数存在慢性胃炎。除 Hp 感染外，胆汁反流、药物、自身免疫等因素亦可引起慢性胃炎。因此，人群中慢性胃炎的患病率高于或略高于 Hp 感染率。

2. 慢性胃炎特别是慢性萎缩性胃炎的患病率一般随年龄的增加而升高。

慢性胃炎包括慢性萎缩性胃炎的患病率一般随年龄的增加而升高，这主要与 Hp 感染率随年龄增加而升高有关，萎缩、肠化生与"年龄老化"亦有一定关系。这也反映了 Hp 感染产生的免疫反应导致胃黏膜损伤所需的演变过程。慢性胃炎的患病率与性别的关系不明显。

3. 慢性胃炎人群中，慢性萎缩性胃炎的比例在不同国家和地区之间存在较大差异，一般与胃癌的发病率呈正相关。

慢性萎缩性胃炎的发生是 Hp 感染、环境因素和遗传因素共同作用的结果。在不同国家或地区的人群中，慢性萎缩性胃炎的患病率大不相同；此差异不但与各地区 Hp 感染率差异有关，亦与感染的 Hp 毒力基因差异、环境因素不同和遗传背景差异有关。胃癌高发区慢性萎缩性胃炎的患病率高于胃癌低发区。

4. 我国慢性萎缩性胃炎的患病率较高，内镜肉眼观察和病理诊断的符合率有待进一步提高。

2011 年，由中华医学会消化内镜学分会牵头开展了一项横断面调查，包括 10 个城市、30 个中心、共计 8907 例有上消化道症状、经胃镜检查证实的慢性胃炎患者。结果表明，在各型慢性胃炎中，慢性非萎缩性胃炎最为常见（59.3%），其次为慢性非萎缩性或萎缩性胃炎伴糜烂（49.4%），慢性萎缩性胃炎比例高达 23.2%（但多为轻度）。胃窦的 Hp 阳性率为 33.5%，胃体为 23%；胃窦病理检查提示萎缩者占 35.1%，高于内镜提示萎缩的比例（23.2%）；伴肠化生者 32%，上皮内瘤变，与异型增生同义）10.6%。研究表明我国目前慢性萎缩性胃炎的发病率较高，内镜和病理诊断的符合率有待进一步提高。

二、内镜部分

1. 慢性胃炎的内镜诊断系指内镜下肉眼或特殊成像方法所见的黏膜炎性变化，需与病理检查结果结合作出最终判断。

慢性萎缩性胃炎的诊断包括内镜诊断和病理诊断，而内镜下判断的萎缩与病理诊断的符合率较低，确诊应以病理诊断为依据。

2. 内镜下将慢性胃炎分为慢性非萎缩性胃炎（即旧称的慢性非萎缩性胃炎）和慢性萎缩性胃炎两大基本类型。如同时存在平坦或隆起糜烂、出血、粗大黏膜皱襞或胆汁反流等征象，则可诊断为慢性非萎缩性胃炎或慢性萎缩性胃炎伴糜烂、胆汁反流等。

由于多数慢性胃炎的基础病变均为炎症反应（充血渗出）或萎缩，因此，将慢性胃炎分为慢性非萎缩性胃炎和慢性萎缩性胃炎是合理的，亦有利于与病理诊断的统一。

3. 慢性非萎缩性胃炎内镜下可见黏膜红斑、黏膜出血点或斑块、黏膜粗糙伴或不伴水肿、充血渗出等基本表现。其中糜烂性胃炎分为两种类型，即平坦型和隆起型，前者表现为胃黏膜有单个或多个糜烂灶，其大小从针尖样到直径数厘米不等；后者可见单个或多个疣状、膨大皱襞状或丘疹样隆起，直径 5～10mm，顶端可见黏膜缺损或脐样凹陷，中央有糜烂。

4. 慢性萎缩性胃炎内镜下可见黏膜红白相间，以白相为主，皱襞变平甚至消失，部分黏膜血管显露；可伴有黏膜颗粒或结节状等表现。

5. 特殊类型胃炎的内镜诊断必须结合病因和病理。

特殊类型胃炎的分类与病因和病理有关，包括化学性、放射性、淋巴细胞性、肉芽肿性、嗜酸细胞性以及其他感染性疾病所致者等。

6. 根据病变分布，内镜下慢性胃炎可分为胃窦炎、胃体炎、全胃炎胃窦为主或全胃炎胃体为主。

内镜下较难作出慢性胃炎各种病变的轻、中、重度分级，主要是由于现有内镜分类存在人为主观因素或过于繁琐等缺点，合理而实用的分级有待进一步研究和完善。

7. 放大内镜结合染色对内镜下胃炎病理分类有一定帮助。

放大胃镜结合染色能清楚显示胃黏膜的微小结构，对胃炎的诊断和鉴别诊断以及早期发现上皮内瘤变和肠化生具有参考价值。目前亚甲蓝染色结合放大内镜对肠化生和上皮内瘤变仍保持了较高的准确率。苏木素、靛胭脂染色亦显示了对上皮内瘤变的诊断作用。

8. 内镜电子染色技术结合放大内镜对慢性胃炎的诊断和鉴别诊断有一定价值。共聚焦激光显微内镜可实时观察胃黏膜的细微结构，对于慢性胃炎以及肠化生和上皮内瘤变与组织学活检的诊断一致率较高。

电子染色结合放大内镜对于慢性胃炎以及胃癌前病变具有较高的敏感性和特异性，但其具体表现特征和分型尚无完全统一的标准。

共聚焦激光显微内镜等光学活检技术对胃黏膜的观察可达到细胞水平，能实时辨认胃小凹、上皮细胞、杯状细胞等细微结构变化，对慢性胃炎的诊断和组织学变化分级（慢性炎症、活动性、萎缩和肠化生）具有一定的参考价值。同时，光学活检可选择性对可疑部位进行靶向活检，有助于提高活检取材的准确性。

9. 活检应根据病变情况和需要，取 2 块或更多。

内镜医师应向病理医师提供取材部位、内镜所见和简要病史等资料。有条件时，活检可在色素或电子染色放大内镜引导下进行。活检重点部位应位于胃窦、胃角、胃体小弯侧以及可疑病灶处。

三、病理组织学

1. 各种病因所致的胃黏膜炎症称为胃炎。以急性炎性细胞（中性粒细胞）浸润为主时称为急性胃炎，以慢性炎性细胞（单个核细胞，主要是淋巴细胞、浆细胞）浸润为主时称为慢性胃炎。当胃黏膜在慢性炎性细胞浸润的同时见到急性炎性细胞浸润时称为慢性"活动性"胃炎或慢性胃炎伴活动。

胃肠道黏膜是人体免疫系统的主要组成部分，存在着生理性免疫细胞（主要为淋巴细胞、组织细胞、树突细胞、浆细胞），常规镜检时，免疫细胞与慢性炎性细胞在病理组织学上目前难以区分。病理学家建议基于实际工作的可行性，将只有高倍镜下平均每个腺管一个单个核细胞浸润者不作为"病理性"胃黏膜对待（超过此值则可视为病理性）。

2. 为准确判断并达到高度的可重复性，胃黏膜活检标本的基本要求为：活检取材块数和部位由内镜医师根据需要决定；活检组织取出后尽快固定，包埋应注意方向性。

3. 慢性胃炎观察内容包括5项组织学变化和4个分级。5项组织学变化包括Hp感染、慢性炎症（单个核细胞浸润）、活动性（中性粒细胞浸润）、萎缩（固有腺体减少）、肠化生（肠上皮化生）。4级包括：0提示无，＋提示轻度，＋＋提示中度，＋＋＋提示重度。

四、螺杆菌属细菌感染与慢性胃炎

螺杆菌属细菌目前已有近40种，新的细菌还在不断发现中。Hp或海尔曼螺杆菌感染均会引起慢性胃炎。

1. Hp感染是慢性活动性胃炎的主要病因。

Hp感染与慢性活动性胃炎的关系符合Koch提出的确定病原体为疾病病因的4项基本法则；80%~95%的慢性活动性胃炎患者胃黏膜中有Hp感染，5%~20%的Hp阴性率反映了慢性胃炎病因的多样性；Hp相关性胃炎患者Hp的胃内分布与炎症一致；根除Hp可使胃黏膜炎症消退，一般中性粒细胞消退较快，淋巴细胞、浆细胞消退需较长时间；志愿者和动物模型已证实Hp感染可引起慢性胃炎。

在结节状胃炎中，Hp的感染率最高可接近100%。该型胃炎多见于年轻女性，胃黏膜病理组织则以大量淋巴滤泡为主。

2. Hp感染几乎均会引起胃黏膜活动性炎症，长期感染后部分患者可发生胃黏膜萎缩和肠化生；宿主、环境和Hp因素的协同作用决定了Hp感染后相关性胃炎的类型和发展。

Hp感染几乎均会引起胃黏膜活动性炎症；胃黏膜活动性炎症的存在高度提示Hp感染。长期Hp感染所致的炎症、免疫反应可使部分患者发生胃黏膜萎缩和肠化生。Hp相关性慢性胃炎有两种常见类型：全胃炎胃窦为主胃炎和全胃炎胃体为主胃炎。前者胃酸分泌增加，发生十二指肠溃疡的危险性增加；后者胃酸分泌减少，发生胃癌的危险性增加。宿主（如白细胞介素－1B等细胞因子基因多态性、环境（吸烟、高盐饮食等）和Hp因素（毒力基因）的协同作用决定了Hp感染相关性胃炎的类型以及萎缩和肠化生的发生和发展。

3. 根除 Hp 可使部分患者的消化不良症状得到改善。

多数 Hp 相关性胃炎患者无任何症状；有消化不良症状者就其症状而言可归属于广义的功能性消化不良的范畴。因此，根除 Hp 是否可消除慢性胃炎的消化不良症状可基于功能性消化不良的研究结果。荟萃分析表明，根除 Hp 可使部分功能性消化不良患者的症状得到长期改善，是消除或改善消化不良症状治疗方案中最经济有效的策略。研究表明，治疗前胃黏膜炎症和活动性程度高或以上腹部疼痛为主者，根除 Hp 后症状改善更显著。

4. 根除 Hp 可消除 Hp 相关性慢性胃炎活动性，使慢性炎症程度减轻，防止胃黏膜萎缩和肠化生进一步发展；可使部分患者的萎缩得到逆转。

大量研究证实，根除 Hp 可使慢性胃炎胃黏膜组织学发生改变，包括消除活动性，减轻慢性炎症的程度。荟萃分析表明，根除 Hp 可使部分患者的胃黏膜萎缩得到逆转，但肠化生似乎难以逆转。一些因素可影响萎缩、肠化生逆转的判断，如活检部位差异、随访时间的长短、Hp 感染胃黏膜大量炎性细胞浸润造成的萎缩假象等。萎缩发展过程中可能存在一"不可逆转点"，如超过该点就难以逆转。多数研究表明，根除 Hp 可在一定程度上防止胃黏膜萎缩和肠化生的进一步发展。

5. 海尔曼螺杆菌感染亦可引起慢性胃炎。

在慢性胃炎患者中，海尔曼螺杆菌的感染率为 0.15% ~ 0.2%。与 Hp 感染相比，海尔曼螺杆菌感染者胃黏膜炎症程度较轻，根除海尔曼螺杆菌亦可使胃黏膜炎症消退。海尔曼螺杆菌感染亦可引起胃黏膜相关淋巴样组织淋巴瘤。

五、临床表现、诊断与治疗

1. 多数慢性胃炎患者无任何症状，有症状者主要为消化不良，且为非特异性；有无消化不良症状及其严重程度与慢性胃炎的内镜所见和胃黏膜的病理组织学分级无明显相关性。

部分慢性胃炎患者可出现上腹痛、饱胀等消化不良的症状。有消化不良症状的慢性胃炎与功能性消化不良患者在临床表现和精神心理状态上无明显差异。有学者发现功能性消化不良患者中 85% 存在胃炎，且 51% 合并 Hp 感染。该比例在不同地区因 Hp 感染率不同而异。部分慢性胃炎患者可同时存在胃食管反流病和消化道动力障碍，尤其在一些老年患者，其下食管括约肌松弛和胃肠道动力障碍尤为突出。流行病学研究显示，高达 50% ~ 70% 的老年人存在慢性萎缩性胃炎。不同内镜表现和病理组织学结果的患者症状无特异性，且症状的严重程度与内镜所见和病理组织学分级无明显相关性。

2. 慢性胃炎的确诊主要依赖内镜检查和胃黏膜活组织学检查，尤其是后者的诊断价值更大。

鉴于多数慢性胃炎患者无任何症状，即使有症状也缺乏特异性，且缺乏特异性体征，因此根据症状和体征难以作出慢性胃炎的正确诊断。慢性胃炎的确诊主要依赖内镜检查和胃黏膜活组织学检查，尤其是后者的诊断价值更大（详见本文"内镜部分"和"病理组织学"的相关内容）。

3. 慢性胃炎的诊断应力求明确病因，建议常规检测 Hp。

Hp 感染是慢性胃炎的主要病因，建议作为慢性胃炎病因诊断的常规检查。在慢性胃炎中，胃体萎缩者血清胃泌素 G17 水平显著升高，胃蛋白酶原 I 或胃蛋白酶原 I／II 比值降低；在胃窦萎缩者中，前者降低，后者正常；全胃萎缩者则两者均降低。因此，检测血清胃泌素 G17 以及胃蛋白酶原 I 和 II 有助于判断有无胃黏膜萎缩和萎缩部位。萎缩性胃体炎可由 Hp 感染或自身免疫所致，怀疑自身免疫所致者建议检测血清胃泌素、维生素 B_{12} 以及抗壁细胞抗体、抗内因子抗体等。

4. 慢性胃炎治疗目的是缓解症状和改善胃黏膜炎症；治疗应尽可能针对病因，遵循个体化原则。

慢性胃炎的治疗目的是缓解症状和改善胃黏膜组织学。慢性胃炎消化不良症状的处理与功能性消化不良相同。无症状、Hp 阴性的慢性非萎缩性胃炎无须特殊治疗；但对慢性萎缩性胃炎，特别是严重的慢性萎缩性胃炎或伴有上皮内瘤变者应注意预防其恶变。

5. Hp 阳性的慢性胃炎有胃黏膜萎缩、糜烂或消化不良症状者，推荐根除 Hp。

Hp 相关性胃炎是否均需根除 Hp 尚缺乏统一意见。国内 Hp 感染处理共识推荐对有胃黏膜萎缩、糜烂或有消化不良症状者根除 Hp。前已述及，慢性胃炎的主要症状为消化不良，其症状应属于功能性消化不良。根除治疗可使 Hp 阳性的功能性消化不良患者症状得到长期缓解。根除 Hp 可使胃黏膜组织学得到改善，对预防消化性溃疡和胃癌等具有重要意义，对改善或消除消化不良症状亦具有费用—疗效比优势。

6. 有胃黏膜糜烂和（或）以反酸、上腹痛等症状为主者，可根据病情或症状严重程度选用抗酸剂、H_2 受体拮抗剂或质子泵抑制剂（PPI）。

胃酸和胃蛋白酶在胃黏膜糜烂（尤其是平坦糜烂）、反酸和上腹痛等症状的发生中起重要作用，抗酸或抑酸治疗对愈合糜烂和消除上述症状有效。抗酸剂作用短暂。包括奥美拉唑、埃索美拉唑、兰索拉唑、雷贝拉唑和泮托拉唑等在内的 PPI 抑酸作用强而持久，可根据病情或症状严重程度选用。某些患者选择适度抑酸治疗可能更经济，且不良反应较少。

7. 根据患者症状可选用促动力药、消化酶制剂等。以上腹饱胀、恶心或呕吐等为主要症状者可用促动力药,而伴胆汁反流者则可应用促动力药和(或)有结合胆酸作用的胃黏膜保护剂。具有明显进食相关的腹胀、纳差等消化不良症状者,可考虑应用消化酶制剂。

胆汁反流亦是慢性胃炎的病因之一。幽门括约肌功能不全导致胆汁反流入胃,削弱或破坏胃黏膜屏障功能,使胃黏膜遭到消化液作用,产生炎症、糜烂、出血和上皮化生等病变。上腹饱胀或恶心、呕吐的发生可能与胃排空迟缓相关,胃动力异常是慢性胃炎不可忽视的因素。促动力药如莫沙必利、盐酸伊托必利和多潘立酮等均可改善上述症状,并可防止或减少胆汁反流。胃黏膜保护剂如硫糖铝、替普瑞酮、吉法酯、瑞巴派特、依卡倍特等可改善胃黏膜屏障,促进胃黏膜糜烂愈合,但对症状改善作用尚有争议。而有结合胆酸作用的铝碳酸镁制剂可增强胃黏膜屏障并可结合胆酸,从而减轻或消除胆汁反流所致的胃黏膜损伤。

在排除了胃排空迟缓引起的饱胀、胃出口梗阻、胃黏膜屏障减弱或胃酸过多导致的胃黏膜损伤(如合并有消化性溃疡和较重糜烂者)情况下,可针对进食相关的腹胀、纳差等消化不良症状而应用消化酶制剂(如复方阿嗪米特、米曲菌胰酶、各种胰酶制剂等)缓解相应症状。

8. 有明显精神心理因素的慢性胃炎患者可用抗抑郁药或抗焦虑药。

精神心理因素与消化不良症状发生相关,睡眠障碍或有明显精神因素者以及常规治疗无效和疗效差者,可考虑进行精神心理治疗。

9. 中医中药可用于慢性胃炎的治疗。

六、慢性胃炎的转归、慢性萎缩性胃炎的随访与癌变预防

1. 慢性胃炎的转归包括逆转、持续稳定和病变加重状态。慢性萎缩性胃炎多数稳定,但中—重度患者不加任何干预则可能进一步发展。伴有上皮内瘤变者发生胃癌的危险性可有不同程度的增加。

多数慢性非萎缩性胃炎病情较稳定,特别是不伴有 Hp 持续感染者。某些患者随着年龄增加,因衰老而出现萎缩等病理组织学改变,更新的观点认为无论年龄,持续 Hp 感染可能导致慢性萎缩性胃炎。

反复或持续 Hp 感染、不良饮食习惯等均为加重胃黏膜萎缩和肠化生的潜在因素。水土中含过多硝酸盐,微量元素比例失调,吸烟,长期饮酒,缺乏新鲜蔬菜与水果以及所含的必要营养素,经常食用霉变、腌制、熏烤和油炸食物等快餐食物,摄入过多食盐,有胃癌家族史等,均可增加慢性萎缩性胃炎患病风险或加重慢性萎缩性胃炎甚至增加癌变的可能。

慢性萎缩性胃炎常合并肠化生,少数出现上皮内瘤变,经历长期的演变,少数

病例可发展为胃癌。低级别上皮内瘤变大部分可逆转而较少恶变为胃癌。

2. Hp 相关性胃窦炎易发生十二指肠溃疡；多灶萎缩者易发生胃溃疡。

部分 Hp 相关性胃炎（＜20%）可发生消化性溃疡：以胃窦炎症为主者易发生十二指肠溃疡，而多灶萎缩者易发生胃溃疡。部分慢性非萎缩性胃炎可发展为慢性萎缩性胃炎。

3. 慢性萎缩性胃炎尤其是伴有中—重度肠化生或上皮内瘤变者，应定期接受内镜和病理组织学检查随访。

一般认为，中—重度慢性萎缩性胃炎有一定的癌变率。为了既减少胃癌的发生，又方便患者且符合医药经济学要求，活检有中—重度萎缩并伴有肠化生的慢性萎缩性胃炎 1 年左右随访一次，不伴有肠化生或上皮内瘤变的慢性萎缩性胃炎可酌情行内镜和病理随访。伴有低级别上皮内瘤变并证明此标本并非来于癌旁者，根据内镜和临床情况缩短至每 6 个月左右随访一次；而高级别上皮内瘤变需立即确认，证实后行内镜下治疗或手术治疗。

为便于对病灶进行监测、随访，有条件时可考虑开展胃黏膜定标活检（MTB）。该技术采用胃黏膜定标活检钳和定标液对活检部位进行标记定位，同时取材活检，可对可疑病变进行准确定位和长期随访复查。糜烂性胃炎建议的定标部位为病灶处，慢性萎缩性胃炎的定标部位为胃窦小弯、胃窦大弯、胃角、胃体小弯、胃体大弯以及病灶处。

但需指出的是，萎缩病灶本身就呈"灶状分布"，原定标部位变化不等于未定标部位变化。不能简单拘泥于与上次活检部位的一致性而忽视新发病灶的活检。目前认为萎缩或肠化生的范围（见本共识意见的"需进一步研究的问题"中 OLGA 分级分期系统内容）是判断严重程度的重要指标，这是定标不能反映的。

4. 根除 Hp 可能减缓癌变进程和降低胃癌发生率，但最佳的干预时间为胃癌前病变（包括萎缩、肠化生和上皮内瘤变）发生前。

研究发现，Hp 感染有促进慢性萎缩性胃炎发展为胃癌的作用。根除 Hp 可明显减缓癌前病变的进展，并有可能减少胃癌发生的危险。

新近发表的一项根除 Hp 后随访 14.7 年的研究报告称，Hp 根除治疗组（1130例）和安慰剂组（1128 例）的胃癌发生率分别为 3.0% 和 4.6%。根除 Hp 对于轻度慢性萎缩性胃炎的癌变具有较好的预防作用。根除 Hp 有利于癌前病变的病理组织学好转。

某些具有生物活性功能的维生素，如维生素 C 以及微量元素硒可能降低胃癌发生的危险性。对于部分体内低叶酸水平者，适量补充叶酸可改善慢性萎缩性胃炎组织病理状态而减少胃癌的发生。

七、需进一步研究的问题

1. Hp 毒力基因在其感染后不同临床结局中的作用尚需进一步研究和综合分析。

Hp 感染有不同临床结局，如慢性非萎缩性胃炎、慢性萎缩性胃炎、消化性溃疡、胃癌等。一般认为，其感染结局的多样性是 Hp、宿主和环境等因素综合作用的结果。Hp 因素主要指其携带的毒力或毒力相关基因，如 cagA、vacA、cagA 致病岛基因、iceA、babA2 等，但感染携带这些基因的 Hp 与其临床结局的相关性尚存争议，有待进一步研究澄清。

2. Hp 感染在淋巴细胞性胃炎、Menetrier 病、自身免疫性胃炎或 Russell 小体胃炎发病中可能起的作用。

（1）淋巴细胞性胃炎：是一种特殊类型的慢性胃炎，较少见，病因尚不清楚。其病理特征为胃黏膜上皮内有显著的淋巴细胞浸润。一项较大样本（51 例）的多中心研究表明，多数（95.8%）Hp 阳性的淋巴细胞性胃炎患者根除 Hp 后，胃炎得到显著改善，而服用奥美拉唑或安慰剂仅 53.8% 的患者得到改善，未改善者在根除 Hp 后均得到改善。提示根除治疗对部分 Hp 阳性的淋巴细胞性胃炎患者有效。

（2）Menetrier 病：以胃体底巨大黏膜皱襞和低蛋白血症为特征，其病因尚不清楚。已有若干 Hp 阳性的 Menetrier 病根除 Hp 后得到缓解或痊愈的报道，目前已将检测和根除 Hp 作为 Menetrier 病处理的策略之一。

（3）自身免疫性胃炎：是发生在自身免疫基础上以胃体黏膜炎症和萎缩为病理特征的胃炎。在遗传易感个体，Hp 感染可激活胃 $CD4^+Th1$ 型淋巴细胞，后者可交叉识别蛋白和壁细胞氢—钾 ATP 酶共享的表位，即通过分子模拟机制，参与胃自身免疫。Hp 在自身免疫性胃炎的早期阶段起作用；发生萎缩前，根除 Hp 可望在一定程度上治愈自身免疫性胃炎。

（4）Russell 小体胃炎：是一种以胃黏膜中胞质富含 Russell 小体（PAS 染色阳性）的浆细胞浸润为特征的罕见胃炎。该型胃炎可并发胃溃疡，组织学上需与印戒细胞癌和 MALT 淋巴瘤鉴别。根除 Hp 可使多数 Russell 小体胃炎好转。

3. 环氧合酶（COX）- 2 抑制剂与胃癌的预防问题需继续研究。

虽然某些报告认为 COX - 2 抑制剂有一定降低胃癌发生的作用，但鉴于存在诱发心血管事件发生的可能，不主张在一般人群中应用。

4. 关于国际上部分专家提出的有关慢性胃炎的 OLGA 分级分期系统，是否适合我国应用尚待研究。

2005 年，国际萎缩研究小组提出了不同于新悉尼胃炎系统的胃黏膜炎症和萎缩程度的分期标准（表 12 - 1），此后国际工作小组将其总结成为 OLGA 分级分期系统。该系统不同于新悉尼胃炎系统，旨在将慢性胃炎的病理组织学、临床表现和癌变危险联系起来分析。但其是否适合于目前我国的临床工作，尚待研究。

表 12 - 1　胃黏膜萎缩程度分期

组别		胃体			
		无萎缩	轻度萎缩	中度萎缩	重度萎缩
		（0分）	（1分）	（2分）	（3分）
胃窦	无萎缩（0分）	0 期	Ⅰ 期	Ⅱ 期	Ⅱ 期
	轻度萎缩（1分）	Ⅰ 期	Ⅱ 期	Ⅱ 期	Ⅲ 期
	中度萎缩（2分）	Ⅱ 期	Ⅱ 期	Ⅲ 期	Ⅳ 期
	重度萎缩（3分）	Ⅲ 期	Ⅲ 期	Ⅳ 期	Ⅳ 期

第三节　胃痛中医诊疗专家共识意见（2016）

胃痛是由于脾胃受损、气血失调所引起的胃脘部疼痛，又称胃脘痛。胃痛往往兼见胃脘部痞闷、胀满、嗳气、反酸、纳呆、胁痛、腹胀等症状，电子胃镜检查或上消化道钡餐造影多呈阳性，甚至可见吐血、黑便、呕吐、卒腹痛等症。

西医学中急/慢性胃炎、消化性溃疡、胃癌和功能性消化不良等疾病见有胃脘部位疼痛者，可参照本共识意见进行辨证论治。

一、诊断与鉴别诊断

1. 诊断要点

①胃脘部疼痛，常伴有纳呆食少、痞闷、胀满、恶心呕吐、嗳气、反酸、嘈杂等。②发病常与感受外邪、饮食不节、情志不遂、劳倦过度、素体虚弱等因素有关。③发病或急或缓，常有反复发作的病史。

2. 鉴别诊断

（1）痞满

与胃痛部位同在心下，但痞满是指心下痞塞，胸膈满闷，触之无形，按之不痛的病证；胃痛以痛为主，痞满以满为患，且病及胸膈。

（2）真心痛

心居胸中，其痛常及心下而出现类似胃痛的表现。典型的真心痛为当胸而痛，其痛多为刺痛、剧痛，且痛引肩背，常伴有气短、汗出等，病情较急，正如《灵枢·厥病》所云："真心痛，手足青至节，心痛甚，旦发夕死。"中老年人既往无胃痛病史而突发胃脘部疼痛者，当注意真心痛的发生。

（3）胁痛

胁痛以两胁疼痛为主症，肝气犯胃引起的胃痛有时也可出现胃痛连及两胁，但仍然以胃脘部疼痛为主症，两者具有明显的区别。

（4）腹痛

腹痛是指胃脘部以下、耻骨毛际以上整个部位疼痛为主，胃痛是以上腹胃脘部近心窝处疼痛为主，两者仅就疼痛部位来说是有区别的。但胃处腹中，与肠相连，因而在个别特殊病证中胃痛可以影响及腹，而腹痛亦可牵连于胃，这就要从其疼痛的主要部位和如何起病来加以辨别。

二、病因病机

胃痛的病位在胃，与肝、脾密切相关。疾病早期多为外邪、饮食、情志所伤，以实证为主；后期常见脾虚等正气虚弱，病变由实转虚，如寒邪日久损伤脾阳；或因虚致实，如脾胃虚弱，运化失司，水湿内停，湿郁化热，最终导致虚实错杂之证。病因为感受外邪，饮食不节，情志不畅，劳倦过度和素体虚弱。病机关键为胃气失和，气机不利，不通则痛；胃失濡养或胃失温养，不荣则痛。

三、辨证论治

1. 辨证要点

（1）辨寒热

本病由于外受寒凉或过食生冷而发病或加重，胃中绞痛，得温痛减，口淡不渴或渴不欲饮者属寒；胃中灼热，痛势急迫，得冷饮而痛减，口干渴或口苦者属热。

（2）辨虚实

凡属暴痛，痛势剧烈，病而拒按，食后痛甚或痛而不移，病无休止，壮年新病，补而痛剧者属实；若疼痛日久或反复发作，痛势绵绵，痛而喜按，得食痛减，或劳倦加重、休息后减轻，年高久病，攻而痛甚者为虚。

（3）辨气血

从疼痛性质上，若以胀痛为主，伴嗳气者属气滞；痛如针刺或刀割或伴吐血、黑便者属血瘀。从疼痛部位而言，若痛无定处，攻冲作痛者为气滞；痛处固定或扪之有积块者为血瘀。从病程而论，初病多在气，久病多在血。

（4）辨脏腑

病变在胃者，多属胃病初发，常因外感、伤食引起，症见胃脘胀痛，闷痛，嗳气，痛无休止，大便不爽，脉滑等。在肝胃者，多属反复发作，每与情志不遂有关，症见胃脘胀痛连及胸胁，窜走不定，太息为快，脉弦等。在脾胃者，多属久病，症见胃中隐痛，饥时为甚、进食可缓，劳倦则重、休息则轻，面色萎黄，疲乏无力，大便溏薄，脉缓等。

2. 治疗原则

胃痛的基本治则为理气和胃止痛，常用治法有散寒止痛、消食和胃、疏肝理气、清胃泻热、活血化瘀、清热化湿、养阴和胃、温阳止痛、健脾和胃等。在审因论治时，适当配合辛香理气之品往往能加强止痛功效，但服用此类药物应中病即止，不可太过，以免伤津耗气。

3. 分证论治

（1）胃气壅滞证

主症：胃脘胀痛，食后加重，嗳气。

兼症：纳呆食少，嗳腐，或有明显伤食病史，或有感受外邪病史并伴有风寒、风热、暑湿等相应表证。

舌脉：舌质淡红，苔白厚腻或薄白、薄黄，脉滑，或兼浮、浮数、濡。

治法：理气和胃止痛。

方药：香苏散（《太平惠民和剂局方》）加减。紫苏梗、紫苏子各6～10g，醋香附6～10g，陈皮6～10g，清半夏6～10g，茯苓6～15g，川楝子6～10g，延胡索6～10g，焦三仙各6～10g，炒莱菔子6～10g，炒鸡内金6～10g，连翘6～10g。

（2）胃中蕴热证

主症：胃脘灼热，得凉则减，遇热则重。

兼症：反酸，口干喜冷饮，或口臭不爽，口舌生疮，大便秘结。

舌脉：舌质红，苔黄少津，脉滑数。

治法：清胃泻热，和中止痛。

方药：泻心汤（《金匮要略》）合金铃子散（《素问病机气宜保命集》）加减。黄连6～10g，黄芩6～15g，大黄6～10g，乌贼骨6～15g，浙贝母6～15g，煅瓦楞子6～15g，蒲公英6～15g，陈皮6～10g，茯苓6～15g，清半夏6～10g，川楝子6～10g，延胡索6～10g，焦三仙各6～10g。

（3）肝胃气滞证

主症：胃脘胀痛，连及两胁，攻撑走窜，每因情志不遂加重。

兼症：喜太息，不思饮食，精神抑郁，夜寐不安。

舌脉：舌质淡红，苔薄白，脉弦。

治法：疏肝和胃，理气止痛。

方药：柴胡疏肝散（《景岳全书》）加减。北柴胡6～10g，赤芍、白芍各6～10g，川芎6～10g，香附6～10g，陈皮6～10g，枳壳6～10g，旋覆花6～10g（包煎），郁金 6~10g，川楝子 6~10g，延胡索 6~10g，炙甘草 3~6g。

（4）肝胃郁热证

主症：胃脘灼痛，痛势急迫。

兼症：嘈杂反酸，口干口苦，渴喜凉饮，烦躁易怒。

舌脉：舌质红，苔黄，脉弦数。

治法：清肝泻热，和胃止痛。

方药：化肝煎（《景岳全书》）合左金丸（《丹溪心法》）加减。牡丹皮 6~10g，栀子 6~10g，黄连 6~10g，吴茱萸 3~6g，陈皮 6~10g，法半夏 6~10g，茯苓 6~15g，川楝子 6~10g，延胡索 6~10g，枳实 6~10g，瓜蒌 6~15g，煅瓦楞子 6~15g（先煎），浙贝母 6~15g，蒲公英 6~15g，龙胆 6~10g，炙甘草 3~6g。

（5）胃络瘀阻证

主症：胃脘疼痛，状如针刺或刀割，痛有定处而拒按。

兼症：病程日久，胃痛反复发作而不愈；呕血、便血之后，面色晦暗无华，唇暗；女子月经衍期，色暗。

舌脉：舌质暗有瘀点瘀斑，苔薄白，脉涩。

治法：理气活血，化瘀止痛。

方药：失笑散（《太平惠民和剂局方》）合丹参饮（《时方歌括》）加减。丹参 6~15g，檀香 3~6g（后下），砂仁 3~6g（后下），蒲黄 6~10g，五灵脂 6~10g，三七粉 3~6g（冲服），川楝子 6~10g，延胡索 6~10g，陈皮 6~10g，法半夏 6~10g，茯苓 6~15g，炙甘草 3~6g。

（6）脾胃虚寒证

主症：胃脘隐痛，遇寒或饥时痛剧，得温熨或进食则缓，喜暖喜按。

兼症：面色不华，神疲肢怠，四末不温，食少便溏，或泛吐清水。

舌脉：舌质淡胖，边有齿痕，苔薄白，脉沉细。

治法：温中健脾。

方药：黄芪建中汤（《金匮要略》）加减。黄芪 6~15g，桂枝 6~10g，白芍 6~15g，干姜 6~10g，吴茱萸 3~6g，煅瓦楞子 6~15g（先煎），陈皮 6~10g，法半夏 6~10g，茯苓 6~10g，延胡索 6~10g，炙甘草 3~6g。

（7）胃阴不足证

主症：胃脘隐痛或隐隐灼痛。

兼症：嘈杂似饥，饥不欲食，口干不欲饮，咽干唇燥，大便干结。

舌脉：舌体瘦，质嫩红，少苔或无苔，脉细而数。

治法：养阴益胃。

方药：益胃汤（《温病条辨》）合芍药甘草汤（《伤寒论》）加减。北沙参 6～15g，生地黄 6～15g，麦冬 6～10g，当归 6～10g，白芍 6～15g，石斛 6～10g，延胡索 6～10g，香橼皮 6～10g，炙甘草 3～6g。

四、中成药

1. 理气和胃止痛类

胃苏颗粒：每次 5g，每日 3 次；气滞胃痛颗粒：每次 5g，每日 3 次；舒肝和胃丸：每次 6g，每日 3 次；沉香舒气丸：每次 6g，每日 2～3 次。

2. 理气活血、化瘀止痛类

荜铃胃痛颗粒：每次 5g，每日 3 次；复方田七胃痛胶囊：每次 2g，每日 3 次；延胡索止痛片：每次 1～1.5g，每日 3 次。

3. 清胃泻热、消导和中类

枫蓼肠胃康颗粒：每次 6～9g，每日 2 次；三九胃泰颗粒：每次 20g，每日 2 次；枳实导滞丸：每次 6～9g，每日 2 次。

4. 温中散寒、健脾和胃类

温胃舒胶囊：每次 3g，每日 2 次；虚寒胃痛颗粒：每次 3g，每日 3 次；理中丸：每次 9g，每日 2 次；香砂养胃丸：每次 9g，每日 2 次。

5. 养阴益胃、缓急止痛类

阴虚胃痛颗粒：每次 5g，每日 2 次；养胃舒胶囊：每次 10～20g，每日 2 次。

五、其他治法

1. 针刺治疗

针刺具有健脾养胃、化瘀止痛的功效。辨证取穴主穴以足阳明、手厥阴经穴及相应募穴为主，取穴：足三里、内关、中脘；随证配穴：寒邪犯胃者加胃俞，饮食停滞者加下脘、梁门，肝气犯胃者加太冲，气滞血瘀者加膈俞，脾胃虚寒者加气海、关元、脾俞、胃俞，胃阴不足者加三阴交、内庭。

2. 艾灸治疗

艾灸具有温通经络、调和气血、直达病所的功效。取穴：内关、中脘、足三里、胃俞。采用艾条灸，每日 1 次，每次 20～30 分钟，以皮肤潮红为度，可与针刺治疗配合使用。本法适用于反复发作的上腹胀满、怕冷、嗳气等脾胃虚寒型、气滞型胃痛。

3. 烫熨疗法

烫熨疗法具有祛风除湿、散寒止痛、活血化瘀、解痉消肿的功效。临床可选用肉桂、干姜、桂枝、香附、川芎、木香、荆芥等药物风干打碎，装入布袋内扎紧，药袋清水浸泡 10 分钟后沥干，放入微波炉将药包加热后隔毛巾敷在胃脘部。烫熨治疗时间 30 分钟左右。本法适用于脾胃虚寒、气虚、寒湿、血瘀型胃痛。

4. 穴位敷贴治疗

穴位敷贴具有畅通经络气血、调和阴阳功效。选用当归、乳香、没药、吴茱萸等药物研成粉末，用酒和蜂蜜拌匀，制成 1.5～2cm 的圆形药丸，贴敷于所取穴位。取穴：胃俞、上脘、中脘、至阳、足三里等。本法适用于寒凝、气滞、血瘀和脾胃虚寒型胃痛。

六、调摄及预防

实证胃痛的发生与感受外邪特别是外感寒邪、饮食不节、情绪过激以及烟酒过度关系密切，因此应注意气候变化，注意增加衣物，半流质饮食，宜清淡、易消化、不凉不热且不宜过饱，保持情绪稳定和乐观。虚证胃脘痛的发生与素体虚弱的关系密切，因此宜劳逸结合，避免过劳过逸。若胃痛剧烈难忍，胃脘部拒按，或伴寒战高热，大汗出或汗出如油，面色苍白，四肢发冷，应嘱患者保持镇静、卧床休息，并及时就医。胃痛而吐血、便血者，应按血证及时处理。

第四节　胃脘痛中医诊疗专家共识意见（2017）

胃脘痛是中医内科最常见的病证之一，临床中多种上消化道疾病均可见胃脘痛症状，如消化性溃疡、慢性胃炎、功能性消化不良等。1983 年 9 月，中华全国中医学会内科学会召开全国脾胃病专题学术讨论会，制定了《胃脘痛诊断、疗效评定标准（草案）》。1993 年中华人民共和国卫生部颁发中药新药治疗胃脘痛的临床研究指导原则，1994 年、2012 年国家中医药管理局制定的《中医病证诊断疗效标准》均包含了胃脘痛的诊断依据、证候分类、疗效评价标准。2011 年中华中医药学会脾胃病分会发布了行业标准《胃脘痛诊疗指南》。但以上发布的标准及指南均未能把胃脘痛的疾病特点、诊治及临床评价全部涵括，或存在共识不足等问题。随着医药科学的不断发展以及对现代疾病研究的不断深入，病证分型及选方有了改变，因此有必要在延续相关标准的基础上进一步更新，以满足临床和科研的需要。

中华中医药学会脾胃病分会于 2014 年 8 月在合肥牵头成立了胃脘痛中医诊疗专家共识意见起草小组。小组成员依据循证医学的原理，广泛搜集循证资料，并先后组织国内脾胃病专家就胃脘痛的证候分类、辨证治疗、诊治流程、疗效标准等一系列关键问题进行总结讨论，形成本共识意见初稿，之后按照国际通行的德尔菲法进行了 3 轮投票。2015 年 9 月在重庆进行了第一次投票，根据专家意见对本共识意见进行了修改。2015 年 12 月在北京进行了第二次投票。2016 年 6 月中华中医药学会脾胃病分会在厦门召开核心专家审稿会，来自全国各地的 20 余名脾胃病学知名专家对本共识意见（草案）进行了第三次投票，并进行了充分的讨论和修改。2016 年 7 月在哈尔滨第 28 届全国脾胃病学术会议上专家再次进行了讨论、修改和审定，并于 2016 年 9 月在北京召开了本共识的最后专家定稿会议完成了本共识意见的制定。会上表决选择：①完全同意。②同意，但有一定保留。③同意，但有较大保留。④不同意，但有保留。⑤完全不同意。如果 >2/3 的人数选择①，或 >85% 的人数选择①和②，则作为条款通过。现将全文公布如下，供国内外同道参考，并冀在应用中不断完善。

一、概述

1. 胃脘痛是指以胃脘近心窝处疼痛为主症的病证

胃脘痛是临床常见病证，也是一个主要症状，常伴有上腹胀、纳呆、恶心、呕吐、嘈杂、反酸、嗳气等症状。

2. 胃脘痛论述始见于《黄帝内经》，尚有"当心而痛""心痛"等病名

《素问·六元正纪大论》曰："木郁之发，民病胃脘当心而痛，上支两胁，膈咽不通，食饮不下。"《素问·至真要大论》曰："厥阴司天，风淫所胜，民病胃脘当心而痛。"《黄帝内经》对胃脘痛病因病机的论述，为后世医家研究和治疗胃脘痛奠定了基础。汉代张仲景创大建中汤、附子粳米汤、芍药甘草汤、吴茱萸汤、小建中汤和黄芪建中汤等方，为后世治疗胃脘痛的常用方。唐代孙思邈的《备急千金要方·心腹痛》有九种心痛之说。宋代严用和的《济生方》进一步指出九种心痛。金元时期李杲在《兰室秘藏》卷二立"胃脘痛"一门，将胃脘痛与心痛相鉴别，拟草豆蔻丸、神圣复气汤、麻黄豆蔻丸三方。朱丹溪《丹溪心法》"脾病者，食则呕吐，腹胀喜噫，胃脘痛，心下急"，明确指出心痛实指胃脘痛，其病以中焦脾胃病变为主。

3. 胃脘痛多见于现代医学的上消化道疾病

引起胃脘痛的常见疾病有急（慢）性胃炎、消化性溃疡、功能性消化不良、胃下垂、胃黏膜脱垂等。因胃癌、肝炎、胆囊炎、胰腺炎、肺炎、心肌梗死等疾病引起的上腹部疼痛不在本病证范围，但可参照本共识意见进行辅助治疗。

二、病因病机

1. 外邪犯胃、饮食伤胃、情志失调和劳逸所伤，或因药物损伤，或素体脾虚是胃脘痛的主要病因

外感寒、热、湿等邪，客于胃，致胃脘气机阻滞。饮食不节，导致食物停积不

化，损伤脾胃，胃气壅滞。忧思恼怒，则肝失疏泄，横逆犯胃，胃失和降，甚则气机郁滞而致气滞血瘀。脾胃虚弱，运化失职，气机不畅或中焦阳气虚弱，既易感寒受凉而见脾胃虚寒，又易积食停滞，郁而化热，致胃阴亏损。

2. "不通则痛"和"不荣则痛"是胃脘痛的基本病机

胃为阳土，喜润恶燥，为五脏六腑之大源，主受纳、腐熟水谷，其气以和降为顺，不宜郁滞。寒邪、饮食伤胃等皆可引起中焦气机阻滞，胃失和降而发生胃脘痛，则为"不通则痛"。或禀赋不足，加之后天失养，脾气虚弱；或脾阳不足，寒自内生；或胃燥太过，胃失濡养，则为"不荣则痛"。

3. 病位在胃，与肝、脾的关系最为密切

肝气横逆，木旺乘土，或中土壅滞，木郁不达；或肝火亢炽，迫灼胃阴；或肝血瘀阻，胃失滋荣，故胃病多关乎肝。脾与胃同居中焦，互为表里，共主升降，故脾病多涉于胃，胃病亦可及于脾。如劳倦内伤，饥饱无常者，每多脾胃同病。

4. 胃脘痛重者可见便血、呕血，甚则血脱；胃脘痛病久者入络致瘀血

胃脘痛初病多为实证，久病多为虚实夹杂或虚证，其中虚证多为脾胃虚弱，实证多为气滞、食积、血瘀，虚实夹杂多见脾胃虚弱夹湿、夹瘀等。胃脘痛的病理变化复杂，病机可以演变，产生变证。胃热炽盛，迫血妄行，或瘀血阻滞，血不循经，或脾气虚弱，不能统血，皆可致便血、呕血。大量出血可致气随血脱，危及生命。若脾胃运化失职，湿浊内生，郁而化热，火热内结，可导致胃脘痛剧烈、拒按；或日久成瘀，气机壅塞，胃失和降，胃气上逆，致呕吐反胃。若胃脘痛日久，由气分深入血分，久痛入络致瘀，瘀结胃脘，可形成癥积。

三、辨证分型

1. 寒邪客胃证

主症：胃痛暴作；遇冷痛重。

次症：畏寒；喜暖。

舌脉：舌淡苔白；脉弦紧。

2. 饮食伤胃证

主症：胃胀痛拒按；嗳腐酸臭。

次症：恶心欲吐；不思饮食；恶闻食嗅；大便或矢气酸臭。

舌脉：舌苔厚腻；脉弦滑。

3. 肝胃不和证

主症：胃脘胀满或疼痛；两胁胀满。

次症：每因情志不畅而发作或加重；心烦；嗳气频作；善叹息。

舌脉：舌淡红，苔薄白；脉弦。

4. 脾胃湿热证

主症：脘腹痞满或疼痛；口干或口苦。

次症：口干不欲饮；纳呆；恶心或呕吐；小便短黄。

舌脉：舌红，苔黄厚腻；脉滑。

5. 寒热错杂证

主症：胃脘胀满疼痛，遇冷加重；口干或口苦。

次症：纳呆；嘈杂；恶心或呕吐；肠鸣；便溏。

舌脉：舌淡，苔黄；脉弦细滑。

6. 瘀血阻胃证

主症：胃脘刺痛，痛处不移。

次症：胃痛入夜加重；面色黧黑。

舌脉：舌质紫暗，舌体瘀斑；脉弦涩。

7. 胃阴亏虚证

主症：胃脘痛隐隐；饥而不欲食。

次症：口干渴；消瘦；五心烦热。

舌脉：舌红少津或舌裂纹无苔；脉细。

8. 脾胃虚寒证

主症：胃脘隐痛，喜温喜按；得食痛减。

次症：四肢倦怠；畏寒肢冷；口淡流涎；便溏；纳少。

舌脉：舌淡或舌边齿痕，舌苔薄白；脉虚弱或迟缓。

证候诊断：主症必备，加次症2项，参考舌脉，即可诊断。

四、临床治疗

1. 胃脘痛以缓解症状，恢复脾胃功能，防止疾病进展为治疗目标。

胃脘痛可见于多种消化系统疾病，包括功能性和器质性疾病。功能性疾病以缓解症状、改善患者生活质量为目标；器质性疾病如消化性溃疡、慢性胃炎等，以缓解症状、防止疾病进展及复发为治疗目标。

2. 胃脘痛以"通"为治疗原则，以"和胃止痛"为基本治法。

胃脘痛发病病机为"不通则痛"，治疗上多用"通"法，使脾胃纳运升降复常，气血调畅，其痛自止。如寒凝者当散寒行气；食积者当消积导滞；气滞者当疏肝理气；血瘀者当活血化瘀；久病入络者当辛润通络。胃脘痛多兼气滞，常配伍辛香理气之品，以和胃止痛为基本治法。

3. 辨证施治

（1）寒邪客胃证

治法：温胃散寒，理气止痛。

主方：良附丸（《良方集腋》）合香苏散（《太平惠民和剂局方》）。

药物：高良姜、香附、紫苏、陈皮、炙甘草。加减：恶寒、头痛者，加丁香、川芎；胃纳呆滞者，加神曲、鸡内金。

（2）饮食伤胃证

治法：消食导滞，和胃止痛。

主方：保和丸（《丹溪心法》）或枳实导滞丸（《内外伤辨惑论》）。

药物：山楂、神曲、半夏、茯苓、陈皮、莱菔子、麦芽、枳实、大黄、黄芩、黄连、白术、泽泻。加减：脘腹胀甚者，加砂仁、槟榔；便闭者，加芒硝；胸满痞闷者，加紫苏叶、荆芥穗。

（3）肝胃不和证

治法：理气解郁，和胃止痛。

主方：柴胡疏肝散（《医学统旨》）。

药物：陈皮、柴胡、川芎、香附、枳壳、芍药、甘草。加减：嗳气频频者，加沉香、旋覆花；反酸者，加海螵蛸、煅瓦楞子；脘胁胀满、便溏者，加党参、炒白术。

（4）脾胃湿热证

治法：清热化湿，理气和胃。

主方：连朴饮（《霍乱论》）。

药物：制厚朴、黄连、石菖蒲、制半夏、香豉、焦栀子、芦根。加减：恶心呕吐者，加竹茹、陈皮；纳呆食少者，加神曲、谷芽、麦芽；肢体困倦、舌苔白腻者，加薏苡仁、佩兰。

（5）寒热错杂证

治法：辛开苦降，和胃开痞。

主方：半夏泻心汤（《伤寒论》）。

药物：半夏、黄芩、干姜、人参、炙甘草、黄连、大枣。加减：湿重、口黏较甚者，加薏苡仁、佩兰；脘胁胀满者，加佛手、香橼。

（6）瘀血阻胃证

治法：活血化瘀，理气和胃。

主方：丹参饮（《时方歌括》）合失笑散（《太平惠民和剂局方》）。

药物：丹参、蒲黄、五灵脂、檀香、三七、砂仁。加减：胃脘痛甚者，加延胡索、郁金；四肢不温、舌淡脉弱者，加黄芪、桂枝；口干咽燥、舌光无苔者，加生地黄、麦冬。

（7）胃阴亏虚证

治法：养阴生津，益胃止痛。

主方：益胃汤（《温病条辨》）合芍药甘草汤（《伤寒论》）。

药物：沙参、麦冬、生地黄、玉竹、白芍、甘草。加减：嘈杂者，加黄连、吴茱萸；胃脘胀痛较剧者，加厚朴、玫瑰花；大便干燥难解者，加火麻仁、瓜蒌仁。

（8）脾胃虚寒证

治法：益气健脾，温胃止痛。

方药：黄芪建中汤（《金匮要略》）。

药物：黄芪、桂枝、白芍、甘草、饴糖、大枣、生姜。加减：泛吐痰涎者，加白术、姜半夏；反酸者，加海螵蛸、煅瓦楞子；形寒肢冷、腰膝酸软者，加附子、蜀椒。

4. 中成药运用

（1）气滞胃痛颗粒：舒肝理气，和胃止痛。用于肝郁气滞，胸痞胀满，胃脘疼痛。

（2）达立通颗粒：清热解郁，和胃降逆，通利消滞。用于肝胃郁热所致痞满证，症见胃脘胀满、嗳气、纳差、胃中灼热、嘈杂泛酸、脘腹疼痛及动力障碍型功能性消化不良见上述症状者。

（3）胃苏颗粒：理气消胀，和胃止痛。用于气滞型胃脘痛，症见胃脘胀痛，窜及两胁，得嗳气或矢气则舒，情绪郁怒则加重，胸闷食少，排便不畅及慢性胃炎见上述证候者。

（4）摩罗丹：和胃降逆，健脾消胀，通络定痛。用于慢性萎缩性胃炎，症见胃痛、胀满、痞闷、纳呆、嗳气等。

（5）复方田七胃痛胶囊：制酸止痛，理气化瘀，温中健脾，收敛止血。用于胃酸过多，胃脘痛，胃溃疡，十二指肠球部溃疡及慢性胃炎。

（6）东方胃药胶囊：舒肝和胃，理气活血，清热止痛。用于肝胃不和，瘀热阻络所致的胃脘疼痛、嗳气、吞酸、嘈杂、饮食不振、燥烦易怒等，以及胃溃疡、慢性非萎缩性胃炎见上述证候者。

（7）金胃泰胶囊：行气活血，和胃止痛。用于肝胃气滞，湿热瘀阻所致的急慢性胃肠炎，胃及十二指肠溃疡等。

（8）荆花胃康胶丸：理气散寒，清热化瘀。用于寒热错杂症，气滞血瘀所致的胃脘胀闷疼痛、嗳气、返酸、嘈杂、口苦；十二指肠溃疡见上述证候者。

（9）延参健胃胶囊：健脾和胃，平调寒热，除痞止痛。用于本虚标实，寒热错杂之慢性萎缩性胃炎。症见胃脘痞满，疼痛，纳差，嗳气，嘈杂，体倦乏力等。

（10）三九胃泰颗粒：清热燥湿，行气活血，柔肝止痛。用于湿热内蕴、气滞血瘀所致的胃痛，症见脘腹隐痛、饱胀反酸、恶心呕吐、嘈杂纳减；浅表性胃炎、糜烂性胃炎、萎缩性胃炎见上述证候者。

（11）胃复春片：健脾益气，活血解毒。用于慢性萎缩性胃炎胃癌前病变及胃癌手术后辅助治疗、慢性非萎缩性胃炎属脾胃虚弱证。

（12）荜铃胃痛颗粒：行气活血，和胃止痛。用于气滞血瘀所致的胃脘痛；慢性胃炎见有上述症状者。

（13）胃康胶囊：行气健胃，化瘀止血，制酸止痛。用于气滞血瘀所致的胃脘疼痛、痛处固定、吞酸嘈杂、胃及十二指肠溃疡、慢性胃炎见上述症状者。

（14）香砂平胃颗粒：健脾燥湿。用于胃脘胀痛。

（15）补中益气颗粒（丸）：补中益气，升阳举陷。用于脾胃虚弱、中气下陷，症见体倦乏力，食少腹胀，久泻。

（16）甘海胃康胶囊：健脾和胃，收敛止痛。用于脾虚气滞所致的胃及十二指肠溃疡，慢性胃炎，反流性食管炎。

（17）安胃疡胶囊：补中益气，解毒生肌。用于胃、十二指肠球部溃疡及溃疡愈合后的维持治疗，对虚寒型和气滞型患者有较好的疗效。

（18）附子理中丸：温中健脾。用于脾胃虚寒，脘腹冷痛，呕吐泄泻，手足不温。

（19）温胃舒胶囊：温中养胃，行气止痛。用于中焦虚寒所致的胃痛，症见胃脘冷痛、腹胀嗳气、纳差食少、畏寒无力；慢性萎缩性胃炎、浅表性胃炎见上述证候者。

（20）虚寒胃痛颗粒：益气健脾，温胃止痛。用于脾胃虚弱所致的胃痛，症见胃脘隐痛、喜温喜按、遇冷或空腹加重；十二指肠球部溃疡、慢性萎缩性胃炎见上述证候者。

（21）小建中胶囊（颗粒）：温中补虚，缓急止痛。用于脾胃虚寒，脘腹疼痛，喜温喜按，嘈杂吞酸，食少，胃及十二指肠溃疡。

5. 针灸疗法

（1）针刺

取足阳明经、手厥阴经、足太阴经、任脉穴。处方：足三里、梁丘、公孙、内关、中脘。配穴：胃寒者加梁门；胃热者加内庭；肝郁者加期门、太冲；脾胃虚寒者加气海、脾俞；胃阴不足者加三阴交、太溪；血瘀者加血海、膈俞。操作：毫针刺，实证用泻法，虚证用补法，胃寒及脾胃虚寒宜艾灸。

（2）灸法

寒邪客胃和脾胃虚寒者，取中脘、气海、神阙、足三里、脾俞、胃俞穴施行艾条灸法或隔姜灸（中脘、气海、足三里穴还可施行温针灸）。

6. 外治疗法

（1）外敷法

对脾胃虚寒胃痛，可以采用外敷法治疗。将肉桂、丁香研为细末，用纱布包扎，外敷中脘穴，每次 10～20 分钟。将吴茱萸用白酒适量拌匀，用绢布包成数包，蒸20 分钟左右，趁热以药包熨脘腹、脐下、足心，若药包冷则更换，每日 2 次，每次30 分钟；或以疼痛缓解为度。除脾胃虚寒证外，其他胃痛用此法疗效欠佳。

（2）推拿疗法

采用行气止痛治法。用一指禅推、按、揉、摩、拿、搓、擦等法。取穴及部位：中脘、天枢、肝俞、脾俞、胃俞、三焦俞、肩中俞、手三里、内关、合谷、足三里、气海，胃脘部、背部、肩及胁部。

五、疗效评定

1. 疼痛评分量表

胃脘痛可以对疼痛的程度和频率以及对生活的影响进行评估。疼痛程度采用视觉模拟评分法（VAS）；疼痛频率采用脾胃病医生报告结局症状量化标准。

（1）视觉模拟评分法

此方法用于疼痛的评估，在中国临床使用较为广泛。基本的方法是使用一条长约10cm 的游动标尺，一面标有 10 个刻度，两端分别为"0"分端和"10"分端，0分表示无痛，10 分代表难以忍受的最剧烈的疼痛。临床使用时将有刻度的一面背向患者，让患者在直尺上标出能代表自己疼痛程度的相应位置，医师根据患者标出的位置为其评分，临床评定以 0～2 分为优，3～5 分为良，6～8 分为可，＞8 分为差。

（2）胃脘痛—脾胃病医生报告结局症状量化标准

胃脘痛评价包括频率、持续时间、程度、工作生活影响、药物干预 5 个方面，总分 0～15 分：无计 0 分、轻度计 1 分、中度计 2 分、重度计 3 分。

2. 胃脘痛除胃痛外的单项症状疗效评价

胃脘痛主要症状除了胃痛外，还有上腹胀、纳呆、恶心、呕吐、嘈杂、反酸、嗳气等症状，这些单项症状可采用患者报告结局指标（PRO）进行评价，将患者不适症状分为0、Ⅰ、Ⅱ、Ⅲ共 4 级：①0 级：无症状，计 0 分。②Ⅰ级：症状轻微，不影响日常生活和工作，计 1 分。③Ⅱ级：症状中等，部分影响日常生活和工作，计 2 分。④Ⅲ级：症状严重，影响到日常生活，难以坚持工作，计 3 分。

经过治疗后单项症状疗效评价分为 4 种情况：①临床痊愈：原有症状消失。②显效：原有症状改善 2 级。③有效：原有症状改善 1 级。④无效：原有症状无改善或原有症状加重。

3. 胃脘痛证候疗效评价标准

采用尼莫地平法计算：疗效指数 = [（治疗前积分 - 治疗后积分）/治疗前积分] × 100%。分为临床痊愈、显效、有效、无效共 4 级：①临床痊愈：主要症状、体征消失或基本消失，疗效指数 ≥ 95%。②显效：主要症状、体征明显改善，70% ≤ 疗效指数 < 95%。③有效：主要症状、体征明显好转，30% ≤ 疗效指数 < 70%。④无效：主要症状、体征无明显改善，甚或加重，疗效指数 < 30%。

表 12 - 2　脾胃病医生报告结局症状量化标准

评价内容	无（0 分）	轻度（1 分）	中度（2 分）	重度（3 分）
频率		>3 天发作 1 次，时作时止	2~3 天发作一次，发作频繁	每日发作
持续时间		1 小时内可缓解	1~3 小时内可缓解	>3 小时缓解，甚至一整天不能缓解
程度		轻微疼痛	疼痛明显但可忍	疼痛剧烈难忍
工作生活影响		不影响工作及生活	影响工作及生活	严重影响工作及生活
药物干预		不需要药物干预可自行缓解	需要使用药物干预才能缓解	常规用药后部分缓解甚至不能缓解

4. 生存质量评价

目前国内普遍采用汉化版 SF - 36 等健康调查量表进行评价。

六、预防调摄

胃痛发作多与情志不遂、饮食不节、寒温不适、劳累过度有关，故在预防上要重视精神、饮食、寒温、劳逸等的调摄。胃痛持续不已者，应在一定时期内进流质或半流质饮食，少食多餐，饮食清淡易消化，忌粗糙多纤维饮食、辛辣食物、浓茶、咖啡、烟酒等，慎用水杨酸、肾上腺皮质激素等西药。

第十三章 慢性胃炎的典型病例

病例一 慢性非萎缩性胃炎

李某，女，32岁，初诊时间2017年12月22日。患者主诉间断胃脘胀满1年，加重伴嗳气1周。现主症：胃胀，胃脘部隐痛，嗳气，口干口苦，无烧心反酸，纳呆，寐可，大便日1次，质可。舌质暗红，苔薄黄腻，脉弦滑。查电子胃镜示：慢性非萎缩性胃炎。血常规、肝功能、肾功能、血糖无异常。

西医诊断：慢性非萎缩性胃炎。

中医诊断：胃痞病。辨证：肝郁气滞，湿热中阻证。

中医治法：疏肝理气，清热利湿。

处方：茵陈20g，黄芩12g，黄连12g，竹茹9g，夏枯草15g，玉竹9g，香橼15g，佛手15g，焦三仙各10g，石菖蒲15g，郁金12g，枳实15g，厚朴15g，炒莱菔子15g，炒槟榔15g，日1剂，水煎取汁300mL，分早晚两次温服。

按：患者以胃脘胀满为主症，故中医诊断为胃痞病；患者平素易急易怒，肝失疏泄，横逆犯胃，胃失和降，故见胃胀；胃气上逆，故见嗳气、口苦；肝之久病传脾，脾失运化，水液停聚，郁而化热，不通则痛，故见胃脘部隐痛；舌质暗红，苔薄黄腻均为肝郁气滞、湿热中阻之象。方中以茵陈、黄芩、黄连清热利湿为君。香橼、佛手疏肝解郁、理气和中，共同保障胃气的通降顺畅；石菖蒲、郁金化湿和胃，活血行气，石菖蒲可以"开心孔，通九窍，明耳目，出音声"，为化湿和胃、振奋脾胃之妙药也。枳实、厚朴下气除满，《药品化义》云："枳实专泄胃实，开导坚结，故主中脘以治血分，疗脐腹间实满，消痰癖，祛停水，逐宿食，破结胸，通便闭，非此不能也。若皮肤作痒，因积血滞于中，不能营养肌表，若饮食不思，因脾郁结不能运化，皆取其辛散苦泻之力也。为血分中之气药，惟此称最。"此对药为臣。夏枯草清泻肝火，使肝火不再横逆犯胃；玉竹生津以解口干，竹茹清热化痰除烦，焦三仙健脾消食，增加患者食欲；炒槟榔、炒莱菔子行气利水，共为佐使。《本经逢原》有言："槟榔性沉重，泄有形之积滞。"炒莱菔子可"攻坚积、疗后重"，有"撞墙倒壁"之势。诸药共奏疏肝解郁，清热利湿之功。7剂后患者诉诸症减轻，首方加减服药2周后患者诉无明显不适。

病例二　慢性糜烂性胃炎

穆某，女，29 岁，初诊时间 2016 年 9 月 25 日。患者主诉间断胃疼 1 年，加重 1 周。现主症：胃脘疼痛，饥饿时加重，胃脘胀满，饮食不慎后偶烧心，纳一般，寐稍欠，易醒，大便日 1 次，质可。舌质暗红，苔薄黄腻，脉滑数。查电子胃镜示：糜烂性胃炎。碳 13 呼气试验示：DOB = 2.8（阴性）。血常规无明显异常。

西医诊断：糜烂性胃炎。

中医诊断：胃脘痛病。辨证：肝气犯胃，湿热中阻证。

中医治法：理气和胃，清热利湿。

处方：茵陈 15g，黄芩 12g，黄连 12g，陈皮 9g，竹茹 10g，清半夏 9g，柴胡 15g，香附 10g，紫苏梗 12g，醋青皮 12g，石菖蒲 15g，郁金 12g，生薏米 30g，延胡索 15g，白芷 10g，浙贝母 15g，败酱草 15g，海螵蛸 15g，夜交藤 15g，焦槟榔 15g，香橼 15g，佛手 15g，7 剂，日 1 剂，水煎取汁 300mL，分早晚两次温服。

二诊时患者自觉胃疼胃胀症状基本消失，纳可，寐好转，大便日 1 次，舌质暗红，苔薄黄腻。上方基础上去夜交藤，败酱草剂量改为 30g，白芷剂量改为 9g。7 剂，日 1 剂，水煎取汁 300mL，分早晚两次温服。

三诊患者饮食不慎后病情反复，胃脘胀满，时有隐痛，夜间矢气多，纳呆，寐可，舌质暗红，苔薄黄腻。上方基础上加枳实 15g，厚朴 12g，炒莱菔子 15g。7 剂，日 1 剂，水煎取汁 300mL，分早晚两次温服。

四诊患者病情稳定，自诉症状明显好转，胃脘时有隐痛，咽红，纳可，寐可，舌质暗红，苔薄黄腻。上方基础上去炒莱菔子、白芷、石菖蒲、郁金、香橼、佛手，加蒲公英 15g，苦参 9g，7 剂，日 1 剂，水煎取汁 300mL，分早晚两次温服。

后患者病情较为稳定，偶有反复，坚持服中药 4 个月，复查胃镜示：慢性非萎缩性胃炎。

按：患者初诊时以间断胃脘疼痛 1 年为主症，故诊为胃脘痛病。患者平时易怒，饮食不规律，依据症状及舌脉象诊为肝气犯胃，湿热中阻证。故方药重在理气和胃，清热利湿。方中茵陈、黄连、黄芩、竹茹、清半夏、生薏米、败酱草重在清热利湿；柴胡、香附、陈皮、紫苏梗、青皮、香橼、佛手重在疏肝解郁，理气调中，患者精神欠佳，加用石菖蒲和郁金；延胡索与白芷同用行气止痛；患者寐稍欠，用夜交藤养心安神；焦槟榔行气化积；浙贝母及海螵蛸制酸止痛。二诊时，诸症减轻，但湿热气滞之病机并未完全祛除，故仍需继服中药，在上方基础上去夜交藤，行气止痛之白芷减量，清热解毒之败酱草加倍。三诊患者因饮食不慎症状反复，胀满加重，矢气增加，故加燥湿行气之枳实、厚朴，消食除胀之炒莱菔子。四诊时患者胃脘胀满症状明显减轻，故去炒莱菔子、白芷、石菖蒲、郁金、香橼、佛手等行气药，因受风热毒邪致咽红，加清热解毒之苦参、蒲公英。继服中药加减调制，随访1年，病情未再反复。

病例三　慢性萎缩性胃炎

温某，男，40岁，初诊时间2013年2月1日。2013年1月30日在河北医科大学第三医院行电子胃镜，诊断为：慢性萎缩性胃炎伴隆起、糜烂、肠化。病理结果：①胃角黏膜慢性轻度萎缩性胃炎，非活动性，局部腺体增生伴肠化。②胃窦黏膜慢性轻—中度萎缩性胃炎，非活动期，部分腺体增生伴轻度肠化。患者主诉口苦、反酸、嗳气7天。现主症：口苦、反酸、嗳气、乏力、纳呆，寐欠安（入睡困难），大便可，1次/日，舌暗红，边有齿痕，苔薄黄腻，脉弦滑。

西医诊断：慢性萎缩性胃炎伴隆起糜烂、肠化。

中医诊断：痞满。辨证：肝胃不和，浊毒内蕴证。

中医治法：疏肝和胃，化湿解毒。

处方：香附15g，苏梗15g，青皮15g，甘草6g，柴胡15g，白花蛇舌草15g，半枝莲15g，黄芩12g，苦参12g，板蓝根15g，鸡骨草15g，绞股蓝9g，莲子心12g，远志9g，生龙骨15g（先煎），生牡蛎15g（先煎），炒枣仁15g，竹茹12g，鸡内金15g，焦三仙各10g，全蝎9g，败酱草30g，生石膏30g，清半夏9g，海螵蛸15g，砂仁15g（后下），浙贝母15g，瓦楞粉30g。日1剂，煎汁300mL，早晚温服。配合口服阿拉坦五味丸（1袋，2次/日），西黄胶囊（3粒，2次/日）。

二诊（2月8日）：患者服药后晨起口苦明显，食后胃脘嘈杂，反酸、嗳气减轻，乏力好转，纳食好转，寐可，大便可，舌暗红，边有齿痕，尖红，脉弦滑。上方去远志、全蝎，加用龙胆10g，金钱草15g，生地黄15g。

三诊（2月15日）：患者服药后晨起口苦减轻，食后无胃脘嘈杂与反酸、嗳气，乏力减轻，纳可，寐可，大便可，1次/日，质可，舌暗红，苔薄黄，边有齿痕，脉弦滑。原方去炒枣仁、生地黄、焦三仙，加用乌梅9g，知母15g。

四诊（3月4日）：患者诉服药后口苦，纳可，寐可，大便正常，1次/日，舌暗红，苔薄黄，舌尖红，脉弦。上方去知母、生龙骨，加用冬凌草9g。

五诊（3月18日）：患者诉服药后口苦减轻，小腹灼热，纳可，寐安，大便可，1次/日，舌红，左侧苔根部黄腻，脉沉弦滑。原方去冬凌草，加用全蝎6g，生地黄15g。

六诊（4月1日）：患者药后诉饮食不慎偶有烧心，嘈杂，无明显不适及口干口苦，无明显小腹灼热感，纳可，寐安，大便可。1次/日，舌暗红，尖有瘀点，苔薄黄稍腻，脉弦滑。上方去生地黄、砂仁15g，加用三棱9g，莪术9g，生薏米15g。

继服中药3年，期间1～2周调方一次。2013年8月26日于河北省中医院复查电子胃镜示：糜烂性胃炎。病理：胃窦黏膜中度慢性炎症，黏膜糜烂，间质肌组织增生。2014年10月10日于河北省中医院查电子胃镜示：疣状胃炎。病理：①胃窦小弯黏膜中度慢性炎症。②胃窦大弯黏膜中度慢性炎症，个别腺体肠上皮化生。2016年10月19日于石家庄市中医院查电子胃镜示：慢性非萎缩性胃炎伴糜烂。

按：本案患者初诊时症见口苦、反酸、嗳气、乏力、纳呆，寐欠安（入睡困难），大便可，1次/日，舌暗红，边有齿痕，苔薄黄腻，脉弦滑。本案证属肝郁化火，湿热内蕴，肝胃不和所致。胃气以降为顺，肝胆湿热横逆犯胃，则胃失和降，故口苦、反酸、嗳气；湿为阴邪，其性重浊黏腻，湿热蕴于脾胃，脾失健运则见纳呆；脾失健运，则气血生化不足，肢体肌肤失于濡养，故见乏力；湿热上扰，则寐差；舌暗红，苔薄黄腻，脉弦滑，均为湿热内蕴之征。治疗以柴胡、香附、苏梗、青皮、鸡骨草疏肝理气，白花蛇舌草、板蓝根、半枝莲、全蝎、败酱草、绞股蓝等化浊解毒为主；黄芩、半夏、苦参清热燥湿解毒；生石膏、浙贝母、海螵蛸、瓦楞粉清热制酸止痛；鸡内金、焦三仙、砂仁等健脾行气消食；竹茹生津；炒枣仁、远志、莲子心、龙骨、牡蛎等镇惊安神；甘草调和诸药，标本兼顾。配以阿拉坦五味丸清热祛湿，健脾消食；西黄胶囊清热解毒。二诊患者口苦尤显，余症状减轻，故加用龙胆清利肝胆，金钱草、生地黄清热利胆祛湿，守方继服。三诊时患者仍饮食后胃脘嘈杂，加用乌梅、知母酸寒化阴以泻胃火。四诊时患者诸症减轻，考虑龙骨乃为重镇安神之骨骼化石类药，不可久服，故去之，加以冬凌草清热解毒。后以上方加减调制到第六诊，饮食不慎偶有烧心，嘈杂，苔薄黄稍腻，尖有瘀点。考虑患者湿热内蕴日久，阻碍气血流通，气血相互影响，气行则血行，滞则血瘀，加用三棱、莪术破血行气，生薏米清热祛湿，以上方加减调制。服药期间，间断复查电子胃镜，至2016年10月胃镜未见明显异常，诸症明显改善，继服中药加减调制，随访至今，病情未再反复。

病例四　胆汁反流性胃炎

刘某，男，42岁，河北省石家庄市人，初诊时间2016年8月27日。患者于2016年5月15日情志不舒后出现嗳气、干呕3月余，伴反酸，加重5天，遂来我院门诊就诊，查电子胃镜示：胆汁反流性胃炎。刻下症状：恶心干呕，反酸、嗳气频繁，咽痒，有痰、色黄，多发口腔溃疡，上腹部烧灼感，两胁胀痛，纳呆，寐欠安，易醒，醒后难入睡，小便不畅，大便 1 次/日，质可。舌质暗红，舌前有裂纹，苔薄黄腻，脉弦滑略数。

西医诊断：胆汁反流性胃炎。

中医诊断：吐酸。辨证：肝郁气滞，湿热中阻证。

中医治法：疏肝行气，祛湿清热。

处方：柴胡 15g，香附 10g，紫苏梗 12g，醋青皮 12g，茵陈 15g，黄芩 12g，黄连 12g，陈皮 9g，竹茹 9g，清半夏 9g，枳实 15g，川厚朴 10g，夏枯草 15g，冬凌草 15g，射干 15g，生石膏 30g，浙贝母 15g，海螵蛸 15g，瓦楞粉 30g，莲子心 9g，通草 6g，车前子 15g，焦槟榔 15g，夜交藤 15g，灵芝 2g（冲服），鸡内金 3g（冲服）。日 1 剂，煎取汁 300ml，分早、晚两次温服。配合阿拉坦五味丸（1 袋，2 次/日）、仁青芒觉（1 丸，1 次/日）、参茯胶囊（2 粒，3 次/日）口服。

二诊（9 月 5 日）：患者药后嗳气、干呕稍减轻，反酸好转，口腔溃疡明显减轻，上腹部烧灼感减轻，两胁胀痛减轻，仍觉咽部有痰；纳可，寐一般，小便不畅，大便 1 次/日，质可，舌质暗红，苔薄黄稍腻。原方基础上夏枯草加至 30g，茵陈加至 20g，清半夏加至 10g，合欢皮 15g，百合 15g，乌药 6g。

三诊（9 月 18 日）：患者药后已无干呕，嗳气减轻，稍显反酸，咽痒好转，痰少，色黄，已无口腔溃疡，上腹部烧灼感明显好转，两胁稍胀，纳可，寐一般，小便短赤，大便可，1 次/日，舌质暗红，苔腻减轻，有裂纹，脉弦滑象减轻。原方基础上清半夏减量至 9g，百合加至 30g，知母 15g，黄柏 9g，侧柏叶 9g。

四诊（10 月 1 日）：患者药后稍显嗳气，偶反酸，偶尔有痰，上腹部烧灼感、两胁胀痛明显好转，纳可，寐明显好转，二便可，舌质暗红，苔薄黄，裂纹稍好转，脉弦滑。原方基础上，去掉黄柏、侧柏叶、乌药，夏枯草减量为 15g，紫苏梗减量为 9g，茵陈减量为 15g。

继服中药半年（期间 1～2 周调一次中药）后，2017 年 4 月 2 日复查电子胃镜示：慢性非萎缩性胃炎。

按：患者初诊时，症见恶心干呕，反酸、嗳气频繁，咽痒，有痰、色黄，多发口腔溃疡，上腹部烧灼感，两胁胀痛。纳呆，寐欠安，小便不畅，大便 1 次/日，质可，舌质暗红，舌前有裂纹，苔薄黄腻，脉弦滑略数。证属肝郁气滞、湿热中阻证。患者情志不舒，暴怒伤肝，肝郁犯脾，脾失健运，水谷不化，故两胁胀痛、纳呆；肝郁化火，脾不运化水液，水液停聚中焦，酿生湿热，脾胃气机升降失职，胃失和降，胃气上逆，故恶心干呕、反酸嗳气；湿热内蕴，胆汁上泛，熏蒸咽部，致上腹部烧灼感，咽痒、生痰，口腔溃疡多发；湿热蕴结下焦，致小便不畅；湿热日久损伤胃阴，致舌前有裂纹。患者舌苔薄黄腻，为湿热中阻之征，舌前裂纹、脉弦滑略数为虚实夹杂之象。故病机以气机不畅，湿热中阻为主，治疗以柴胡、香附、苏梗、青皮、枳实、厚朴疏肝行气，茵陈、黄芩、黄连、陈皮、夏枯草、冬凌草、射干等祛湿清热；湿热祛、气机畅，加之甘淡之品，莲子心、通草、车前子、夜交藤、灵芝清心除烦、养心安神，生石膏、浙贝母、海螵蛸、瓦楞粉制酸护胃，焦槟榔、鸡内金消食和胃，竹茹、半夏除烦止呕。二诊时，患者诸症均有改善，加大夏枯草、茵陈剂量以加强清热祛湿之力，清半夏10g以降逆止呕，合欢皮合夜交藤以疏肝解郁、养心安神；百合、乌药，一温一寒，一升一降，寒热并施，升降相用，润而不滞，辛而不燥，走守同用以健脾和胃、行气止痛。三诊时，患者已无干呕，减清半夏之剂量；小便短赤，遂加黄柏以加强清下焦湿热之力；百合加至30g，加强养心安神之功，且合知母、侧柏叶以润肺化痰。四诊时，患者诸症明显好转，黄柏性寒味苦，最易伤人脾胃，故不宜久用；侧柏叶、乌药有收敛之性，湿热邪气未除，不宜久用收敛之品以截邪之出路。继以上方加减调制，半年后复查电子胃镜示：慢性非萎缩性胃炎。已无胆汁反流。继服中药汤剂加减调制。随访至今，病情稳定。

病例五　慢性胃炎合并口腔溃疡

袁某，男，32岁，河北省石家庄市人，初诊时间2010年6月13日。患者间断胃脘部痞闷，食后加重2年，伴口腔溃疡7天，遂来我院门诊就诊，刻下症状：胃脘部痞闷，食后加重，嗳气，伴口腔溃疡，溃疡处鲜红、疼痛，口臭，口干口苦，目痒，纳少，寐可，大便干，2～3日一行，舌紫红苔黄腻，脉弦滑。

西医诊断：慢性胃炎；口腔溃疡。

中医诊断：胃痞病。辨证：肝火犯胃　胃火上炎。

中医治法：疏肝理气，清泻胃火。

处方：香附15g，紫苏12g，茵陈15g，黄连15g，黄芩12g，清半夏9g，竹茹9g，佛手12g，广木香9g，芦荟0.5g。日1剂，煎取汁300ml，分早、晚两次温服。

二诊：患者药后胃脘部堵闷感减轻，口臭，口干口苦，嗳气，口腔溃疡疼痛明显减轻，目痒好转，纳少，寐可，大便干，2次/日，舌红苔黄腻，脉弦滑。原方基础上去竹茹、清半夏、佛手，加枳实15g，厚朴9g，佩兰9g，炒莱菔子15g。

三诊：患者药后偶有胃脘部痞闷，嗳气减轻，仍有口臭，口干口苦，口腔溃疡消失，目痒消失，纳增，寐可，大便干，1次/日，舌红苔薄黄腻，脉弦细。调方为百合20g，乌药12g，白术9g，茯苓12g，枳实12g，川厚朴9g，茵陈15g，黄连15g，砂仁15g（打，后下），紫蔻15g（打，后下），佩兰15g，芦荟1.5g。

四诊：患者药后未诉胃脘部痞闷，偶嗳气，口臭、口干口苦减轻，口腔溃疡未再发生，纳可，寐可，大便可，1次/日，舌红苔薄黄腻，脉弦细。在上次方的基础上加白花蛇舌草15g、儿茶9g。嘱患者按时服药，禁食辛辣油腻刺激性食物，调节紧张情绪，戒烟。此后患者在此方基础上辨证加减服药一个月余，随访未出现口腔溃疡。

按：患者初期以胃脘部痞闷，食后加重，伴口腔溃疡鲜红、疼痛为主要表现，因工作紧张诱发，中医辨证为肝火犯胃、胃火上炎，故治疗上以疏肝理气、清泻胃火为主，原方中用香附、广木香、紫苏、佛手行气和胃，茵陈、黄连、黄芩清热祛湿，清半夏、竹茹燥湿化痰，芦荟清肝泻火通便。二诊药后患者胃脘部堵闷减轻，口腔溃疡疼痛明显减轻，仍口臭，口干口苦，嗳气，故去竹茹、半夏、佛手，加用枳实、厚朴、佩兰行气化湿醒脾，炒莱菔子消食除胀。三诊诸证减轻，但仍口臭、口干，辨证以调方，用百合、乌药寒热并施，行气和胃，白术、茯苓健脾利湿，枳实、川厚朴下气宽中除满，茵陈、佩兰、黄连、砂仁、紫蔻行气化湿，芦荟清肝泻火通便。经多次治疗后胃脘部痞闷缓解并逐渐减轻，口腔溃疡疼痛逐渐减轻至消失，胃火减轻，治疗以疏肝理气、养肝和胃为主。经治疗后总体状况好转，但余症不清，辨证为浊毒内蕴，治疗以化浊解毒、养肝和胃为主。患者积极配合治疗三个月，胃脘无不适症状，未再有口腔溃疡发生。

病例六 疣状胃炎

刘某，男，32岁，保定曲阳县李家庄村人，初诊时间2007年12月24日。患者胃脘疼痛半年，遂来我院门诊就诊，查血常规：白细胞5.5×10^9/L，红细胞4.5×10^{12}/L，血红蛋白140g/L。电子胃镜示：疣状胃炎，十二指肠球炎。病理：胃窦及十二指肠球部黏膜呈慢性炎症，上皮轻度不典型增生。刻下症：胃脘疼痛，伴嗳气，烧心，反酸，纳可，寐可，大便成形，1次/日，舌质红苔黄腻，脉弦细滑。

西医诊断：疣状胃炎，十二指肠球炎。

中医诊断：胃痛。辨证：气滞血瘀，浊毒内蕴。

中医治法：活血化瘀，化浊解毒。

处方：蒲黄9g，五灵脂15g，延胡索15g，白芷15g，公英15g，白花蛇舌草15g，半枝莲15g，半边莲15g，茵陈15g，板蓝根15g，苦参12g，黄药子12g，黄芩12g，黄连12g，绞股蓝12g，藿香15g，紫蔻仁12g，云苓12g，白术15g，砂仁15g（后下），川厚朴15g，全蝎9g，半夏12g，生石膏30g（打碎，先煎），浙贝母15g，三棱9g，水蛭3g，地龙15g。水煎服，每日一剂，分两次温服。

二诊：患者坚持服上方 1 月余，胃痛好转，自觉胃脘胀满，饭后为甚，口干，偶有烧心、反酸，寐差，大便不成形，小便黄，舌质红苔薄黄，脉弦细。上方加鸡内金 15g，薏苡仁 15g，合欢皮 15g。

三诊：患者坚持服上方 1 个月余，诸症状皆缓解，仍觉胃脘胀满、口干、咽部不适，大便不成形，小便黄，舌质红苔薄黄，脉弦细。继续服用上方。

四诊：患者诉偶有胃脘胀满、夜间口干、咽部不适、嗳气，大便略稀，小便黄，舌质红苔薄黄，脉弦细。复查胃镜示：疣状胃炎，十二指肠球炎。病理胃窦前后壁：黏膜慢性炎症，间质水肿。为巩固疗效，仍服上方 14 付，疼痛一直未发。

按：患者患疣状胃炎，十二指肠球炎。胃脘疼痛，伴嗳气，烧心，反酸，纳可，寐可，大便成形，1 次/日，舌质红苔黄腻，脉弦细数。病理：胃窦及十二指肠球部黏膜呈慢性炎症，上皮轻度不典型增生。可见浊毒阻滞中焦，并已入血分，治疗当以活血化瘀、化浊解毒，防止病情进一步发展为重点。用白花蛇舌草、半枝莲、半边莲、绞股蓝、公英、浙贝母、板蓝根、三棱、水蛭、地龙、全蝎、黄药子等药凉血活血，化浊解毒。蒲黄、五灵脂、延胡索、白芷、合欢皮行气活血定痛。配以茯苓、白术、砂仁、半夏、鸡内金、薏苡仁等健脾助运；紫蔻仁、藿香等芳香温化之品，醒脾健运；黄芩、黄连、生石膏、苦参清热燥湿；茵陈清热利湿；川厚朴行气宽中。

病例七　慢性胃炎合并痤疮

邱某，女，26 岁，河北省石家庄市人，初诊时间 2012 年 8 月 13 日。患者胃脘部疼痛 1 月余，加重伴额面部痤疮 2 周，遂来我院门诊就诊，刻下症状：胃脘部疼痛，伴口黏，额面部痤疮，无瘙痒，余无明显不适，纳寐可，大便稍干，舌根部苔薄黄腻，脉滑数。

西医诊断：慢性胃炎；痤疮。

中医诊断：胃脘痛。辨证：浊毒内蕴，泛溢肌肤。

中医治法：化浊解毒，清解内热。

处方：黄连 12g，黄芩 12g，黄柏 12g，当归 12g，川芎 9g，赤芍 12g，生地黄 20g，延胡索 15g，苍术 12g，蛇床子 12g，地肤子 12g，儿茶 9g，苦参 9g，土茯苓 15g，甘草 6g。每日 1 剂，水煎取汁 300mL，分早、晚 2 次服用。

患者服 14 剂后，胃脘部疼痛缓解，烧心反酸消失，无口黏，痤疮明显减小，未见新发。大便质软，苔根稍腻。继服 14 剂后痤疮愈。

按：患者因饮食不节后出现胃脘部疼痛，湿热蕴结中焦，上蒸于口，故出现口黏，嗜食辛辣后鼓动体内湿热浊毒泛溢肌肤，故生痤疮，湿热浊毒蕴热肠道，故见大便干。治疗应以清湿热浊毒为主，解肌表之毒为辅。方中黄芩、黄连、黄柏解三焦之湿热为君药；延胡索行气止痛，苦参、土茯苓、苍术清热燥湿，利水健脾为臣药；蛇床子、地肤子燥湿祛风为佐药；当归、川芎引药入血分，清血中之热毒，儿茶、赤芍、生地黄活血生肌，凉血解毒，甘草调和诸药。诸药合用，共奏清热解毒之功。

参 考 文 献

［1］高思华. 中医基础理论. 3 版. 北京：人民卫生出版社，2016

［2］王春华. 慢性胃炎治疗良方. 北京：金盾出版社，2017

［3］刘绍能. 慢性胃炎中西医诊疗 180 则. 北京：金盾出版社，2014

［4］张晓天. 慢性胃炎体质养生指导. 北京：科学出版社，2016

［5］刘绍能. 慢性胃炎个体化治疗与调养. 2 版. 郑州：河南科学技术出版社，2017

［6］葛均波. 内科学. 8 版. 北京：人民卫生出版社，2013

［7］诸琦. 重视临床幽门螺杆菌的诊治：参照共识，个体调整. 中华全科医师杂志，2015，14（6）：411 -412

［8］中华医学会消化病学分会幽门螺杆菌学组/全国幽门螺杆菌研究协作组. 第四次全国幽门螺杆菌感染处理共识报告. 中华内科杂志，2012，51（10）：832 -837

［9］中华医学会病理分会消化病理学组筹备组. 慢性胃炎及上皮性肿瘤胃黏膜活检病理诊断共识. 中华病理学杂志，2017，46（5）：289 -293

［10］中国中西医结合学会消化系统疾病专业委员会. 慢性胃炎中西医结合诊疗共识意见（2011·天津）. 现代消化及介入诊疗，2012，17（3）：172 -177

［11］中华中医药学会脾胃病分会. 慢性胃炎中医诊疗专家共识意见（2017）. 中华中医药杂志（原中国医药学报），2017，32（7）：3060 -3064

［12］中华医学会消化病学分会. 中国慢性胃炎共识意见. 胃肠病学，2013，18（1）：24 -36

［13］蒋文杰，曹莲瑛，李憬，等. 针灸治疗慢性萎缩性胃炎的 Meta 分析. 上海针灸杂志，2016，35（7）：886 -892

［14］林兰，郑奎城，王雯，等. 慢性萎缩性胃炎危险因素病例对照研究，海峡预防医学杂志，2016，22（4）：1 -3

［15］迟莉丽，程艳. 脾胃病新治. 北京：中医古籍出版社，2015

［16］吴仕英，费新潮. 老年疾病预防与康复保健. 成都：四川大学出版社，2015

［17］许彦来．胃肠病自助防治方案．北京：中国人口出版社，2015

［18］莫琼珊，余德钊，徐嘉辉，等．探讨小儿慢性胃炎的中医病因病机．按摩与康复医学，2016，7（18）：8－10

［19］林楚华，刘凤斌．中医药对慢性胃炎病因病机认识的现代进展探讨．时珍国医药，2012，23（6）：1511

［20］陈润花，张广，苏泽琦，等．幽门螺杆菌相关性慢性胃炎中医证候分类研究．北京中医药，2014，37（3）：156

［21］韩秀丽，王秀娟．王秀娟治疗疣状胃炎经验．中医药通报，2016，15（1）：29－30

［22］杜建新，马洪德．疣状胃炎与幽门螺杆菌感染关系分析．西南军医，2013，15（14）：435－436

［23］冯庆红．小儿慢性胃炎的诊断和治疗进展．医药前沿，2013（11）：109－110

［24］马照寰．慢性胃炎中医临床治疗之我见．中医研究，2014，27（11）：45－47

［25］田园，崔现敏，袁玉娇．幽门螺杆菌感染与慢性胃炎中医证候研究．国际中医中药杂志，2016，38（12）：1065－1068

［26］陈润花，张厂．幽门螺杆菌相关性慢性胃炎中医证候分类研究．北京中医药大学学报杂志，2014，37（3）：156－159

［27］苏青，徐三平．幽门螺杆菌的研究进展．临床消化病杂志，2014，26（3）：132－133

［28］张海莲，朱云，刘军权，等．幽门螺杆菌引起胃黏膜免疫损伤机制研究进展．国际免疫学杂志，2017，40（2）：204－209